栄養ケア・マネジメント論

経済学からみた栄養管理

福井富穂　編著

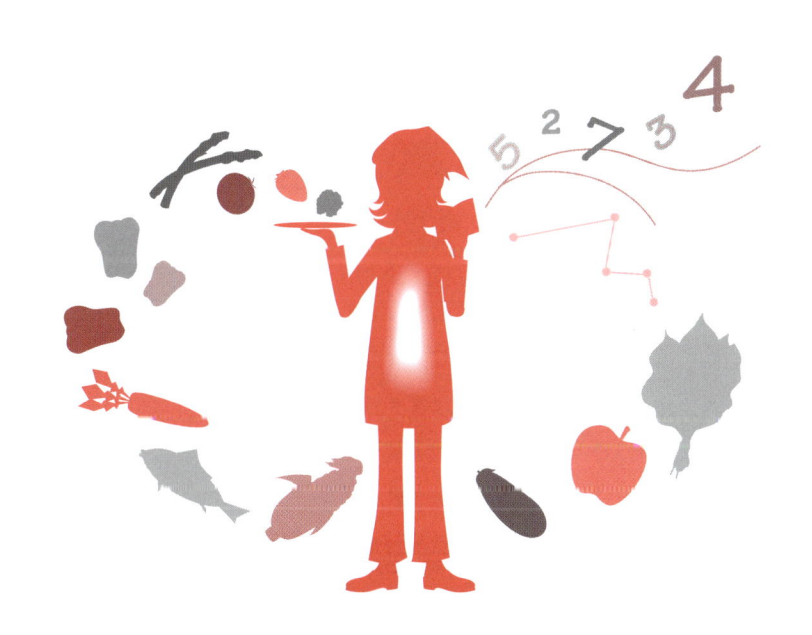

化学同人

執 筆 者

野口　孝則	国立大学法人上越教育大学大学院学校教育研究科 教授	1章, 8.8
北山富士子	福井大学医学部附属病院栄養部 栄養管理部門長	2.1
奥村万寿美	滋賀県立大学 人間文化学部 生活栄養学科 准教授	2.2, 2.3
髙橋　保子	中部大学 応用生物学部 食品栄養科学科 准教授	2.4
橋本　　賢	美作大学短期大学部 栄養学科 准教授	2.5, 8.5〜8.7
名和田清子	島根県立大学短期大学部 健康栄養学科 教授	2.6, 4章
河合　洋見	帝塚山大学 現代生活学部 食物栄養学科 教授	3章
片山　直美	名古屋女子大学 家政学部 食物栄養学科 准教授	5章
廣瀬　潤子	滋賀県立大学 人間文化学部 生活栄養学科 准教授	6章
福井　富穂	前 滋賀県立大学 人間文化学部 教授	7章
田村　孝志	名古屋女子大学 健康科学部 健康栄養学科 准教授	8.1〜8.4

（執筆順）

はじめに

　現在，管理栄養士・栄養士の多くは，保健，医療，福祉，教育および研究分野など多岐にわたって活躍している．特定保健指導，栄養管理実施計画書の作成，栄養ケア・マネジメント，栄養教育あるいは食の個別指導など専門的な知識や技術に基づいた能力を発揮して，対象者の生活習慣の改善あるいは食行動の変容を促している．

　栄養ケア・マネジメントとは，疾病の予防，治療，あるいは増悪，進展の阻止，また健康の維持・増進を目的として，対象者の栄養状態をスクリーニングしリスク分類するとともに個人の栄養状態を評価（アセスメント）し，その栄養評価に基づいた向後必要とする栄養素・量を設定する栄養ケアプランニングを立て，日々の具体的な食事摂取計画を有効に活用できるよう栄養教育を行うことである．また，摂取された栄養素の円滑な代謝を促すための生体活動（運動）や心身の安定など多職種を交えた広範囲のケアを行う．さらに，実施後のモニタリングや結果のフィードバックなど，中長期のケアを目指す．また対象者の needs，wants をも考慮し，それに応える栄養ケアプラン，栄養教育あるいは多職種協働のあり方にも言及し，個人の感情や行動の変容に必要な手法，効率的な進め方なども必要とされる．

　管理栄養士・栄養士は，栄養ケア・マネジメントの対象者がヒトであることを念頭に置き，個人の生活習慣の改善あるいは食行動の変容を促すための方法について十分に検討することが必要である．ヒトが適正な栄養素・量を摂取し，健康状態が長期にわたって維持されていれば，疾病に係る費用負担は軽減できると考えられる．しかし，多くのストレスを抱えている現代人にとって健康の維持は難しく，不適切な生活（運動）習慣や食習慣の結果，生活習慣病が急増し，保健医療財政を圧迫している．このことから，本書では，対象者の生活行動（食事，運動）の改善を経済学の面から捉え，栄養ケアプランの実施状況や栄養教育に基づいた行動変容を行動経済学（経済心理学）の手法に基づいて分析し，対象者がどのように考えて行動しているのかを考察できるよう配慮した．

　本書は，栄養ケア・マネジメントを適切に行える能力を習得できるよう，臨床栄養を担当している先生方に思考や経験をふまえて執筆していただいた．また行動経済学の新しい知見をも取り入れている．管理栄養士・栄養士養成施設校における教科書として，また，臨床栄養の場で従事している方々にも参考書として活用していただければ幸いである．

2012 年 9 月

執筆者を代表して
福井　富穂

目　次

第1章　疾病と栄養管理と経済学　　1

1.1　疾病と栄養管理　　1
- 1.1.1　身体と栄養　　1
- 1.1.2　食生活指針と食事バランスガイド　　2
- 1.1.3　栄養・食生活の今日的課題と対策　　4

1.2　経済学的視点から栄養学をとらえる　　6
- 1.2.1　経済学とは　　6
- 1.2.2　サービスとは　　6
- 1.2.3　医療経済学とは　　6
- 1.2.4　医療サービスの特性　　8
- 1.2.5　医療サービスの経済的評価　　9
- 1.2.6　医療サービスの経済的評価の方法　　10

第2章　栄養ケア・マネジメント　　11

2.1　栄養ケア・マネジメントとは　　11
- 2.1.1　栄養ケア・マネジメントの定義と構成　　11
- 2.1.2　マネジメントのサイクル　　12

2.2　チーム医療と栄養ケア・マネジメント　　16
- 2.2.1　栄養サポートチーム（NST）　　16
- 2.2.2　栄養管理計画書とチーム医療　　19

2.3　クリニカルパスと栄養管理　　21
- 2.3.1　クリニカルパスとは　　21
- 2.3.2　栄養パス　　29
- 2.3.3　栄養管理のアウトカム　　29

2.4　栄養アセスメントの方法　　30
- 2.4.1　静的栄養アセスメント（主観的パラメータ）　　32
- 2.4.2　動的栄養アセスメント（客観的パラメータ）　　33
- 2.4.3　臨床診査（身体徴候）　　34
- 2.4.4　臨床検査　　37
- 2.4.5　身体計測　　41
- 2.4.6　食事調査　　47
- 2.4.7　IC（インフォームド・コンセント）とQOL（生活の質）　　49

2.5　栄養ケアプランの作成　　52
- 2.5.1　栄養ケアプランの実際　　52
- 2.5.2　栄養補給法の課題と優先性　　55
- 2.5.3　栄養補給法の優先性　　61
- 2.5.4　栄養補給法の設定　　63
- 2.5.5　生活習慣病患者に対するケアプランニング　　68

2.6　栄養ケア・マネジメントにおけるフィードバック　　73

第3章　栄養ケア・マネジメントにおける栄養教育　　77

3.1　栄養状態と栄養補給　　77

3.2　栄養・食事療法とは　　82
- 3.2.1　栄養・食事療法の目的　　82
- 3.2.2　治療食の分類と栄養・食事療法の考え方　　83
- 3.2.3　栄養成分別管理　　83
- 3.2.4　栄養食事指導の実際　　89
- 3.2.5　栄養・食事療法の実際　　95
- 3.2.6　栄養食事指導体制の構築　　102

  3.3 生活習慣病患者に対する栄養食事指導 ────── *106*
    3.3.1 生活習慣病とは *106*   3.3.3 メタボリックシンドロームと
    3.3.2 生活習慣病増加の背景 *106*   生活習慣病 *107*

第4章　栄養ケア・マネジメントにおける行動科学理論　　*111*

  4.1 行動科学理論の応用 ────── *111*
    4.1.1 行動科学における行動 *111*   4.1.4 行動科学の理論とモデル *114*
    4.1.2 行動科学における食行動 *112*   4.1.5 行動療法 *119*
    4.1.3 行動科学における学習 *113*
  4.2 カウンセリング技術の応用 ────── *121*
    4.2.1 栄養教育とカウンセリング *121*   4.2.4 カウンセリングの技法 *124*
    4.2.2 カウンセリングのための   4.2.5 栄養教育のためのカウンセリングの
       環境整備 *121*   種類 *125*
    4.2.3 カウンセリングの進め方 *122*   4.2.6 栄養カウンセリングの特徴 *125*
  4.3 評価の種類 ────── *125*
    4.3.1 評価とは *125*   4.3.2 評価の種類 *126*
  4.4 評価のデザイン ────── *129*
    4.4.1 評価の妥当性に影響を及ぼす   4.4.2 評価のデザイン *130*
       要因 *129*

第5章　特定給食施設と制度　　*133*

  5.1 病院給食 ────── *133*
    5.1.1 病院給食とは *133*   5.1.4 直営と業務委託 *136*
    5.1.2 食事摂取基準 *134*   5.1.5 栄養教育 *136*
    5.1.3 栄養管理業務 *135*   5.1.6 栄養・食事評価 *137*
  5.2 福祉施設 ────── *137*
    5.2.1 高齢者・介護福祉施設における   5.2.3 栄養管理――給与栄養目標量の
       給食の意義と目的 *137*   算定 *138*
    5.2.2 高齢者の特徴 *138*   5.2.4 食事形態 *138*
  5.3 学校給食 ────── *139*
    5.3.1 学校給食の目標 *139*   5.3.4 運営管理 *141*
    5.3.2 学校給食とその管理者 *140*   5.3.5 給食の課題 *141*
    5.3.3 栄養教諭および学校給食
       調理員 *140*
  5.4 事業所給食 ────── *141*
    5.4.1 事業所給食の意義 *141*   5.4.4 経営形態 *142*
    5.4.2 事業所給食の経営管理 *142*   5.4.5 食事形態 *143*
    5.4.3 分類 *142*
  5.5 その他の給食 ────── *144*
    5.5.1 自衛隊での給食 *144*   5.5.2 刑務所での給食 *146*

第6章 EBN事例からみた栄養経済学　　147

- 6.1 生活習慣病と栄養経済　　147
  - 6.1.1 栄養・食事療法の経済的評価の困難さ　148
  - 6.1.2 生活習慣病対策における栄養経済学的エビデンス　149
  - 6.1.3 今後のエビデンスの必要性　152
- 6.2 周術期医療　　153
  - 6.2.1 術前栄養管理　153
  - 6.2.2 術後栄養管理　153
  - 6.2.3 周術期の栄養経済学的エビデンス　154
  - 6.2.4 今後のエビデンスの必要性　155
- 6.3 高齢者の医療と介護　　155
  - 6.3.1 高齢者の食生活　156
  - 6.3.2 高齢者の栄養経済学的エビデンス　157
  - 6.3.3 今後のエビデンスの必要性　158
- 6.4 小児疾患　　159
  - 6.4.1 小児期の食生活　159
  - 6.4.2 小児疾患における栄養経済学的エビデンス　159
  - 6.4.3 今後のエビデンスの必要性　161

第7章 健康増進の経済学と栄養経済学　　163

- 7.1 健康増進の経済学　　163
  - 7.1.1 健康に対する意識　163
  - 7.1.2 食事摂取基準と生活習慣病　164
  - 7.1.3 栄養食事指導と患者の意識　165
- 7.2 医療経済学と行動経済学　　167
  - 7.2.1 栄養食事指導（栄養・食事療法）の不確実性　167
  - 7.2.2 医療サービスと経済学　169
  - 7.2.3 栄養食事指導（栄養・食事療法）と経済学　170
  - 7.2.4 価値の評価　171
  - 7.2.5 行動経済学を用いた患者意識の分析　172
- 7.3 栄養経済学　　173
  - 7.3.1 栄養食事指導の効果判定と経済学　173
  - 7.3.2 現代人の食生活と栄養・食事療法　174
  - 7.3.3 慢性疾患と療養行動　174
- 7.4 生活習慣の改善と費用対効果　　177
  - 7.4.1 費用対効果　177
  - 7.4.2 合理的選択　178
  - 7.4.3 慢性疾患罹患者に対する費用便益　178
  - 7.4.4 慢性疾患罹患者の機会費用　179

7.5　栄養食事指導の技術評価の原則 — 180
- 7.5.1　栄養食事指導の技術と患者の意識　*180*
- 7.5.2　効果的な栄養教育のポイント　*181*
- 7.5.3　栄養教育の計画　*183*
- 7.5.4　情報の活用　*184*

第8章　生活習慣病の栄養経済　187

8.1　糖尿病の基礎知識 — 187
- 8.1.1　糖尿病の患者数　*187*
- 8.1.2　糖尿病の概念　*188*
- 8.1.3　分類　*188*
- 8.1.4　診断　*188*
- 8.1.5　糖尿病の治療　*190*

8.2　糖尿病医療費の現状 — 194
- 8.2.1　国民医療費の状況　*194*
- 8.2.2　糖尿病性腎症と人工透析の現況　*196*
- 8.2.3　糖尿病の治療費　*197*

8.3　糖尿病医療費の経済分析 — 200
- 8.3.1　医療経済学の考え方　*200*
- 8.3.2　糖尿病医療による保険基金・家計費への圧迫　*200*

8.4　糖尿病市場における経済分析 — 201
- 8.4.1　拡大する糖尿病市場　*201*
- 8.4.2　患者教育と血糖管理の経済分析　*202*

8.5　高血圧治療の費用効果 — 205
- 8.5.1　高血圧治療について　*206*
- 8.5.2　高血圧治療の費用対効果　*208*

8.6　喫煙の経済分析 — 209
- 8.6.1　わが国における喫煙の現状　*210*
- 8.6.2　たばこの経済的役割　*211*
- 8.6.3　喫煙による社会的損失　*211*
- 8.6.4　喫煙と医療費　*212*
- 8.6.5　禁煙の経済効果　*213*

8.7　疾病と生活要因・社会要因 — 214
- 8.7.1　疾病と生活要因　*214*
- 8.7.2　疾病と社会要因　*216*

8.8　栄養経済学の役割 — 218
- 8.8.1　社会構造の変化と食・健康の変化　*218*
- 8.8.2　食育基本法と食育推進基本計画　*219*
- 8.8.3　今後の国民健康づくり運動に向けて　*219*
- 8.8.4　豊かな生活のあり方　*220*
- 8.8.5　健康課題と栄養経済学　*221*

参　考　書 — *223*

索　　　引 — *225*

疾病と栄養管理と経済学

　栄養（nutrition）とは，生体が生命活動に必要な物質（栄養素）を体外から摂取し，消化，吸収，さらに代謝することにより生命を維持し，健全な生活を営む現象をいう．一方**マネジメント**とは，ある組織が，その目的を達成するために行う業務の機能や方法，さらに手順を効果的に進めるためのシステムをいう．したがって**栄養管理**（栄養マネジメント，nutritional management）とは，ある個人や集団の栄養状態を最適にするために外界から摂取した栄養素の消化・吸収あるいは体内代謝が円滑に行え，身体各機能が効果的に働く仕組みを維持するための方法や手順のことである．栄養管理のゴールは対象者の栄養状態，健康状態を改善して QOL（quality of life, **生活の質**）を向上させることにある．

　栄養管理は，対象者の栄養状態を評価・判定する栄養アセスメント，栄養介入の計画，目標設定，実施，さらにその評価から構成される．これらの過程がそれぞれ効果的に，しかも連続的に運用され，全体として成果が上がるのが優れた栄養管理だということができる．この章では，疾病と栄養管理と経済学について概説する．

1.1　疾病と栄養管理
1.1.1　身体と栄養

　生体が物質を体外から取り入れて利用し，成長，発育して生命を維持し，健全な生活活動を営むことを**栄養**といい，取り入れる物質を**栄養素**（nutrient）と規定している．栄養とは，私たちの身体が食べ物を取り入れた場合，それを処理する状態のことである．したがって，必要とする栄養素が食べ物に含まれていたとしても，それらがすべて身体の中に取り入れられるとは限らない．栄養素を受け入れるヒトの心身の状況によって消化・吸収能力は増減する．

　栄養問題の基本的事項は，私たちヒトが食べ物を食事として摂っていることである．栄養素欠乏症を解消するため，食べ物の面から食物（食品）・栄養素の摂取に努めてきた．栄養素欠乏症の解消した現在では，健全な栄養・食生活として，人体の面から，栄養・健

康問題や人間栄養学に取り組むことが求められている．

　一方，私たちの身体を構成している細胞や組織などは，食べ物に含まれている栄養素と同じものによって構成されている．これら栄養素の代謝は，神経系や内分泌系などの調節によって外部ならびに内部環境の変化に対応している．したがって栄養問題は，巨視的視点から一人のヒト全体について観察することが必要であり，対象者の栄養状態を**評価・判定**（nutritional assessment）して適切な栄養補給をすることになる．

1.1.2　食生活指針と食事バランスガイド

　2000（平成12）年に厚生省，農林水産省，文部省が共同で策定した**食生活指針**は，一般の人々を対象に，食生活のガイドラインを栄養学の科学的根拠に基づいてわかりやすく示したものである（表1.1）．日常生活における人々の知識や態度の向上だけでは行動の変容が難しいことから，食文化や食料流通など，社会全体としての食環境整備の重要性が示され，その後の食育基本法の制定に見られるように，社会全体での食育推進の取組みが強調されている．

　食生活指針は一般の人々に向けた実践のための定性的なメッセージであり，一方，**食事バランスガイド**は一般の人々が具体的な食行動に結びつけるために，望ましい食事の組合せやおおよその量を親しみやすくわかりやすいコマのイラストで示した栄養教育用の媒体である（図1.1）．

　この食事バランスガイドを参考にすることで，何をどのくらい食べたらよいのかというおおよその量を知り，実際の食品選択行動に結びつけ，結果として栄養バランスのとれた適切な食事の実践が可能となる．

表1.1　食生活指針

① **食事を楽しみましょう．**
（食生活指針の実践のために）
- 心とからだにおいしい食事を，味わって食べましょう．
- 毎日の食事で，健康寿命をのばしましょう．
- 家族の団らんや人との交流を大切に，また，食事づくりに参加しましょう．

② **1日の食事のリズムから，健やかな生活リズムを．**
（食生活指針の実践のために）
- 朝食で，いきいきした1日を始めましょう．
- 夜食や間食はとりすぎないようにしましょう．
- 飲酒はほどほどにしましょう．

③ **主食，主菜，副菜を基本に，食事のバランスを．**
（食生活指針の実践のために）
- 多様な食品を組み合わせましょう．
- 調理方法が偏らないようにしましょう．
- 手作りと外食や加工食品・調理食品を上手に組み合わせましょう．

④ ごはんなどの穀類をしっかりと．
（食生活指針の実践のために）
- 穀類を毎食とって，糖質からのエネルギー摂取を適正に保ちましょう．
- 日本の気候・風土に適している米などの穀類を利用しましょう．

⑤ 野菜・果物，牛乳・乳製品，豆類，魚なども組み合わせて．
（食生活指針の実践のために）
- たっぷり野菜と毎日の果物で，ビタミン，ミネラル，食物繊維をとりましょう．
- 牛乳・乳製品，緑黄色野菜，豆類，小魚などで，カルシウムを十分にとりましょう．

⑥ 食塩や脂肪は控えめに．
（食生活指針の実践のために）
- 塩辛い食品を控えめに，食塩は1日10g未満にしましょう．
- 脂肪のとりすぎをやめ，動物，植物，魚由来の脂肪をバランスよくとりましょう．
- 栄養成分表示を見て，食品や外食を選ぶ習慣を身につけましょう．

⑦ 適正体重を知り，日々の活動に見合った食事量を．
（食生活指針の実践のために）
- 太ってきたかなと感じたら，体重を量りましょう．
- 普段から意識して身体を動かすようにしましょう．
- 美しさは健康から．無理な減量はやめましょう．
- しっかりかんで，ゆっくり食べましょう．

⑧ 食文化や地域の産物を活かし，ときには新しい料理も．
（食生活指針の実践のために）
- 地域の産物や旬の素材を使うとともに，行事食を取り入れながら，自然の恵みや四季の変化を楽しみましょう．
- 食文化を大切にして，日々の食生活に活かしましょう．
- 食材に関する知識や料理技術を身につけましょう．
- ときには新しい料理を作ってみましょう．

⑨ 調理や保存を上手にして無駄や廃棄を少なく．
（食生活指針の実践のために）
- 買いすぎ，作りすぎに注意して，食べ残しのない適量を心がけましょう．
- 賞味期限や消費期限を考えて利用しましょう．
- 定期的に冷蔵庫の中身や家庭内の食材を点検し，献立を工夫して食べましょう．

⑩ 自分の食生活を見直してみましょう．
（食生活指針の実践のために）
- 自分の健康目標をつくり，食生活を点検する習慣を持ちましょう．
- 家族や仲間と，食生活を考えたり，話し合ったりしてみましょう．
- 学校や家庭で食生活の正しい理解や望ましい習慣を身につけましょう．
- 子どものころから，食生活を大切にしましょう．

厚生省，農林水産省，文部省（2000）．

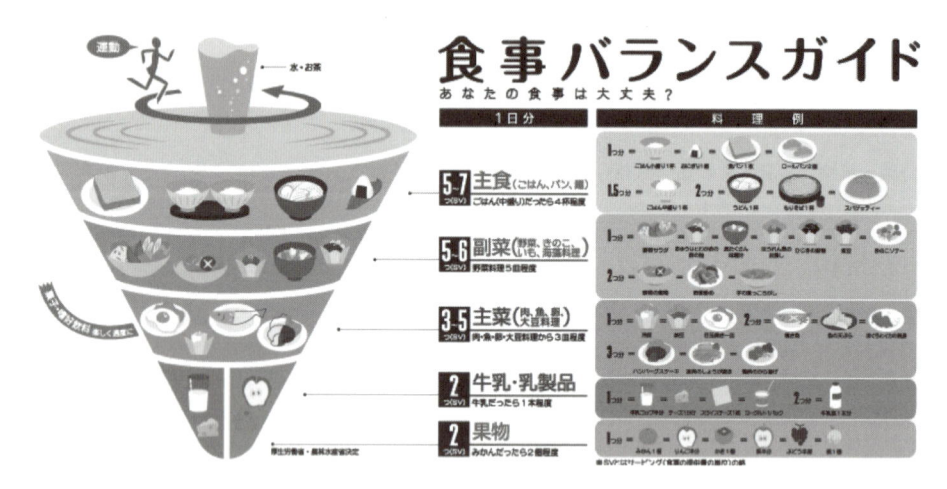

図 1.1　食事バランスガイド
http://www.maff.go.jp/j/balance_guide/kakudaizu.html?mode=preview

1.1.3　栄養・食生活の今日的課題と対策
(1) 健康増進のための食生活
　食習慣，運動習慣，休養のとり方などの生活習慣は，糖尿病，高血圧，肥満，さらには日本人の三大死因であるがん，脳卒中，心臓病など多くの生活習慣病の発症や増悪に深くかかわっている．このほか，病原体や有機物質などの外部要因や遺伝的素因なども，これらの慢性疾患の発症や進行に深くかかわっている．

　生活習慣病は，かつて「成人病」として取り扱われていたが，生活習慣の改善を通した慢性疾患の予防，すなわち一次予防に重点をおいて健康づくりを推進するために，新たに導入された概念である．つまり生活習慣病は，個人が日々の生活習慣を見直すことによって病気の発症や進行が予防できることを示している．

　一方，健康で充実した生活を送るためには，食事の過不足や食事内容に偏りがあってはならない．また社会が多様化し複雑になると，生活が不規則になり精神的なストレスが増大するなどして，摂取した食物成分の生体利用にも差異が生じる．このため，食事は口の中に入ればよいというものではなく，食べ方や食べさせ方にも工夫が必要となる．食生活の改善を目指した栄養教育の方策や指針などは，その時代の国民の健康状態や食糧事情などの社会的背景をふまえて策定されている．

(2) 近代日本の時代背景を振り返る
　戦後以降の日本の時代背景を表 1.2 に示す．
　最近は，平均初婚年齢が上昇し，晩婚化が進行している．生涯未婚率も上昇しており，今後も増加が予測されている．さらに離婚件数も上昇傾向にあり，親が離婚した未成年の子どもの数も増加している．今後は単身世帯の増加，とくに高齢者の単身世帯の増加が予

1.1 疾病と栄養管理

表1.2 近代日本の時代背景

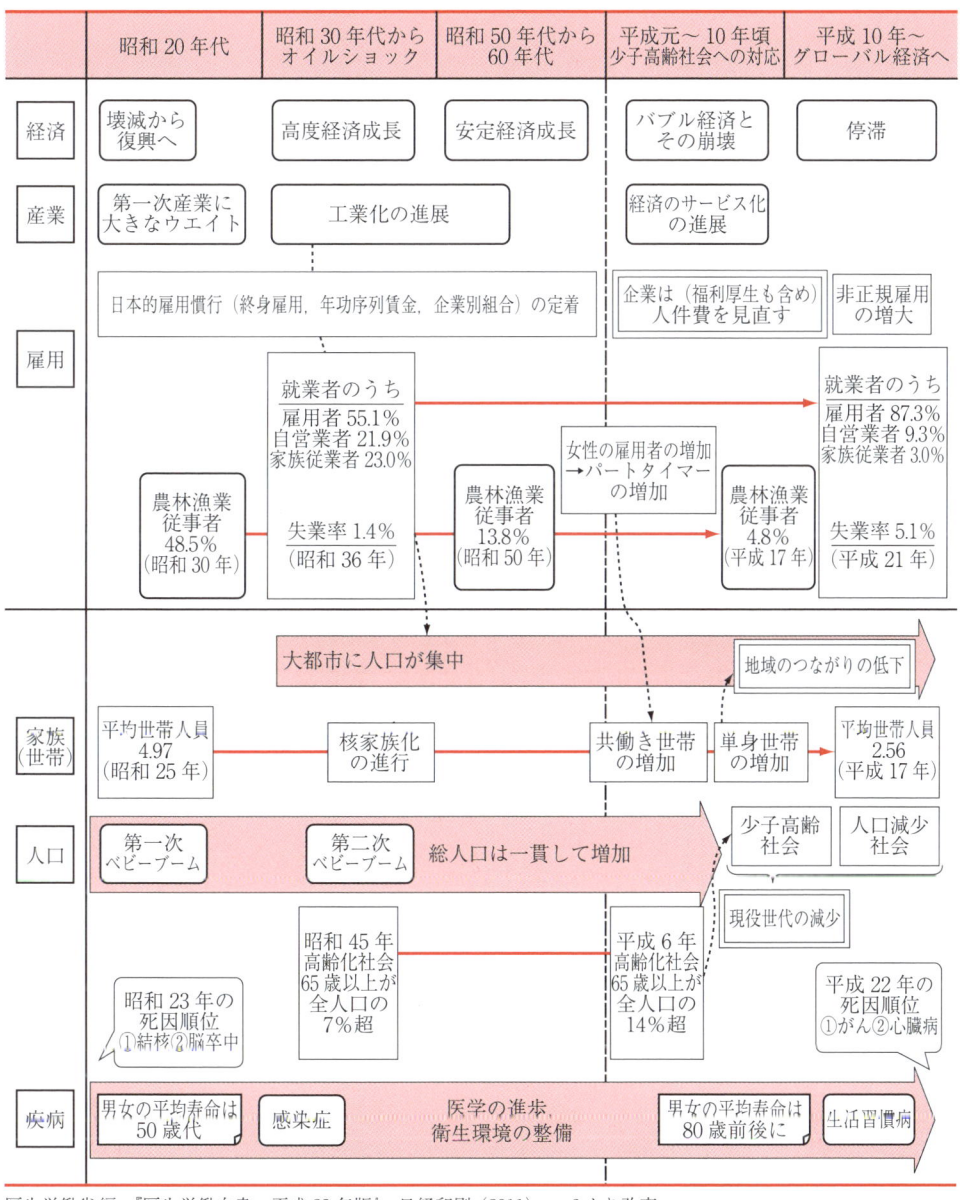

	昭和20年代	昭和30年代から オイルショック	昭和50年代から 60年代	平成元〜10年頃 少子高齢社会への対応	平成10年〜 グローバル経済へ
経済	壊滅から復興へ	高度経済成長	安定経済成長	バブル経済とその崩壊	停滞
産業	第一次産業に大きなウエイト	工業化の進展		経済のサービス化の進展	
雇用		日本的雇用慣行(終身雇用,年功序列賃金,企業別組合)の定着		企業は(福利厚生も含め)人件費を見直す	非正規雇用の増大
		就業者のうち 雇用者55.1% 自営業者21.9% 家族従業者23.0%		女性の雇用者の増加 →パートタイマーの増加	就業者のうち 雇用者87.3% 自営業者9.3% 家族従業者3.0%
	農林漁業従事者48.5%(昭和30年)	失業率1.4%(昭和36年)	農林漁業従事者13.8%(昭和50年)	農林漁業従事者4.8%(平成17年)	失業率5.1%(平成21年)
		大都市に人口が集中			地域のつながりの低下
家族(世帯)	平均世帯人員4.97(昭和25年)	核家族化の進行		共働き世帯の増加 / 単身世帯の増加	平均世帯人員2.56(平成17年)
人口	第一次ベビーブーム	第二次ベビーブーム / 総人口は一貫して増加		少子高齢社会	人口減少社会 / 現役世代の減少
			昭和45年 高齢化社会 65歳以上が全人口の7%超	平成6年 高齢化社会 65歳以上が全人口の14%超	
	昭和23年の死因順位 ①結核 ②脳卒中				平成22年の死因順位 ①がん ②心臓病
疾病	男女の平均寿命は50歳代	感染症	医学の進歩,衛生環境の整備	男女の平均寿命は80歳前後に	生活習慣病

厚生労働省 編,『厚生労働白書 平成23年版』,日経印刷(2011), p.6 より改変.

測される．こうした家族のあり方の変容は，地域におけるつながりの希薄化の大きな要因の一つとなった．

わが国は，平均寿命の延伸により，1970（昭和 45）年には総人口に占める 65 歳以上の人口の割合が 7％ を超える高齢化社会に，その 24 年後の 1994（平成 6）年には 14％ を超えて高齢社会に，さらに 2007（平成 19）年には 21％ を超える超高齢社会を迎えた．その一方で，多産多死から少産少子に変化していくなかで出生数の低下が続き，平成になると少子社会への本格的な対応が求められるようになったが，2005（平成 17）年には戦後初めて総人口が減少し，わが国は人口減少社会を迎えた．

1.2 経済学的視点から栄養学をとらえる

今日，経済的視点を抜きにして医療行為を語ることができない時代になっている．この節では，医療経済学を初学者向けに解説し，経済的視点を高めることにする．

1.2.1 経済学とは

経済（economy）とは，社会が生産活動を調整するシステム，あるいはその生産活動のことである．私たちは生きていくうえでさまざまな経済活動を営んでいる．たとえば商品（財やサービス）の購入や，会社で働いてお金（賃金，給料など）を稼ぐことも経済活動である．

世の中にある資源は有限であり，希少性をもつ．社会においてはさまざまな財（商品）が生産され，交換・分配などのプロセスを経て消費されるが，資源の希少性ゆえ要求されるすべての商品が供給できるとは限らない．私たちの周囲にある水や空気，さらに天然資源や預金，そして時間などはほとんど有限である．これら資源や資産をいかに上手に利用するか，また効率的に配分するかが重要である．経済はそれらの要求に応じて供給を決定し，実行するシステムである．

1.2.2 サービスとは

サービス（service）とは，経済用語において，売買した後にモノが残らず，効用や満足などを提供する，形のない財のことである（表 1.3）．第三次産業が取り扱う商品である．法令用語では役務ともいう．

1.2.3 医療経済学とは

医療経済学（health economics）とは，医療問題を扱う経済学の応用分野である．医薬品，医療保険，病院の株式会社化など，医療にかかわるさまざまな事柄を経済学の手法を用いて分析する．

医療問題を経済学的に見れば，医療というサービスに対する需要と供給の問題と考える

表 1.3 サービスの特性

種類	性質
同時性	売り買いした後にモノが残らず，生産と同時に消費されていく
不可分性	生産と消費を切り離すことは不可能である
不均質性	品質は一定ではない
非有形性	触ることができず，はっきりとした形がないため，商品を購入前に見たり試したりすることが不可能
消滅性	形のないものゆえ，在庫にすることが不可能である

ただし，以上の性質がすべてに当てはまるわけではない．

ことができる．医療サービスの特殊性から，それに関する需要と供給の一致を完全に市場による調整機能のみに委ねることはできないと考える場合，政府や自治体の関与が必要となる．

医療サービスはいかなる機構によって供給されるべきか，また，その医療サービスの費用はどのように負担されるべきかが，医療経済学の中心問題である．すなわち，医療サービスの供給主体としては公的医療機関か私的医療機関か，現実に採用されている医療供給機構の医療保険についての諸問題，社会保障の対象としての医療に対する政府のかかわり方，医療の費用とその負担の問題などが具体的な検討課題となる．

さらに，医療サービスの生産（病院の活動など）における効率の問題，医療産業に関する問題，医療の費用便益分析などが取り扱われる．医療の費用便益分析は，医療に対する費用配分が適正であるかどうかを検討するものであり，それに関連して医療サービスの便益の評価，とくに人間の生命の経済的価値の評価が問題とされる．

(1) 医療経済のマクロ分析

一般に経済学は，そのアプローチのしかたによって，マクロ経済学とミクロ経済学に分けられる．**マクロ経済学**[*1]とは，一国全体としての生産量や物価などの経済全体の骨組みを分析する学問である．経済全体（消費者，企業など）の労働雇用量，国民総生産，総消費，総投資，総貯蓄などの集計量を経済変数とし，一定のモデル（マクロモデル）をつくって，その変数の相互関係を明らかにするものである．

医療経済のマクロ分析を行ううえで有用なのが「国民医療費」という概念である．国民医療費とは，当該年度内に，医療機関などにおける傷病の治療に支払うべき費用を中心に推計したものである．2008（平成20）年度の国民医療費は約 34.8 兆円（国民 1 人あたり27.3 万円）となっている．国民医療費の増加要因としては，人口の高齢化や医療技術の進

[*1] マクロ経済学（macroeconomics）は経済学の一種で，個別の経済活動を集計した一国経済全体を扱うものである．マクロ経済変数の決定と変動に注目し，適切な経済指標とは何か，望ましい経済政策とは何かという考察を行う．その主要な対象には，国民所得，失業率，インフレーション，投資，貿易収支などの集計量がある．またマクロ経済分析の対象となる市場は，生産物（財，サービス）市場，貨幣（資本，債券）市場，労働市場に分けられる．

歩による医療の高度化などが考えられる．

（2）医療経済のミクロ分析

マクロ経済学に対して**ミクロ経済学**とは，個々の経営体の行動および消費者行動，個別の財をその分析の対象とする学問である．個々の消費者（家計）や企業などの経済行動の分析を基礎とし，さらに個々の消費者や企業の活動から導出される需要曲線，供給曲線を用いて経済の仕組みを分析する．ここで留意すべきことは，需要と供給の双方を結びつけるパロメータとして「価格」が存在するということである．価格には，市場で決定される**自由価格**と政府が決める**公定価格**が存在する．

医療経済においてミクロ分析が重要とされるのは，医療界には① 資本市場，② 購買市場，③ 労働市場，④ 医療サービス提供市場，という四つの市場が存在するが，①～③が自由価格であるのに対して，④のみが公定価格になっているためである．わが国の診療報酬は，「患者平等の原則」を大前提とする「一物一価の原則」に基づいて構築されており，13項目の特定療養費を除いて，原則として全国一律の公定価格である．

医療サービスが公定価格となっている理由は，患者は医療の質に関する知識がなく，自らの購入するサービスの価格がわからないため，価格を自由化すると，サービスの提供者である医師や医療機関が価格をつり上げるおそれがあるためである．また，高額所得者しか受けられない医療サービスが出現するといった弊害が生じる可能性もある．

しかしその一方で，医療サービス提供市場の価格のみが公定価格であるため，他の三つの市場価格の上昇，すなわち医業費用[*2]の急増に柔軟に対処できないという欠点もある．つまり，すべてを市場メカニズムに委ねることはできないが，コントロールすることにも歪みが生じているのである．

1.2.4　医療サービスの特性

医療サービスは，次のような特性をもっている．

その需要は，ヒトの健康と生命にかかわるものであり，すべてのヒトにとってきわめて必需性の高いものである．個人にとって疾病や傷害の発生，治療の効果，医療費の額などは予測不可能なものであり，不確実性をもっている．ヒトの健康や生命の価値は金銭に換算しがたく，医療サービスはきわめて非同質的なものであり，それに対する価格は確定しがたい．

以上のような特性から，医療サービスに対する需要の充足の問題を完全に個人の自己責任に委ねておくには，個人の生活は常に不安定であり，とくに低所得者は生活の保障を得ることが難しい．

[*2] 医業費用とは，病院の主たる業務（医療活動）のために要した費用のことで，材料費（医薬品費，給食材料費など），経費（光熱費，委託費など）などの変動費（患者数に応じて変動する費用）と，人件費や減価償却費などの固定費からなる．

医療費には，病院や診療所など，保険医療機関において点数化された療養として現物給付されたものと，歯科医院や保険医療機関以外の医療機関（鍼灸院，接骨院など）において受けた医療行為に対して，いったん全額負担した後，還付される療養費とがある．通常，療養費は医療機関における代理請求（受領委任払い）が慣例化している．

日本では，保険診療の場合は健康保険から費用が出され，2007（平成19）年4月現在，原則，3～69歳の患者は医療費の3割，0～2歳の小児は2割（自治体で別途公費補助あり），70歳以上の高齢者は1割（所得によっては3割）を窓口で支払う仕組みとなっている．なお，美容整形，歯科矯正など保険対象外の自由診療（保険外診療）の場合は全額患者負担となる．

診療報酬の引き下げが続くなか，医療機関の経営改善（政策的には医療費抑制）を目的に，特定機能病院や一部の民間病院では，既存の出来高払い方式から**診断群分類包括評価（DPC）方式**を採用している．

2006（平成18）年からは，保険医療機関などから受け取る領収証には，医療費の内訳がわかる医療内容区分ごとの点数が記載され，会計窓口で支払う負担金の計算根拠が表示されている．

人口の急速な高齢化に伴い老人医療費の増加が問題になり，健康保険制度の見直しが引き続き議論されているが，政局の影響や各種団体（医師会，保険者，企業，労働組合など）の利害が衝突し，抜本的な改革はなかなか進まない状況にある．

1.2.5　医療サービスの経済的評価

効率性の観点から医療サービスを評価し，公的介入を行う際の判断の手助けとなるのが**経済的評価**である．医療サービスの経済的評価においては，その構成要素である費用および成果をいかに正確に評価するかが重要になる．

経済学でいう費用（コスト）とは「機会費用」を意味し，限りある資源を特定の目的に利用すると，それ以外のものを選択した場合に得られる収入が犠牲にされたと考える．このあきらめた選択肢のうち，最も金額が大きく得られたであろう収入を**機会費用**と呼ぶ．しかし，実際にこの機会費用を求めるのは難しく，市場価格や料金で代用することも多い．

（1）直接費用

医療に関連する費用は直接費用と間接費用に大別され，**直接費用**はさらに**直接医療費**と**直接非医療費**に分けられる．直接医療費とは文字どおり医療行為に直接要する費用であるが，わが国では診療報酬点数表を用いて算出することもよく行われる．直接非医療費とは，患者やその家族が負担する費用であり，受診の際に生じる通院費や待ち時間，家族の看護などに要する費用を含む．

（2）間接費用

疾患やその治療のために患者や家族の労働時間が失われたことによる費用や，患者の死

亡による生産損失は，医療自体に直接結びついていないことから**間接費用**と呼ばれ，労働市場の平均賃金などを用いて計算される．疾患や治療に伴う精神的苦痛や不安といった項目も間接費用に分類されるが，金銭的評価が難しく対象外となることも多い．

1.2.6 医療サービスの経済的評価の方法

医療サービスによってもたらされる健康改善という成果をどう評価するかも大きな論点である．成果をいかに評価するかに応じて，医療サービスの経済的評価にはおもに三つの方法がある．

(1) 費用便益分析

費用便益分析（cost-benefit analysis: CBA）では，医療サービスによる成果を，費用と同様に金銭の単位で測定するため，医療サービス間のみならず，教育や環境など他の部門との比較が可能となる．人命を金銭的に価値づける方法として，死亡しなければ将来稼得できたであろう生涯所得を測るものや，個人が死亡を回避することに対してどれだけの金額を支払う意思があるか（willingness to pay: WTP）を測定するものがある．

(2) 費用効果分析

費用効果分析（cost-effectiveness analysis: CEA）では，医療の成果を，救命件数や治癒件数，延命年数，正確に診断された症例数などといった身体的・自然的単位で測定する．医療の成果を効果という物理的単位で測定することにより客観性が増大する反面，効果が同一の尺度で測られたものとの間でしか比較はできない．比較結果は，効果単位あたりの費用，あるいは費用単位あたりの効果で表される．

(3) 費用効用分析

費用効用分析（cost-utility analysis: CUA）では，健康成果そのものではなく，成果としての健康状態に依存した社会的価値である**効用**（utility）を測定する．**質調整生存年**（quality-adjusted life years: QALY）という尺度が有名であるが，単一尺度を用いることで，さまざまな医療サービスについて対費用効果を比較することが可能となる．

経済的評価では，分析にあたっていくつかの仮定が設定され，使用変数も不確実性を含むものである．そこで，鍵となる重要な分析上の仮定や変数の想定値を変化させたときに結論がどう変わるかを，**感度分析**（sensitivity analysis）によって調べる必要がある．費用や効果が変動しても結論が大きく変化することなく安定していれば問題はないが，逆に不安定な場合はその結論は採用しがたい．

CHAPTER 2 栄養ケア・マネジメント

2.1 栄養ケア・マネジメントとは
2.1.1 栄養ケア・マネジメントの定義と構成

栄養ケア・マネジメント（nutrition care and management: **NCM**）とは，「ヘルスケア・サービスの一環として，個々人に最適な栄養ケアを行い，その実務遂行の機能や方法，手順を効率よく行うためのシステム」と定義され，そのゴールは栄養状態の改善を通して病態を改善し，ADL（activities of daily living, 日常生活動作）および QOL（quality of life, 生活の質）を向上させ，予後の改善につなげることにある．

1970 年代にアメリカにおいて hospital malnutrition（**病院内栄養失調**）が問題視され，入院患者の半分以上が栄養失調のおそれがあるという報告が出された．そして，栄養の専門家である栄養士がもっとベッドサイドに行って，医師と協力・連携しながらこの状態を改善していこうという動きが起こった．日本でも，高齢者における血清アルブミン値による栄養状態の評価が報告されている（1995 年）．高齢者の栄養障害は現実の問題であり，栄養障害が重症化するとその改善には多くの時間と労力を要するため，重症化する前に早期発見・早期栄養ケアを行うことが重要とされた．

病院では，1996（平成 18）年 4 月に入院時基本料の一つとして新設された**栄養管理実施加算**により，患者個々に合った栄養ケア・マネジメントが行われている．医師や他医療職とともに，管理栄養士が医療分野でチームの一員として栄養管理業務を遂行している．

介護保険施設では，介護保険法において常勤の管理栄養士が配置され，個々の入所者の栄養状態を適切にアセスメントし，その状態に応じて多職種協働により栄養ケア・マネジメントを実施することが求められている．また，個人差の大きい障がい者においても，障害者自立支援法において同様な栄養ケア・マネジメントが必要になっている．

病院であれば患者に，施設であれば入所者全員に対し，48 時間以内に栄養スクリーニングを行い，栄養アセスメントを行って，低栄養状態を判定する．その結果をもとに，医師，看護師，薬剤師，臨床検査技師，理学療法士や言語聴覚士など他職種協働で栄養ケア

第2章 栄養ケア・マネジメント

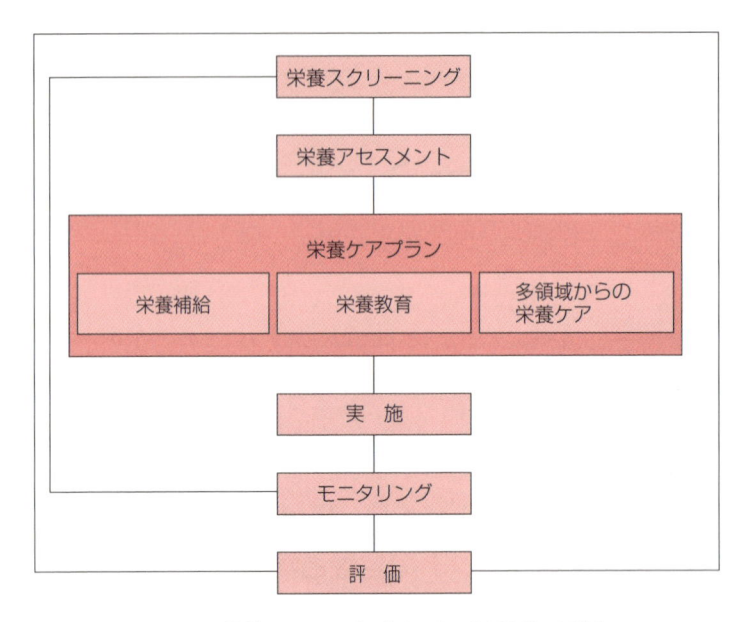

図2.1 栄養ケア・マネジメント（NCM）の流れ
細谷憲政，松田 朗監修，『これからの高齢者の栄養管理サービス』，第一出版（1998），図2.1 より改変．

計画を作成し，計画に沿ってモニタリングしながら栄養ケアを進め，必要に応じて計画を変更する．栄養状態が改善し，栄養ケアが不要になればいったん中止するか，さらなる栄養改善が望めるようであれば栄養ケアを継続する．また最終的に，栄養ケアによるアウトカム評価を行う．このような一連の流れを**栄養ケア・マネジメント（NCM）**という（図2.1）．

2.1.2 マネジメントのサイクル

(1) 栄養スクリーニング

栄養スクリーニングとは，全対象者をふるい（screen）にかけて栄養障害のある者を抽出することを意味する．その目的は，栄養状態に問題のある人を見つけだし早期に栄養ケアを開始することにあり，スクリーニングに多くの時間を費やすようであってはならない．したがって，なるべく簡単な方法で，しかも栄養障害のある者のみを確実に抽出できる方法が理想的である．

主観的包括的評価（subjective global assessment: SGA，表2.1）や**簡易栄養状態評価表**（mini nutritional assessment-short form: MNA-SF®，表2.2）をスクリーニングツールとして用いる施設も多い．

(2) 栄養アセスメント

栄養スクリーニングによって「低栄養状態のおそれがある」と認められた場合，より詳しい調査を行って，栄養障害の内容，程度，原因などをアセスメント（評価）する．さま

表2.1 主観的包括的評価（SGA）

A．病歴
  1　体重変化
    過去6カ月間の体重減少　_____ kg，減少率　_____ ％
    過去2週間の体重変化　□増加　□無変化　□減少
  2　食物摂取変化（平常時との比較）
    □変化なし
    □変化あり　期間（月，週，日）
    食事内容：□不十分な固形食　□完全液体食　□低カロリー液体食
            □絶食
  3　消化器症状（過去2週間以上持続している）
    □なし　□悪心　□嘔吐　□下痢　□食欲不振
  4　機能性
    □機能障害なし
    □機能障害あり　期間（月，週，日）
    タイプ：□期限ある労働　□歩行可能　□寝たきり
  5　疾患と必要栄養量
    初期診断
    代謝性ストレス：□なし　□軽度　□中等度　□高度
B．身体計測（スコア：0＝正常，1＝軽度，2＝中等度，3＝高度）
  皮下脂肪の喪失（三頭筋，胸部）_____
  筋肉喪失（四頭筋，三角筋）_____
  くるぶし部浮腫 _____，仙骨浮腫 _____，腹水 _____
C．主観的包括的アセスメント
  栄養状態良好　　　　　　　□A
  中等度の栄養不良　　　　　□B
  高度の栄養不良　　　　　　□C

ざまな指標を用いて対象者の栄養状態を客観的データとして把握し，スクリーニングで得られた情報と合わせて適切に評価し，最終的に栄養問題の解決につなげる．

栄養アセスメント項目は表2.3のとおりである．

(3) 計　画

栄養アセスメントの結果から解決すべき栄養問題を明らかにし，現状の栄養状態をふまえて，どのような方法によって栄養治療を行っていくのかを具体的に示す．

計画は，栄養補給に関する事項（栄養補給量，補給方法，特別食の有無など），栄養教育に関する事項（療養に必要な知識あるいは技術についての指導・教育），専門職種による多領域からの栄養ケアからなる．

栄養補給量については，総エネルギー量，たんぱく質量およびアミノ酸の組成，脂質量および脂肪酸組成，炭水化物量，ビタミン，ミネラル，水分量などを検討する必要がある．

栄養補給の基本的な投与経路には経口，経腸，経静脈があり，患者の状態に応じて選択する．栄養・食事療法の経路を決定する方法を図2.2に示す．経口については，形態や1

表 2.2 簡易栄養状態評価表（MNA-SF®）

下の□欄に適切な数値を記入し，それらを加算してスクリーニング値を算出する．

スクリーニング

A 過去3カ月間で食欲不振，消化器系の問題，咀嚼・嚥下困難などで食事量が減少しましたか？
　0 = 著しい食事量の減少
　1 = 中等度の食事量の減少
　2 = 食事量の減少なし　　　　　　　　　　　　　　　　　□

B 過去3カ月間で体重の減少はありましたか？
　0 = 3 kg 以上の減少
　1 = わからない
　2 = 1〜3 kg の減少
　3 = 体重減少なし　　　　　　　　　　　　　　　　　　　□

C 自力で歩けますか？
　0 = 寝たきり，または車いすを常時使用
　1 = ベッドや車いすを離れられるが，歩いて外出はできない
　2 = 自由に歩いて外出できる　　　　　　　　　　　　　　□

D 過去3カ月間で精神的ストレスや急性疾患を経験しましたか？
　0 = はい　　2 = いいえ　　　　　　　　　　　　　　　　□

E 神経・精神的問題の有無
　0 = 強度認知症またはうつ状態
　1 = 中等度の認知症
　2 = 精神的問題なし　　　　　　　　　　　　　　　　　　□

F1 BMI (kg/m^2)：体重(kg)÷身長(m)^2
　0 = BMI が 19 未満
　1 = BMI が 19 以上，21 未満
　2 = BMI が 21 以上，23 未満
　3 = BMI が 23 以上　　　　　　　　　　　　　　　　　　□

BMI が測定できない場合は，F1 のかわりに F2 に回答してください．
BMI が測定できる方は，F1 のみに回答し，F2 には記入しないでください．

F2 ふくらはぎの周囲長（cm）
　0 = 31 cm 未満
　3 = 31 cm 以上　　　　　　　　　　　　　　　　　　　　□

スクリーニング値（最大14ポイント）
12〜14：栄養状態良好
　8〜11：低栄養のおそれあり　　　　　　　　　　　　　□　□
　0〜 7：低栄養

表 2.3 栄養アセスメント項目

身体計測	身長，体重，皮下脂肪厚，周囲長など
生理・生化学検査	血液検査：アルブミン，TTR（プレアルブミン）など
	尿検査：窒素バランス，クレアチニン
	免疫学検査：リンパ球，遅延型皮膚過敏反応
臨床診査	病歴，身体症状など
食事摂取調査	食事摂取記録，24時間思い出し法など
環境要因	社会的・経済的要因，家庭環境，ADLなど
心理状態	うつ，孤独感，あきらめなど

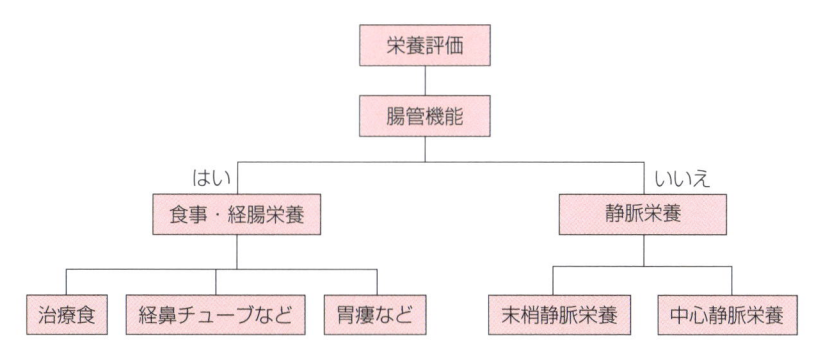

図 2.2 栄養・食事療法の経路を決定する方法
ASPEN（米国静脈経腸栄養学会）のガイドラインより．

回量についても考慮する必要がある．

　作成された計画は，対象者の日常生活において，肉体的，精神的あるいは社会的に無理のないものでなければならない．そこで管理栄養士は，医師，看護師，薬剤師などの医療スタッフと十分に連携をとることが必要である．

(4) 実　施
　十分に吟味された計画に基づいて実際に栄養ケアを行い，計画どおりに実施できているかをチェックする．計画どおりに実施できない場合には，計画を見直す必要がある．

(5) モニタリング
　栄養ケアが計画どおりに実施されていることをチェックしつつ，問題となる項目を再アセスメントする．

(6) 評　価
　栄養管理におけるアウトカム（成果）の評価では，栄養ケアによる栄養状態の改善，ADLやQOLの変化だけでなく，合併症の軽減，在院日数の短縮，医療費の軽減についても考慮する必要がある．

2.2 チーム医療と栄養ケア・マネジメント
2.2.1 栄養サポートチーム（NST）

　個々の患者に対し，医療関連職種の専門家が集まり，それぞれの職種を尊重し，それぞれの立場からの提言を互いに連携・補完し，患者の状況に的確に対応した医療を提供することを**チーム医療**という．

　従来，患者への医療行為は医師が決定し，看護師，薬剤師，管理栄養士などに指示して行われてきた．しかし近年，患者の状態に応じて複数の科，複数の医療スタッフが，互いに対等に連携し協調することで患者中心の医療サービスを提供していくのが一般的となっている．このような医療提供体制が普及してきた背景には，医療の高度化がある．診断技術や治療の多様化，複雑化に伴って専門分化が進み，主治医一人だけではさまざまな情報を総合して判断することが困難になってきている．質の高い安心・安全な医療へのニーズに応えるには，情報や意見を多職種で共有しながら意思決定を行っていく過程が不可欠となる．

　栄養サポートチーム（nutrition support team: NST）とは，特殊な栄養・食事療法を必要とする症例や各疾患治療に応じて，主治医などへの専門的コンサルテーション（相談）を行うなど，適切に実施するための専門的な知識・技術をもつ高度専門職で構成されたチームである．

(1) NSTの歴史

　1970年，アメリカのシカゴで，医師，薬剤師，登録栄養士〔Registerd Dietitian（RD）〕，看護師などの多職種が患者の栄養・食事療法の重要性を議論し，「Meeting together, Working together」を合言葉にチーム医療を基本とした栄養の専門組織をつくることを検討した．このことがNSTの出発点だといわれている．1980年代にはNSTの有効性が認められ，全米に広まっていった．

　わが国においては，1998（平成10）年6月に鈴鹿中央総合病院に設置されたものが日本初である．現在，NST活動の有用性が認識され，2004（平成16）年5月に病院機能評価項目Ver 5.0のなかにNSTの設立が取り上げられた．また，2006（平成18）年にはわが国独自の栄養管理体制として「栄養管理実施加算：12点/人/日」〔2010（平成12）年より基本診療科へ移行〕，2010（平成22）年には「栄養サポートチーム（NST）加算：200点/人/週」が診療報酬として認められた．平成24年度の診療報酬改訂では，栄養管理体制の基準（表2.4）が見直され，「**栄養管理実施加算**」は入院料に包括化され，「**栄養サポートチーム加算**」は算定対象の拡大がはかられた（表2.5）．また，厚生労働省の発表によると，2010年度医療費総額は36兆6000億円で，糖尿病が原因となり透析療法を開始した患者数は1983〜2005年に7倍に増え，透析導入患者の4割以上が，糖尿病が原因となっている．透析予防の指導が必要と認める糖尿病患者に対し，透析予防診療チームが透析予防に係る指導管理を行った場合「**糖尿病透析予防指導管理料**」（表2.6）が新設された．

2.2 チーム医療と栄養ケア・マネジメント

表2.4　栄養管理体制の基準

① 当該保険医療機関に常勤の管理栄養士が1名以上配置されていること．
② 患者の入院時に患者ごとの栄養状態の評価を行い，医師，管理栄養士，薬剤師，看護師その他の医療従事者が共同して，入院患者ごとの栄養状態，摂食機能及び食形態を考慮した栄養管理計画を作成していること．
③ 当該栄養管理計画に基づき入院患者ごとの栄養管理を行うとともに，栄養状態を定期的に記録していること．
④ 当該栄養管理計画に基づき患者の栄養状態を定期的に評価し，必要に応じて当該計画を見直していること．
⑤ 有床診療所においては管理栄養士は常勤でなくても差し支えない．

表2.5　栄養サポートチーム加算

〔診療報酬〕　200点/週1回（平成22年度の診療報酬改定）
〔対象患者〕　7対1入院基本料または10対1入院基本料届出病棟に入院している栄養障害を有する者．
〔算定可能病棟〕
一般病棟入院基本料（7対1，10対1，13対1，15対1），特定機能病院基本料（一般病棟），専門病院入院基本料（7対1，10対1，13対1），療養病棟入院基本料
ただし，療養病棟については，入院日から起算して6月以内に限り算定可能とし，入院1月までは週1回，入院2月以降6月までは月1回に限り算定可能とする．
〔算定要件〕
(1) 対象患者に対する栄養カンファレンスと回診の開催（週1回程度）
(2) 対象患者に関する栄養治療実施計画の算定とそれに基づくチーム診療
(3) 1日あたりの算定患者数は，1チームにつき概ね30人以内とすること　等
〔施設基準〕
　当該保険医療機関内に，専任の①〜④により構成される栄養管理に係るチームが設置されていること．また，以下のうちのいずれか1人は専従であること．
① 栄養管理に係る所定の研修を修了した常勤医師
② 栄養管理に係る所定の研修を修了した常勤看護師
③ 栄養管理に係る所定の研修を修了した常勤薬剤師
④ 栄養管理に係る所定の研修を修了した常勤管理栄養士
　上記のほか，歯科医師，歯科衛生士，臨床検査技師，理学療法士，作業療法士，社会福祉士，言語聴覚士が配置されていることが望ましい．

表2.6　糖尿病透析予防指導管理料350点（月1回）

〔算定要件〕
ヘモグロビンA1c（HbA1c）が6.1％（JDS値）以上，6.5％（国際標準値）以上または内服薬やインスリン製剤を使用している外来糖尿病患者であって，糖尿病性腎症第2期以上の患者（透析療法を行っている者を除く）に対し，透析予防診療チームが透析予防に係る指導管理を行った場合に算定する．
〔施設基準〕
① 以下から構成される透析予防診療チームが設置されていること．
ア　糖尿病指導の経験を有する専任の医師
イ　糖尿病指導の経験を有する専任の看護師又は保健師
ウ　糖尿病指導の経験を有する専任の管理栄養士
② 糖尿病教室等を実施していること．
③ 一年間に当該指導管理料を算定した患者の人数，状態の変化等について報告を行うこと．

(2) NSTの組織と役割

NSTは，それぞれの病院の状況に応じて組織されており，形態も多様で各科から独立した全科型，また単科型，外科・内科型などがある．構成メンバーもチームに専属の場合や各部署に属しNSTと兼務している場合（potluck party method方式：PPM）もある．おもな職種は医師（歯科医師を含む），看護師，薬剤師，管理栄養士，臨床検査技師，作業療法士，理学療法士，言語聴覚士，医療ソーシャルワーカーなどである．NSTは，NCM（nutrition care management）システムを駆使し，患者に対して栄養状態のアセスメントを行い，栄養ケア計画を作成し，適正な栄養補給を実施し，さらにモニタリングと

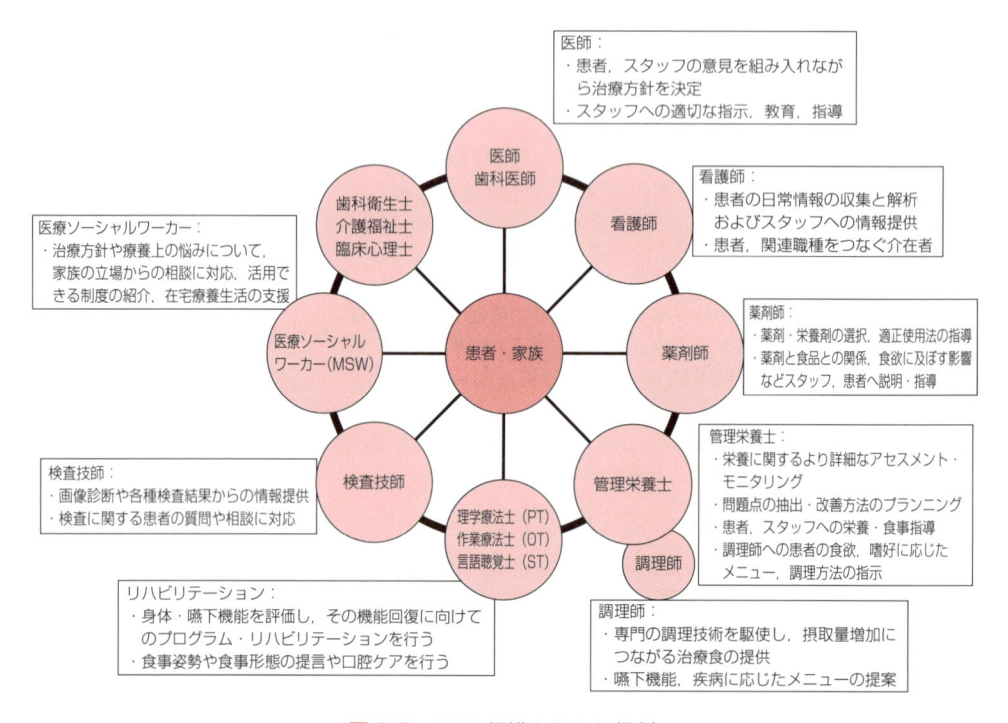

図2.3 NST組織とおもな役割

表2.7 NSTの役割

① 栄養アセスメントを行い，特殊な栄養介入が必要かどうか判定する．
② 適切な栄養管理が施行されているかどうか評価する．
③ 個々の患者に最適な栄養管理法を提案し，必要に応じて栄養・食事指導を実施する．
④ 栄養管理に伴う合併症を予防・早期発見・治療する．
⑤ 栄養管理上の疑問に答える（コンサルテーション）．
⑥ 資材・素材の無駄を削減する．
⑦ 新しい知識の啓発をする．
⑧ 社会復帰を支援し，QOL（生活の質）を向上させる．
⑨ チーム医療を育成，熟成させ，患者のための医療を推進する．

栄養ケア計画のチェックを繰り返し行いながら栄養状態を改善することを目的に組織される（図2.3，表2.7）．

(3) NSTの有用性

入院患者の状態に応じたきめ細やかな栄養管理を実践することにより，① 適切な栄養管理法の選択，② 適切かつ質の高い栄養管理の提供，③ 栄養障害の早期発見と栄養・食事療法の早期開始，④ 栄養・食事療法による合併症の減少，⑤ 疾患罹病率，死亡率の減少，⑥ 病院スタッフのレベルアップ，⑦ 医療安全管理の確立とリスクの回避，⑧ 栄養素材・資材の適正使用による経費節減．⑨ 在院日数の短縮と入院費の節減，⑩ 在宅治療症例の再入院や重症化の抑制，など患者のQOLの向上や医療の質の向上，物的コストの削減などNSTの有用性は高い．

2.2.2　栄養管理計画書とチーム医療

(1) 栄養管理計画書の意義

栄養管理計画書の作成は，栄養スクリーニングと正確な栄養アセスメントがあって初めて可能となる．患者の栄養状態の変化を，早期に，的確に判断することが大切で，そのためにはNSTによる栄養管理が重要となる．それぞれの専門スタッフが個々の患者について正確に把握し，それぞれが力を発揮することで栄養管理計画書が生かされる．

(2) 栄養管理計画書の作成

栄養管理計画書には，患者の栄養に関する詳細な情報を，誰が見てもわかるように記載しなければならない．栄養アセスメントに基づいて，個々に応じた最適の栄養管理を立案する．立案の際には，個々の患者の問題点や課題を明確にし，実行可能な栄養計画を，いつ・どこで・誰が・誰に・何を・どのように（5W1H）実施するかを最低限記載する．

目標の設定は，できるだけ実行可能（7〜8割）なものにし，達成までの期間を設定する．目標が複数になる場合は優先順位をつける．また，患者の食事摂取状況や栄養状態を定期的に把握し，記録する．摂取状況や栄養状態などが不良な場合は，目標の設定や栄養補給ルート，食事内容を再検討し，計画の見直しが必要な場合にはすみやかに行う．

そのほか，入院時のアセスメント（臨床検査，身体計測，食事調査など），栄養状態に関するリスク（食事摂取量，栄養補給量，褥瘡，下痢，便秘，脱水，発熱など），栄養状態の評価の間隔（栄養管理の実施と継続的なモニタリングおよび評価，計画の見直し日），栄養補給方法（経口，経腸，経静脈），一般治療食か特別治療食か，食習慣や嗜好，今後の栄養食事相談や指導について，退院時の指導の必要性の有無などが記載される（表2.8）．

第２章 栄養ケア・マネジメント

表2.8 栄養アセスメント・栄養管理計画書

<table>
<tr><td rowspan="4">基本情報</td><td colspan="2">氏名</td><td>ID</td><td>病棟</td></tr>
<tr><td colspan="2"></td><td>性別</td><td>入院日　　年　月　日</td></tr>
<tr><td colspan="2">生年月日　　年　月　日生</td><td>年齢</td><td>計画作成日　年　月　日</td></tr>
<tr><td colspan="4">主病名</td></tr>
<tr><td></td><td colspan="4">合併症・既往歴</td></tr>
</table>

栄養アセスメント

身体計測		生化学的検査値（　/　）		病状および身体症状
身長　□膝高　□デミスパン		WBC	$10^2/\mu L$	□ 食欲不振
① 現体重　kg　前回体重（　/　）　kg		リンパ球	％	□ 口腔内の問題
① BMI　　体重増減		TLC	mm^3	□ 義歯不具合
② IBW　kg　体重変化率（％）		PNI*	40＜	□ 咀嚼・嚥下障害
② BMI　22		Hb	g/dL	□ 水分トロミ
③ 目標体重　kg　AC (cm)　軽・中・高		TP	g/dL	□ 皮下脂肪の喪失
③ BMI　　TSF (mm)　軽・中・高		Alb	g/dL	□ 筋肉の喪失
％IBW　　AMC (cm)　軽・中・高		FBS	mg/dL	□ 褥瘡（　　）
ADL		HbA1c	％	□ 発熱（　　℃）
□ 寝たきり（意識障害）　□ 食事：自立		TG	mg/dL	□ 脱水
□ 寝たきり（覚醒状態）　□ 食事：一部介助		ChE	IU/L	□ 下痢
□ 車イス・ベッド上安静　□ 食事：全介助		BUN	mg/dL	□ 便秘
□ 歩行可		Cr	mg/dL	□
□ リハビリ中		eGFR	$mL/min/1.73 m^2$　　期	

食事内容	食事摂取状況
食種：□常食・□軟菜・□特食（　　　　）	主食：　　割　【特記事項】
主食：米飯・（　　）粥　□普通・□小もり・□超小もり	副食：　　割
副食：□普通・□小もり・□超小もり	
形態：□軟菜・□きざみ・□細きざみ・□粗ペースト・□ペースト	水分：　　cc/日
その他：	

栄養状態の評価	□ 栄養状態良好　□ 中等度あるいは潜在的に栄養不良状態　□ 重度の栄養障害 MNA**　　点　　GNRI***　　重＜82, 中＜92, 軽＜98
栄養に関する問題	□ 低栄養状態, □ 褥瘡, □ 過体重（肥満）, □ 食欲不振, □ 便秘, □ 下痢

栄養計画

目標	
栄養補給ルート	□経口栄養　□経管栄養（□経鼻　□胃瘻　□腸瘻）　□静脈栄養（□末梢　□中心）

必要栄養量	現体重	IBW	AF	SF	栄養補給量	
基礎代謝量（kcal/日）					エネルギー（kcal/日）	
エネルギー（kcal/日）					たんぱく質（g/日）	
たんぱく質（g/日）					アミノ酸（g/日）	
水分（cc/日）					水分（cc/日）	

栄養食事相談に関する事項	栄養食事相談の必要性　□入院時　□退院時　⇒　□なし　□あり 内容 　　　　　　　　　　　実施予定日：　　年　　月　　日
再評価の時期	□1週間後　□2週間後　□1ヶ月後　□その他（　　） 　　　　　　　　　　　実施予定日：　　年　　月　　日
退院時及び終了時の総合的評価	□死亡　□転院（科）（　　　　　）　□退院　　年　月　日 □改善　□改善傾向　□不変　□増悪　□その他 （　　　　　　　　　　　　　　　　　　　　　　　　）

担当	主治医	看護師	CW	管理栄養士

＊PNI（prognostic nutritional index）予後推定栄養指数
　PNI =（10 × Alb）+（0.005 × TLC）
　PNI ≦ 40：切除吻合禁忌，40＜PNI：切除吻合可能，Alb：アルブミン（g/dL），TLC：総リンパ球数（mm^3）
＊＊MNA（mini nutritional assessment）　簡易栄養状態評価表：高齢者の低栄養症候群の抽出ツール
＊＊＊GNRI（geriatric nutritional risk index）：高齢者の栄養アセスメント指標
　GNRI =〔1.489 × 血清アルブミン値（g/L）〕+〔0.417 × ％IBW（実測体重／理想体重）〕

ヴォーリズ記念病院　2011

2.3 クリニカルパスと栄養管理
2.3.1 クリニカルパスとは

1950年代にアメリカの産業界で発展したオペレーション・リサーチ（OR）のなかの工程管理技法から派生・発展した概念である．アメリカでは診断別定額支払方式（diagnosis related group/prospective payment system: DRG/PPS）における医療コストの削減を目的に活用されてきた．

『医療の質用語辞典』によると，「クリニカルパスとは，症例ごとに到達目標を定め，その目標に至るための診断，治療，看護など，チーム医療に参画する医療従事者の行為と時間軸の二次元に表した予定（工程）表をいう」とある．

クリニカルパス（clinical path method）の原理は，時間（横軸），ケア介入（縦軸），標準化，バリアンス（変化要因）の四つである．ケア介入は，その疾病によって異なる．たとえば，入・退院指導，看護，安静度，検査，リハビリ，食事・栄養，教育などである．標準化したクリニカルパスから逸脱した介入や時間軸の変化をバリアンスといい，その内容は，治療・検査の拒否や，合併症・感染症の発生，早期退院などさまざまである（表2.9, 2.10, 2.11）．

(1) クリニカルパスを導入する目的

クリニカルパスを導入する目的は，「医療の質と安全性の向上」である．具体的には以下のような点が期待されている．

(a) 医療の標準化

EBM（evidence based medicine, 科学的な根拠に基づいた医療）に基づいた検査や処置，治療，看護および栄養ケアを，一定の質を保ちながら行うことができる．

(b) チーム医療の推進

医師，看護師，薬剤師，管理栄養士，理学療法士，臨床検査技師など各分野の専門家の意見をもとに，EBMに基づいて作成し運用するため，情報の共有化，さらにはチーム医療を推進することに役立つ．

(c) インフォームド・コンセントの充実

クリニカルパスは，医療スタッフ用と患者用の，それぞれの視点から理解しやすいように同じ内容のものが2種類作成される．医療提供者側は疾患や検査，治療内容，そのスケジュールなどのより詳細でわかりやすい説明を患者（家族）に行うことが可能となる．一方，患者（家族）は，その説明によって，自らの疾患とその状況，そして，その治療方法に関して理解が得られ，質問や相談がしやすく納得のいく意思決定を行うことができる．

この両者の間の医療に関する情報の共有こそが，患者にとって安心な医療が受けられ，自己管理や積極的な治療参加が促進され，患者満足度も向上することにつながる．

(d) 医療の効率化

不必要な医療行為（検査，投薬，治療など）の無駄を省くことができ，在院日数の短縮

も可能で，コスト削減につながる．これと同時に病床回転率を上げることが可能となり，経済的な意義は大きい．

(e) リスクマネジメントの推進

検査・処置・治療のオーダー内容や看護ケアの内容を，複数の医療スタッフが確認するため，指示もれやチェックもれの防止に役立つ．さらにクリニカルパスを通じてバリアンス・チェックを行うことで，計画の修正や患者の病状を随時把握することができるため，容態の急変にも対処が容易になり患者の安全性が確保される．

(f) ケアの継続

クリニカルパスは退院時サマリーにそのまま活用でき，ケアを継続する場合転院先に情報提供として使用することができる．

クリニカルパスには医療スタッフ用と患者用とがある．患者用には経過日ごとの医療内容の予定を，絵や文字を使用してわかりやすく説明している．医療スタッフ用は医師，看護師，薬剤師，理学療法士などの各職種の医療の内容を明確に示してある．両者ともクリニカルパス作成時に退院目標（アウトカム）が設定され，これが回復の過程における目安となる．

しかし，必ずしも計画どおりに進むとは限らないので，治療経過が計画より逸脱した場合（バリアンス）には，その情報を収集・分析し，医療内容の改善に役立てていくことが重要である．

(2) 地域連携パス

通常，クリニカルパスは，一つの医療施設内における入院から退院までの期間を対象として作成されるが，さらに患者の転院先の施設にまで拡大してつくられたものを**連携パス**という（表2.12，2.13，2.14）．各種医療機関はそれぞれの機能から，基本的に「特定機能病院」，「地域医療支援病院」，「療養型病床群」，「療養・一般病床群」そして「診療所」に分類されており，患者に継続的で一貫性のある医療を提供するためには，提携施設あるいは地域の適当な施設との連携が必要となる．これが**医療連携**あるいは**地域医療連携**であり，このときクリニカルパス（連携パス）は施設間の情報共有ツールとしての役割を担う．

2.3 クリニカルパスと栄養管理

表2.9 クリニカルパス医療スタッフ用 (No.1)
内視鏡的胃瘻造設術 (PEG) クリニカルパス (診療用) No.1

患者様氏名　　　　　　様　　　　ABC病院

		入院時～	造設3日前～	造設前日	造設当日 造設前	造設当日 造設後	造設1日目
		月　日	月　日	月　日	月　日	月　日	月　日
医師記入（青色）	安静度体位	自由	自由	自由	□ベッド上安静	□ベッド上安静	□ベッド安静（トイレのみ可） □注入時右半座位
	検査	□胃、食道逆流（有・無） □腹部手術歴 □X線検査（胸・腹） □採血・採尿・喀痰培養 □GF・上腹部CT	□出血時間 □感染症（　） □ﾞ観鏡依頼用紙				□採血
	Dr指示		抗生剤皮内反応 ① ② 結果は、Ns欄記入	抗生剤皮内反応 ①（　） ②（　）	□ルート確保（右側） 　　時～ □60㎖/h □40㎖/h □出棟直前抗生剤 □持参薬品 □出棟前VS測定	□抗生剤　時 □Dr診察 □帰室時VS測定 □帰室後1hVS測定 □腹痛時Drコール	□抗生剤（朝・夕） □5%Tz注入100㎖/h 　　時～ ＊Dr診察後
	内服	□抗凝固剤中止			□朝～止め	□再開（夕～）	□再開（朝・昼・夕）
	栄養				□朝～止め・絶飲食	□入浴禁止	□5%Tzのみ
	保清	□入浴（可・不可）	□入浴（可・不可）	□入浴（可・不可）			
	書類	□入院療養計画書 □NST依頼箋	□PEG同意書 □リハビリ中止伝票				
	バリアンス	有　　無	有　　無	有　　無	有　　無	有　　無	有　　無
看護師記入（赤色・印鑑）	観察項目						・肺雑音 ・下痢・嘔吐（有・無） ・瘻孔周囲皮膚トラブル（有・無） 発赤・腫脹・熱感・排膿・壊死・圧痛 表皮剥離・水疱・発赤・テープ破れ ・チューブトラブル（有・無） ・瘻孔周囲のもれ（有・無）
	処置・ケア		口腔ケア 深　㊞ 日　㊞ 準　㊞	口腔ケア 深　㊞ 日　㊞ 準　㊞	口腔ケア 朝（深夜帯） EDチューブ抜去後　㊞	・PEGの処置 Dr施行 ・チューブトラブル 　　　（有・無） 深 準	・PEGの処置・Dr・Ns施行 ・Air確認 ・消毒・G交換 ・バンパー緩める
	指導・説明		・自己抜去防止の必要性 腹帯の準備	・絶食について　㊞ 絶食札		・安静、疼痛に関する 説明　㊞	

23

第2章 栄養ケア・マネジメント

表2.10 クリニカルパス医療スタッフ用 (No.2)
内視鏡的胃瘻造設術 (PEG) クリニカルパス (診療用) No.2

患者様氏名　　　　　　　様　　ABC病院

		造設2日目 月 日	造設3日目 月 日	造設4日目 月 日	造設5日目 月 日	造設6日目 月 日	造設7日目 月 日
安静度		□ベッド上安静 (トイレのみ可)					
体位		□注入時右半座位					
検査							
Dr指示		□注入食 100 h □注入前 ①Air確認 ②胃内容物吸引 □注入後 ①湯・酢水フラッシュ □腹痛時 Dr コール	□	□	□	□	□ □ 8日目以降の指示記入
内服		□通常通り					
栄養		□注入食再開					
清潔		□入浴不可	□入浴不可	□入浴不可	□入浴不可	□入浴不可	□入浴不可
書類							
バリアンス		有　無	有　無	有　無	有　無	有　無	有　無
			深　準	深　準	深　準	深　準	深　準
観察項目		・肺雑音 (有・無) ・下痢・嘔吐 (有・無) ・瘻孔周囲皮膚トラブル (有・無) 発赤・腫脹・熱感・排膿・壊死・圧痛 表皮剥離・水疱・発疹・テープ被れ ・チューブトラブル (有・無) ・瘻孔周囲のもれ (有・無)	・(有・無) ・(有・無) ・(有・無) ・(有・無) ・(有・無)	・(有・無) ・(有・無) ・(有・無) ・(有・無) ・(有・無)	・(有・無) ・(有・無) ・(有・無) ・(有・無) ・(有・無)	・(有・無) ・(有・無) ・(有・無) ・(有・無) ・(有・無)	・(有・無) ・(有・無) ・(有・無) ・(有・無) ・(有・無)
処置・ケア		・PEGの処置・Dr・Ns施行 ㊞	・Ns施行 ㊞	・Ns施行 ㊞	・Ns施行 ㊞	・Ns施行 ㊞	・Ns施行 ㊞
指導・説明		・バンパー回転	・バンパー回転	・バンパー回転	・バンパー回転	・バンパー回転	・バンパー回転

医師記入 (青色) ／ 看護師記入 (赤色・印鑑)

2.3 クリニカルパスと栄養管理

表2.11 クリニカルパス医療スタッフ用 (No.3)

内視鏡的胃瘻造設術 (PEG) クリニカルパス (診療用) No.3

ABC病院
患者様氏名　　　　　　様

	造設8日~14日 月 日~月 日 *指示確認日* (当日リーダー) 月　日　㊞	造設15日~1ヶ月 月 日~月 日 *指示確認日* (当日リーダー) 月　日　㊞	1ヶ月以降 月 日~ *指示確認日* (当日リーダー) 月　日　㊞
安静度 体位	□制限なし	□制限なし	□制限なし
検査		□嚥下造影	
Dr指示	・注入良速度 ・注入前　①Air 確認 (要・不要) 　　　　　②胃内容物吸引 (要・不要) □注入後、湯、酢水フラッシュ □指示確認日 Dr 診察	・注入良速度 (　) ・注入前　①Air 確認 (要・不要) 　　　　　②胃内容物吸引 (要・不要) □注入後、湯、酢水フラッシュ □指示確認日 Dr 診察	・注入食速度 (　) ・注入前　①Air 確認 (要・不要) 　　　　　②胃内容物吸引 (要・不要) □注入後、湯、酢水フラッシュ □指示確認日 Dr 診察
内服			
栄養			
保清	□入浴不可 □リハビリ再開伝票	□シャワー可	□入浴可
書類	有　　無	有　　無	有　　無
バリアンス			
観察項目 看護記録項目への記録は	□肺雑音 □下痢・嘔吐 □瘻孔周囲皮膚トラブル 　発赤・腫脹・熱感・排膿・壊死・圧痛 　表皮剥離・水疱・発疹・テープ被れ □チューブトラブル □瘻孔周囲のもれ	□肺雑音 □下痢・嘔吐 □瘻孔周囲皮膚トラブル 　発赤・腫脹・熱感・排膿・壊死・圧痛 　表皮剥離・水疱・発疹・テープ被れ □チューブトラブル □瘻孔周囲のもれ	
処置・ケア	□PEG 処置内容 (　) □バンパー回転	□PEG 処置内容 (　) □バンパー回転	
指導・説明			

医師記入 (青色)

第2章 栄養ケア・マネジメント

表2.12 地域連携パス① (医療スタッフ用)

地域連携パス 脳梗塞・脳出血・くも膜下出血

施設名：
主治医名：

フリガナ		性別		生年月日		年齢	
氏名	様	□男 □女	□昭和 □大正 □平成	年 月 日			
住所	〒			電話		職業	

	ステップ1 (ADL全介助レベル)	ステップ2 (ベッド上動作レベル)	ステップ3 (車いすレベル)	ステップ4 (歩行可能レベル)	ステップ5 (応用歩行レベル)
	□ベッド上臥床	□寝返り 開始日	□車いす移乗 開始日	□歩行器歩行 開始日	□階段昇降 開始日
	介助度	介助度	介助度	介助度	介助度
連携度	□キャッチアップ	□起き上がり 開始日	□車いす駆動 開始日	□杖歩行 開始日	□四点杖歩行 開始日
		介助度	介助度	介助度	介助度
		□端座位	□起立～立位	□独歩	
		介助度	介助度	介助度	

最終到達 ステップ [　　]

⑤【経過報告書】

転退院時状態（　年　月　日）退院基準：
- □NIHSS： /42 □mRS： □日常生活動作評価 □Barthel Index： /100
- □言語障害：□無 □有（運動失語・感覚失語・構音障害）
- □高次脳機能障害：□無 □有
- 認知症 ：□無 □有 HDS： /30・検査不能
  生活自立度：ランク（　）認知自立度：ランク（　）
- 幻視・抑鬱：□無 □有 □経管栄養 □PEG
- 監視行動
- 問題行動
- 褥瘡　　　　脱臼　　　□無 □有
- ADL　　介助度　　　　　コメント
- 食事　□自立～一部介助・全介助
- 嚥下障害：□無 □有
- 食事形態：
- 栄養投与 □経管栄養 □PEG
- 排泄 □自立～一部介助・全介助
- 便尿 □自立～一部介助・全介助 最終排便日：
- カテーテル交換日（　）
- 更衣 □自立～一部介助・全介助
- 整容 □自立～一部介助・全介助
- 入浴 □自立～一部介助・全介助 最終入浴日：
- 移動 □自立～一部介助・全介助
- 補装具製作：
- その他：

本人・家族の疾病理解と今後の希望

転院時使用薬：

生活場所：
職業復帰：
介護認定：（　　）
帰宅予定日（　　）
身体手帳：（　　）
ケアプラン：
訪問看護　　　回 / 週
訪問介護　　　回 / 週
訪問リハ　　　回 / 週
通所介護　　　回 / 週
通所リハ　　　回 / 週
福祉用具：

住宅改修箇所：
キーパーソン：
担当ケアマネジャー：
かかりつけ医：
担当MSW：

家族の受け入れ状況（心理面含めて）：

*配載機が不足する場合は別紙添付

［職種］	氏名	コメント
ステップ [　]	スタッフ [　]	
［職種］	氏名	
［職種］	氏名	
［職種］	氏名	
［職種］	氏名	

発症前 または 急性期入院前情報

生活場所：
家族構成：（　　）入暮らし
本人：
　　　　　　　　　　　　　（家系図記載）

キーパーソン：
[ADL]
　食事：
　排泄：
　更衣：
　入浴：
　移動：
居住構造
　建物：
　階段：
　手すり：
　寝具：
　トイレ：
介護認定：（　　）
身障手帳：（　　）
生活自立度：
認知自立度：
担当ケアマネジャー：
かかりつけ医：
紹介医：

2.3 クリニカルパスと栄養管理

表2.13 地域連携パス② (医療スタッフ用)

第 2 章　栄養ケア・マネジメント

表 2.14　地域連携パス（患者用）

地域連携診療計画書　脳卒中

表 2.15 栄養パス作成にあたってのポイント 10

1. NCM がパスに組み込まれていること
2. パス作成にあたって栄養エビデンスや栄養ガイドラインの活用
3. 栄養パスと栄養に関する診療ガイドラインとの併用
4. 栄養パスの治療の一環としての情報開示
5. 栄養アウトカムの設定
6. 栄養バリアンスの設定
7. 臨床インディケイターの設定
8. リスクマネジメントへの応用
9. DPC への栄養パスの対応
10. 栄養電子パスへの対応

武藤正樹,「栄養パスについて」, Nutrition Support Journal, 5（増刊号）, 3 (2004) より作成.

2.3.2　栄養パス
(1) 栄養パスの定義

栄養パスとは栄養・食事療法とクリニカルパスを合わせた造語であり，栄養ケアが重要部分を占めているクリニカルパスの総称である．

「栄養パス作成にあたっては，栄養パスの適応疾患に関して，当該の栄養ガイドラインや栄養エビデンスが参照され，栄養ケア・マネジメントが体系的に組み込まれていて，アウトカムに栄養関連アウトカムとその指標が含まれ，管理栄養士がその作成・使用に主要な役割を果たすことを条件とする」と定義されている．栄養パス作成にあたってのポイント 10 を表 2.15 に示す．

(2) 適応疾患

栄養パスの適応疾患としては，消化器外科系（消化管手術），消化器内科系〔胃瘻（PEG）など〕，代謝性疾患（糖尿病，肝臓疾患），腎臓疾患（透析，腎疾患），呼吸器疾患（呼吸器感染症，慢性呼吸不全），循環器疾患（脳梗塞，心不全），血液疾患（白血病の化学療法），褥瘡，摂食・嚥下障害などがあげられる．

2.3.3　栄養管理のアウトカム

栄養管理のアウトカムとは，栄養管理の実施により発生する成果や結果のことであり，「患者の QOL の向上」が最終ゴールである．

アウトカム評価は，栄養・食事療法および栄養管理を実施するうえできわめて重要な位置を占める．栄養管理の実施によりさまざまな効果・成果が考えられるが，それらを評価する項目として，治療効果的な評価，経済的な評価，臨床検査値による評価，QOL 指標による評価などがある．

- **治療効果的な評価**
- 低栄養の改善
- ADL（日常生活動作）などの身体機能の改善の推移
- 嚥下機能の改善の推移
- 感染症発生頻度の推移
- 褥瘡発生率および治療期間
- 高カロリー輸液（TPN）および経腸栄養（EN）から経口摂取への移行期間
- 予後がよい，合併症の発生率が低い
- **経済的評価**
- 在院日数
- 喫食状況（残食調査）
- FL コスト・FL 比率（F：food，L：labour．材料費と人件費の合計，$FL比率 = \frac{FLコスト}{売上高}$）の推移
- 栄養関連診療報酬の推移
- **臨床検査値による評価**
- 栄養評価検査値（アルブミン，ヘモグロビン，PNI 数，MINA，GNRI など）の推移
- **QOL 指標による評価**
- 患者の満足度
- 患者の QOL が高いこと〔SF-36®（アメリカで作成された QOL を測定するための尺度）など〕

2.4 栄養アセスメントの方法

　栄養アセスメントは，栄養に関連するさまざまな情報を収集して，健康・栄養状態を客観的に評価・判定を行う．臨床診査，臨床検査，身体計測，食事摂取調査などを指標とし，環境要因や心理状態も考慮し，栄養状態の総合的な評価・判定を行い，現状との因果関係を明らかにする（図 2.4）．

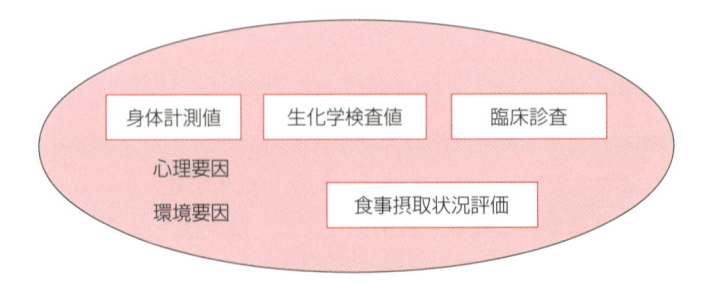

図 2.4　栄養アセスメントの評価

栄養スクリーニングでは，栄養状態に関するリスクを判定し，リスク者を抽出する．疾患，病期や病態の診察と栄養状態からアセスメント（評価）し，栄養改善の必要性の有無や，必要エネルギー，栄養素の必要栄養量の算出を行い，現状の食生活が適切であるか否かを判断し，栄養状態の改善や望ましい食習慣，栄養治療の目標に沿った**栄養管理計画（栄養ケアプラン）**を立てる（図 2.1 参照）．栄養管理計画をもとに実施し，**モニタリング（経過観察）**を行い，その効果について再評価する．常に最適な栄養食事管理を実施することは，疾患の治癒や予後，病態の改善に関与するために意義は大きい．

栄養アセスメントでは，① 栄養・食事療法の決定，② 栄養障害の診断，③ 具体的な栄養・食事療法の処方，④ 栄養・食事療法の効果判定，⑤ 疾患の予後の推定などを行う．

栄養アセスメントの方法には，主観的な評価と客観的な評価がある．主観的な評価には，**主観的包括的評価（SGA）**があり，客観的な評価法には，① 静的栄養指標，② 動的栄養指標，③ 総合的栄養指標がある．具体的には，① 身体計測値，② 生化学的検査値（尿，血液，免疫能），③ 栄養補給の状況（栄養管理法からのアセスメント）などから栄養状態の評価を行う．実際には，目的に合わせた指標（チェック項目）を設定しておくと効率的である．

栄養管理計画を進めるうえで，ADL（日常生活動作）や QOL（生活の質）の向上・改善を目標に，患者や家族に栄養管理計画を説明し，同意を得，実施にあたって協力を得ることを忘れてはならない．

(1) 主観的包括的評価（SGA）

すべての患者が低栄養状態など栄養上のリスクをもっているわけではなく，まず栄養ケアを必要とする患者を主観的な評価法で抽出し，リスクを階層化する．

主観的・自覚的な情報を，患者本人や家族から面接，病歴聴取により聞き取り，カルテからの情報収集と患者の身体状況から栄養状態を評価する．**主観的包括的評価**（subjective global assessment: **SGA**）は，簡便で感度の高い抽出方法として知られている（表 2.1 参照）．

評価項目は，① 体重の変化（平常時との比較），② 食事摂取状態の変化（平常時との比較），③ 消化器の症状（悪心，嘔吐，下痢，食欲不振など），④ 活動性などである．さらに，身体症状として，① 皮下脂肪の減少，② 筋肉の減少，③ 浮腫の有無，④ 腹水の有無などが記録される．これらの情報をもとに，患者の栄養状態を，① 栄養状態良好，② 中等度の栄養不良またはそのリスクあり，③ 重度の栄養不良と判定する．

(2) 客観的評価法（ODA）

客観的評価（objective data assessment: **ODA**）には，① 身体計測値，② 生化学的検査値（尿，血液，免疫能），③ 栄養補給の状況（栄養管理法からのアセスメント）などがある．患者の状態や目的に応じて，測定時点の平均的な栄養状態を見る**静的栄養指標**と，変化する状態をとらえる**動的栄養指標**，および**総合的栄養指標**がある．

身体計測は，簡便で非侵襲的，経済的な栄養評価法である．測定値は，基準値と比較す

ることでスクリーニングを行い，経時的な指標の変化は，客観的栄養アセスメントを行ううえできわめて有用な指標である．

尿や血液などの生化学的検査値の変化は，客観的な情報として栄養評価に役立つ．各検査値の基準値は，性別，年齢，疾患などにより異なる場合があり，検査法の種別についても留意する．

栄養補給の状況把握は，栄養補給のルート（経口，経管，経鼻，経腸など），栄養補給量，食事形態，食品や調理方法を選択するための有効な情報となる．

食事調査では，食事摂取状況や栄養素摂取量，咀嚼・嚥下を含めた食物摂取能力，消化・吸収能力や味覚などの状態を把握する．食習慣，味覚，摂取量などの変化からは栄養摂取量の減少や栄養のアンバランスを，悪心，嘔吐，下痢，食欲不振からは栄養状態の悪化を推測することができる．

食事調査法については，症状がある場合は24時間思い出し法と生化学検査を併せて評価し，慢性疾患では食歴法や食物頻度調査と身体計測値や臨床診査の結果に基づいた栄養評価が有効である．

2.4.1　静的栄養アセスメント（主観的パラメータ）

スクリーニングや栄養状態の評価などに，比較的長期間安定している指標を用いた栄養評価を**静的栄養評価**（**静的栄養アセスメント**）という．

静的栄養評価の指標は，変動要因に比較的影響されにくく，平均的な栄養状態を反映する．短期間の栄養状態の変化を鋭敏に評価することは難しいが，患者の全般的な栄養状態を定量的に評価するのに優れた指標である．

評価指標には，血液・生化学的指標，遅延型皮膚反応，身体計測指標などがある（表2.16）．

身体計測には，身長，体重，体重変化率，身長体重比，BMI（body mass index），体脂肪率，皮下脂肪厚，上腕周囲長，％平常時体重，％標準体重などがある．

血液・生化学的指標には，血清総たんぱく，アルブミン，コレステロール，コリンエステラーゼ，クレアチニン身長係数（尿中クレアチニン），血中ビタミン・ミネラルなどの値が用いられる．

免疫能検査は，一般に栄養状態とよく相関するため，総リンパ球数（TLC）や遅延型皮膚過敏反応を測定する．遅延型皮膚過敏反応は，PPD皮内反応（ツベルクリン反応）に

表2.16　静的栄養評価指標

血液・生化学的指標	血清総たんぱく，アルブミン，コレステロール，コリンエステラーゼ（ChE），クレアチニン身長係数（尿中クレアチニン），末梢血中総リンパ球数
遅延型皮膚過敏反応	PPD皮内反応（ツベルクリン反応）
身体計測指標	身長，体重，BMI，体脂肪率，皮下脂肪厚，上腕周囲長など

代表され，細胞性免疫能を鋭敏に反映し，血清アルブミン値ときわめて高い相関性がある．

2.4.2 動的栄養アセスメント（客観的パラメータ）

短期間に変動する栄養状態を評価するのに優れた指標を**動的栄養評価**（動的栄養アセスメント）という（表2.17）．経時的な計測値の変化を観察し，栄養状態の変化や栄養・食事療法の効果を見ることができる．さまざまな因子の影響を受けやすいので普遍的ではなく，変動幅が大きい．

指標としては，血液・生化学的指標，間接熱量測定値などがあり，血液中において半減期の短いrapid turnover protein（RTP），たんぱく代謝動態を反映する窒素出納値，血清アミノ酸パターンなどがある．

観察期間が長期にわたる場合には，BMI，体脂肪率，皮下脂肪厚，アルブミンなども合わせて評価する．

(1) 血液・生化学的指標
(a) rapid turnover protein（RTP: 半減期が短いたんぱく質）
　①トランスフェリン（Tf）：鉄の輸送（7日）
　②トランスサイレチン（TTR）：サイロキシンの輸送，RBPとの結合（2日）
　③レチノール結合たんぱく（RBP）：ビタミンAの輸送（0.5日）

(b) たんぱく質代謝動態
　①窒素平衡，②尿中3-メチルヒスチジン

(c) アミノ酸代謝動態
　①アミノグラム，②フィッシャー（Fischer）比〔分岐鎖アミノ酸（BCAA）／芳香族アミノ酸（AAA）〕，③BTR〔分岐鎖アミノ酸（BCAA）／チロシン（Tyr）〕

(2) エネルギー代謝の評価法

エネルギー代謝の評価には，呼気中の酸素および二酸化炭素濃度を測定する間接熱量測定法を用いる．短時間のエネルギー代謝を評価するには，ダグラスバッグや携帯型代謝測定装置を用いることが多く，24時間から1週間のエネルギー代謝の評価になるとヒューマンカロリーメーターや二重標識水法などが用いられる．

表2.17 動的栄養評価指標

血液・生化学的指標	・短半減期たんぱく：トランスフェリン，レチノール結合たんぱく，プレアルブミン，ヘパプラスチンテスト ・たんぱく代謝動態：窒素平衡，尿中3-メチルヒスチジン ・アミノ酸代謝動態：アミノグラム，フィッシャー比（分岐鎖アミノ酸／芳香族アミノ酸），BTR（分岐鎖アミノ酸／チロシン）
間接熱量測定値	安静時エネルギー消費量（REE），呼吸商（RQ），糖利用率

第 2 章　栄養ケア・マネジメント

表 2.18　予後推定栄養指数（PNI）

- Buzby ら
  [PNI = 158 − (16.6 × Alb) − (0.78 × TSF) − (0.2 × Tf) − (5.8 × DHC)]
  評価基準　50 ≦ PNI：高度リスク，40 ≦ PNI < 50：中等度リスク，PNI < 40：低度リスク
- 小野寺ら
  [PNI = (10 × Alb) + (0.005 × TLC)]
  評価基準　PNI ≦ 40：切除吻合禁忌，40 < PNI：切除吻合可能
- nutritional risk index（血清アルブミン値と体重変化から求める）
  NRI = 15.19 × Alb（g/dL）+ 41.7 ×（現体重 ÷ 通常体重）
  評価基準　100 ～ 97.5：軽度障害，～ 83.5：中等度障害，< 83.5：高度障害

Alb：アルブミン（g/dL），TSF：上腕三頭筋皮下脂肪厚（mm），Tf：トランスフェリン（mg/dL），DHC：遅延性皮膚過敏反応（無反応：0，< 5 mm：1，≧ 5 mm：2），TLC：総リンパ球数（mm^3）

エネルギー消費量（kcal）
= 3.941 × 酸素摂取量 + 1.106 × 二酸化炭素産生量 − 2.17 × 尿中窒素量

(3) 総合的栄養指標

　胃がんや食道がんなどの手術時の危険度を栄養状態から推定する栄養指標である．外科領域の患者において術前の低栄養状態を評価し，手術危険度を予測することは，術後合併症の発生率の低減や予後の改善に有用である．予後に関係が深いと考えられる血清アルブミン値，上腕三頭筋皮下脂肪厚，血清トランスフェリン値，遅延型皮膚過敏反応から**予後推定栄養指数**（prognostic nutritional index: **PNI**，表 2.18）を導き出す．予後推定栄養指数は，手術施行による術前の栄養管理の必要性を判定する方法で，予後推定栄養指数の判定により手術の危険度が高い場合には，可能な限り手術を延期することが望ましい．
　そのほか，術前の血清アルブミン値は，簡易的に術後の予後に対する危険度の目安として用いることがある．

2.4.3　臨床診査（身体徴候）

　臨床診査とは，患者の栄養状態の背景となる臨床的な症状をいい，栄養状態を総合的に評価するための情報である．主訴や現病歴，既往歴，家族歴，社会歴などを聞き取り（医療面接，問診など），体重歴や栄養状態の変化を含めた食歴，身体徴候などから評価する（表 2.19）．とくに栄養状態の変化により出現する自他覚症状の情報を収集し，食生活や食習慣が身体に及ぼす影響を把握し，栄養状態の判定に役立てる（表 2.20）．
　問診にあたっては，①いつから，②どこが，③どのくらいの期間，④どのような症状か，⑤受診の動機は，⑥治療介入の状況は，などを正確に，的確に聞き取ることが大切である．
　全身概観として，全身を視診し，姿勢，動作，顔面のチェック，立位，座位，歩行状態，

2.4 栄養アセスメントの方法

表 2.19　おもな主訴

身体部位	主訴
全身	身長（高・低），体重（増・減），肥満，やせ，全身倦怠感，易疲労感，発熱，不眠，全身浮腫，貧血
皮膚・毛髪	皮膚瘙痒，チアノーゼ，黄疸，発疹，湿疹，出血傾向，炎症，脱毛
頭部	頭痛，めまい，失神，失神発作，意識障害
顔面	顔面浮腫，顔面紅潮，顔面蒼白，顔面麻痺
眼・耳・鼻・口	視力低下，複視，視野障害，視力低下，耳鳴り，めまい，鼻出血，歯肉出血，口内炎，乾燥舌，咽頭痛
胸部	呼吸困難，胸痛，動悸，喘鳴，咳，痰，血痰
腹部	食欲不振，腹部膨満，腹痛，悪心，嘔吐，腹水，吐血，下痢，便秘
泌尿器	多尿，乏尿，無尿，頻尿，血尿，膿尿
精神・神経系	意欲低下，不安感，不穏感，歩行障害，言語障害，運動麻痺，感覚障害，筋力低下，痙攣
四肢・爪	関節痛，関節変形，関節腫脹，下肢浮腫，しびれ，匙状爪，爪帯状の白線

表 2.20　身体所見から見られる栄養素の欠乏

総合的概要	たんぱく質，カロリー	体重減少，筋肉量と貯蔵脂肪量の減少，成長遅延，感染
	たんぱく質，ビタミン B_1	浮腫
	ビタミンA	成長障害
	鉄	貧血，疲労
皮膚	たんぱく質，ビタミン，亜鉛	創傷治癒不良，褥瘡
	脂肪，ビタミンA	皮膚乾燥症，濾胞性角膜増殖
	ビタミンC	創傷治癒遅延
	亜鉛	創傷治癒遅延，皮膚疾患，抜け毛
	脱水	皮膚のツルゴール（皮膚の張り）
爪	鉄	匙状爪
	たんぱく質	白濁，爪床の横線
	ビタミンA，ビタミンC	蒼白，不規則な斑紋
	たんぱく質，カロリー	挫傷，出血
	ビタミンC	繰り返す出血
髪	たんぱく質	つやがなくなる
	たんぱく質，銅	色素形成不全，フラッグ・サイン（幼児の髪の明暗交互の褪色）
	銅	縮れ毛（メンケス症候群）

Nutrition Care，1号（2008），p.25 より抜粋．

運動機能，皮膚の色や表皮状態，爪の色や形状，毛髪の状態，食事自立度などの健康レベルの情報を収集する．

　バイタルサインとは，生命徴候として全身状態を把握する最も基本となる身体的サインのことで，体温，脈拍（心臓の鼓動），血圧，呼吸数を指し，健康状態の指標となる．
- **体　温**：通常 36.0〜37.0℃ の範囲である．微熱（37.0〜37.5℃ 前後），高熱（39.0〜

第2章 栄養ケア・マネジメント

41℃)などは,平熱に比べて確認する必要がある.発熱が続くと食事摂取量の減少や必要エネルギー量が高まるので,栄養状態の低下と脱水に注意する.

- **脈　拍**：成人であれば1分間に60～80回,高齢者では60～70回/分,規則正しいリズムを打つ.頻脈(100回/分以上),徐脈(60回/分以下),不整脈がある.
- **血　圧**：基準は,日本高血圧学会による「高血圧治療ガイドライン2009」の「血圧の分類」(図2.5)を基準とする.診察室で測定した血圧が140/90 mmHg以上,家庭で測定した血圧が135/85 mmHg以上を「高血圧」としている.
- **呼　吸**：呼吸数は16～20回/分.頻呼吸(25回/分以上),徐呼吸(12回/分以下),過呼吸(深い呼吸),睡眠時無呼吸(睡眠時の無～低呼吸),チェーンストークス呼吸(過呼吸と無呼吸が周期的に交代する),クスマウル大呼吸(呼吸の深さが極端に大きく呼吸数が減少),喘鳴,起坐呼吸,下顎呼吸などがある.
- **悪心・嘔吐など**：悪心(または嘔気)は,延髄にある嘔吐中枢に軽度の刺激が加わることにより出現する.咽頭,前胸部に感じる不快感で,多くの場合は,嘔吐に先行して現れる.

嘔吐は,さらに嘔吐中枢に刺激が加わることで幽門が閉鎖され,胃に逆蠕動が生じて横隔膜と腹筋などが強く収縮して,胃内容物が急激に口腔を経て体外にはき出される.食欲低下により食事の摂取量が減少するため,継続する場合には栄養状態低下を懸念する.

- **下　痢**：長期にわたる場合には,栄養素の吸収不足,脱水,電解質異常などが生じるので注意する.経腸栄養剤使用時の下痢の場合,温度,濃度,投与速度などに注意が必要である.
- **便　秘**：一般に排便のない期間の長さ(排便が3日以上ない,週に3回以下しかないなど),排便の困難さ,残便感などで診断される.腹部膨満感を伴い,食欲不振を招き,食事量の減少や水分摂取不足に注意する.便秘には,腸に障害が起こり腸管が狭くなり,腸

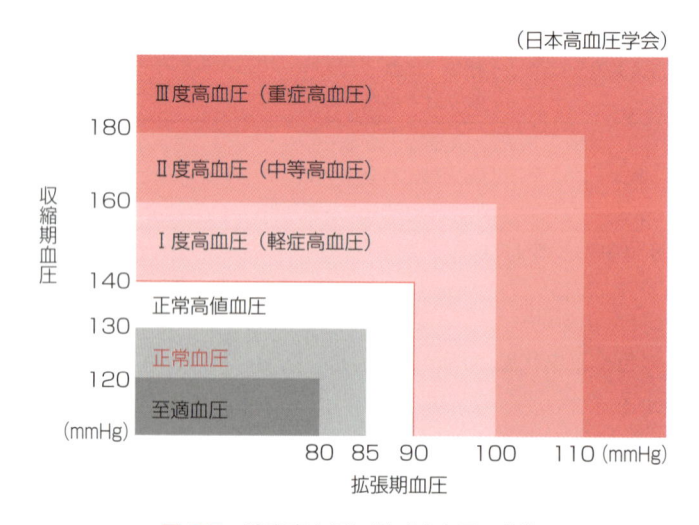

図2.5　診察室血圧に基づく血圧の分類

2.4 栄養アセスメントの方法

管の機能低下による器質性便秘と，腸管の機能異常による機能性便秘（食事性便秘，直腸性便秘，痙攣性便秘，弛緩性便秘）に分類される．

- 浮腫（edema）：細胞外液のうち細胞間質液（組織液）が増加した状態である．膠質浸透圧の低下や，ナトリウム（Na）や水分の貯留，血管壁の透過性の亢進などの原因によって生じる．膠質浸透圧の低下は低アルブミン血症によるもので，たんぱく質摂取不足による．全身性浮腫の代表的な疾患には，糸球体腎炎，ネフローゼ症候群，肝硬変，うっ血性心不全などがある．
- 脱水（dehydration）：体液量が減少した状態で，水分および電解質喪失の割合により水欠乏型脱水（高張性脱水），ナトリウム欠乏型脱水（低張性脱水），混合型脱水（等張性脱水）に分類される．
- 尿：尿量の1日の目安量は1000〜1500 mL/日で，無尿（50〜100 mL/日以下），乏尿（400 mL/日以下），多尿（2500〜3000 mL/日）と分類され，pHは4.8〜7.5である．

2.4.4 臨床検査

臨床検査は，患者から採取した血液や尿，便，細胞などを検査する「検体検査」と，心電図や脳波など患者を直接調べる「生理機能検査」があり，病気の診断，治療方針の選択，予後の判定などの客観的な指標として重要な情報が得られる．

栄養素の摂取量を示す指標として，24時間蓄尿によるナトリウム排泄量や窒素排泄量から摂取した食塩量やたんぱく質を把握して必要量を再検討することができる．血中ビタミンCや血清フェリチン（鉄の貯蔵）は，体内の栄養素などの分布・貯蔵状態を把握する指標となる．血清総コレステロール，ヘモグロビンA1cなどは，臨床的・病理的変化を表す指標である．次に各検査項目と基準値をあげる．

（1）末梢血液検査

- 赤血球数　　　　男：430万〜554万/μg，女：374万〜495万/μL
- ヘモグロビン　　男：13.8〜16.9 g/dL，女：12〜15 g/dL
- ヘマトクリット　男：40.8〜49.6%，女：34〜45.3%

平均赤血球容積（MCV），平均赤血球ヘモグロビン量（MCH），平均赤血球ヘモグロビン濃度（MCHC）を算出することにより，大球性高色素性貧血（MCV，MCH上昇），正球性正色素性貧血（MCV，MCH正常），小球性低色素性貧血（MCV，MCH低下）を分類することができる．

- 白血球　　　基準値　3600〜9300/μL
　　　　　　　白血球減少症　3600/μL以下……ウイルス感染，再生不良性貧血
　　　　　　　白血球増多症　9300/μL以上……細菌感染症，白血病，悪性リンパ腫
- 血小板　　　12万〜41万/μL
- プロトロンビン時間（PT）　　8.1〜10.1秒

PT（％）　　　　　　　　　　　87.1〜117.9％
- ヘパプラスチンテスト　　　70〜130％
- ヘマトクリット（Ht）赤血球層の容積比率　　　男：40.8〜49.6％，女：34〜45.3％
- 血糖（グルコース）　　空腹時正常範囲　60〜109 mg/dL（静脈血漿）
- ヘモグロビン A1c（HbA1c，糖化ヘモグロビン）　　4.3〜5.8％
- インスリン（immunoreactive insulin: IRI）　　空腹時基準値　5〜15 μU/mL
- Cペプチド　　空腹時基準値　血中：1.0〜3.5 ng/mL
　　　　　　　　　　　　　　　　尿中：50〜120 μg/日
- 血清総たんぱく（total protein: TP）　　6.5〜8.1 g/dL
- 血清アルブミン　　3.5〜5.0 g/dL（表2.21）
- アルブミン／グロブリン比（A／G比）　　1.2〜2.0
- C反応性たんぱく（CRP）　　0.3 mg/dL 以下
- 総コレステロール　　130〜219 mg/dL
- HDL コレステロール　　男：31〜78 mg/dL，女：47〜102 mg/dL
- LDL コレステロール　　60〜120 mg/dL
  〈中性脂肪≦400 mg/dL のとき〉
  　LDL コレステロール＝総コレステロール－HDL コレステロール－中性脂肪×0.2
  〈中性脂肪≧400 mg/dL のとき〉
  　LDL コレステロール＝総コレステロール－HDL コレステロール－中性脂肪×0.16
- トリグリセリド（トリアシルグリセロール，中性脂肪）　　26〜150 mg/dL
- 遊離脂肪酸　　100〜800 μEq/L
- カリウム（K）　　3.5〜5.0 mEq/L
- ナトリウム（Na）　　135〜147 mEq/L
- カルシウム（Ca）　　4.2〜5.2 mEq/L（8.5〜10.1 mg/dL）
- 鉄（Fe）　　男：60〜200 μg/dL，女：50〜160 μg/dL
- 尿酸（UA）　　男：4〜7 mg/dL，女：2.5〜5.6 mg/dL

表2.21　栄養状態の評価に用いられる血清たんぱく

	アルブミン	トランスフェリン	プレアルブミン	レチノール結合たんぱく
基準値	3.5〜5.0 g/dL	200〜400 mg/dL	10〜40 mg/dL	7〜10 mg/dL
半減期	約17日	約7日	2〜4日	約0.5日
生体内の機能	血漿膠質浸透圧の維持，Ca, Na などの輸送	鉄の輸送	甲状腺ホルモンと結合	ビタミンAの輸送

(2) 尿検査

- 尿量　　　1000〜1500 mL/日

  1日量が500 mL以下を乏尿といい，2000 mL以上を多尿という．

- 尿比重　　　1.003〜1.030
- 尿たんぱく　　　定性では陰性，定量では40〜80 mg/日

  軽度増加（＋〜2＋，0.5〜1 g/日）：良性たんぱく尿（起立性たんぱく尿，熱性たんぱく尿），慢性糸球体腎炎，糖尿病性腎症，高血圧性腎硬化症

  増加（2＋〜3＋，2〜3 g/日）：慢性糸球体腎炎，糖尿病性腎症，腎アミロイドーシス，糸球体微小変化群

  高度増加（3＋〜4＋，3.5 g/日以上）：慢性糸球体腎炎（膜性腎症，膜性増殖性腎炎など），糸球体微小変化群，糖尿病，ループス腎炎

- 尿糖　　　定性陰性（感度0.1 g/dL）
- 尿潜血　　　定性陰性
- 尿ケトン体　　　定性陰性

(3) 免疫学的検査

- 末梢血リンパ球数：末梢血白血球（3600〜9300/μL）のなかで，リンパ球の比率は26.2〜46.6％である．末梢血リンパ球数は免疫不全，栄養障害などで低下する．
- 遅延型皮膚過敏反応：PPDテスト（ツベルクリン反応）やカンジダ抗原に対する皮内反応は細胞性免疫（おもにTリンパ球機能）の指標である．接種48時間後に判定する．栄養障害や加齢により遅延型皮膚過敏反応は減弱・消失する．

(4) 免疫血清検査

- 免疫グロブリン

  IgG　868〜1780 mg/dL

  IgM　男：28〜177 mg/dL，女：57〜310 mg/dL

  IgA　122〜412 mg/dL

  IgD　9 mg/dL以下

  IgE　170 IU/mL以下

(5) 腎機能検査

- 糸球体濾過値（GFR）　　　70〜130 mL/分（クレアチニンクリアランス）

  腎機能の評価は糸球体濾過値で行う．臨床的にはクレアチニンクリアランス（creatinine clearance: Ccr）あるいは血清クレアチニン濃度から計算するeGFR（estimated glomerular filtration rate）で代用する．

  - Ccr（mL/分）は次式で求める．

    $(Ucr \times UV) \div Pcr \times (1.73 \div A)$

Ucr：尿中クレアチニン濃度（mg/dL），UV：単位時間あたり尿量（mL/分），Pcr：血清クレアチニン濃度（mg/dL），1.73：日本人平均体表面積（m^2），A：体表面積（m^2）

- eGFR の値が 60 未満の場合，慢性腎臓病とする．次式で求める．

$$\text{eGFR}（\text{mL/分}/1.73\,\text{m}^2）= 194 \times \text{Cr}^{-1.094} \times \text{Age}^{-0.287} \;〔女 = \text{eGFR}（男）\times 0.739〕$$

- 血中尿素窒素（BUN）　　　　7〜19 mg/dL
- 血中クレアチニン　　　男：0.7〜1.1 mg/dL，女：0.5〜0.9 mg/dL

(6) 肝機能検査

- AST（aspartate aminotransferase）〔GOT（glutamic oxaloacetic transaminase）〕

    13〜35 U/L

- ALT（alanine aminotransferase）〔GPT（glutamic pyruvic transaminase〕

    8〜48 U/L

- LDH（lactete dehydrogenase: LD）　　　109〜210 U/L
- γ-GTP（γ-GT，glutamyl transpeptidase）　　　男：7〜60 U/L，女：7〜38 U/L
- アルカリホスファターゼ（ALP）　　　86〜252 U/L
- コリンエステラーゼ（ChE）　　　172〜457 U/L
- ビリルビン　　　総ビリルビン　0.3〜1.2 mg/dL
    間接ビリルビン　0.2〜0.6 mg/dL
    直接ビリルビン　0〜0.2 mg/dL
- アンモニア　　　30〜86 μg/dL

(7) 膵機能検査

- 血中アミラーゼ　　　50〜180 U/L
- グルコース負荷試験（glucose tolerance test: GTT）

① 炭水化物を 150 g/日以上含む食事を 3 日以上摂取させる．
② 実施前 10〜14 時間絶食とし，早朝空腹時に 75 g のブドウ糖を 250〜350 mL の溶液として飲用する．
③ 検査中は水の飲用は可だが，禁煙とする．なるべく安静を保つ．

(8) 腫瘍マーカー

- α-フェトプロテイン（AFP）　　　基準値（カットオフ値）　10 ng/mL
- CA15-3　　　基準値（カットオフ値）　30 U/mL
- CA19-9　　　基準値（カットオフ値）　37 U/mL
- CA125　　　基準値（カットオフ値）　50 U/mL
- CEA　　　基準値（カットオフ値）　5 ng/mL

表 2.22 酸塩基平衡異常の診断基準

病型	pH	PCO$_2$	HCO$_3^-$
代謝性アシドーシス	↓	↓	↓
代謝性アルカローシス	↑	↑	↑
呼吸性アシドーシス	↓	↑	↑
呼吸性アルカローシス	↑	↓	↓

- PSA　　　　基準値（カットオフ値）　3 ng/mL

（9）動脈血ガス分析（表 2.22）
- pH　　　7.35〜7.45（pH 7.35 以下：アシドーシス，7.45 以上：アルカローシス）
- 酸素分圧（PaO$_2$）　　80〜100 mmHg
- 二酸化炭素分圧（PaCO$_2$）　　35〜45 mmHg
- 血漿重炭酸濃度（HCO$_3^-$）　　22〜26 mEq/L

2.4.5 身体計測

　身体計測（body composition）の目的は，① 貯蔵エネルギー量を示す体脂肪量と体たんぱく質ならびに身体機能の能力を示す筋肉量を概算する，② 身体全体の構成成分の割合を推定する，③ 栄養状態を評価し適切な栄養管理を行うためである．また1日に必要なエネルギー量や栄養素量の推定には，身長や体重から算出するため，身体計測は不可欠である．

　栄養アセスメントに用いられる身体計測のおもな項目は，身長（height: HT），体重（body weight: BW），上腕周囲長（arm circumference: AC），上腕筋周囲長（arm muscle circumference: AMC），上腕三頭筋皮下脂肪厚（triceps skinfolds: TSF），上腕筋面積（arm muscle area: AMA），下腿周囲長（calf circumference: CC）がある．

　基準値として，体格指数（body mass index: BMI），標準体重比（ideal body weight: %IBW），体重減少率（loss of body weight: %LBW）や「日本人の身体計測基準値」（Japanese anthropometric reference data: JARD2001）などを用いる．また腹囲（waist circumference）は，男性 85 cm 以上，女性 90 cm 以上が内臓脂肪型肥満の評価として用いられている．

　身体測定は，簡便で非侵襲的，経済的であるが，計測者によって誤差が生じやすく，計測技術の習熟が問われる．また，信頼性の高い計測値を得るためには，測定日の健康状態，浮腫や腹水・胸水がないこと，食欲の有無，排便・排尿状況なども併せて情報収集する必要がある．項目によっては日内変化やさまざまな要因を受けやすいので，計測条件や時間を設定しておく必要がある．身体計測値の経時的な変化は，栄養状態を推定するうえで非常に重要である．

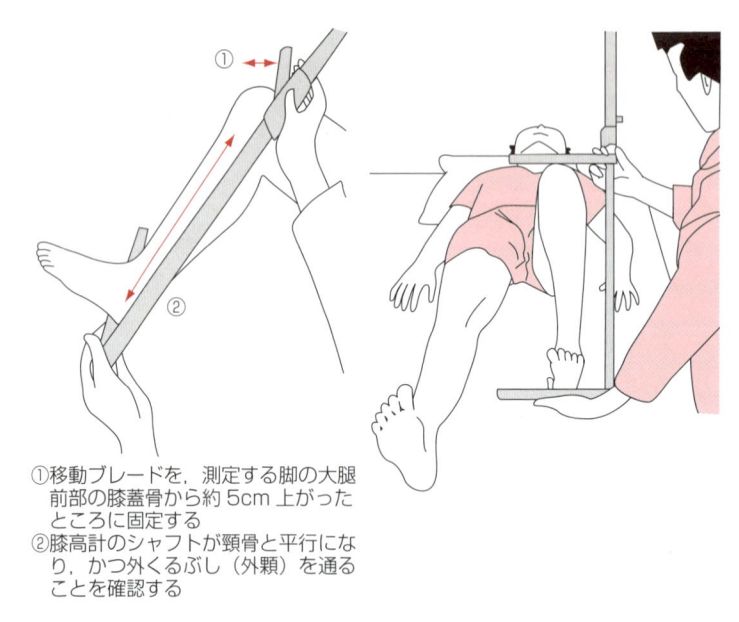

① 移動ブレードを，測定する脚の大腿前部の膝蓋骨から約5cm上がったところに固定する
② 膝高計のシャフトが頸骨と平行になり，かつ外くるぶし（外顆）を通ることを確認する

図 2.6　身体の計測方法

（1）身　長
① 身長計を用いて立位で計測する．
② 立位のとれない場合は，ベッドで横臥位のまま，メジャーを沿わせ身長測定を行う．
③ 立位のとれない患者の膝高値を，膝高計測器を用いて測定し，予測式に当てはめて算出する（図2.6）．

予測身長の公式（宮澤靖ら）
男性：64.02＋（膝高×2.12）−（年齢×0.07）
女性：77.88＋（膝高×1.77）−（年齢×0.10）

予測体重の公式（宮澤靖ら）
男性：（1.01×膝高）＋（AC×2.03）＋（TSF×0.46）＋（年齢×0.01）−49.37
女性：（1.24×膝高）＋（AC×1.21）＋（TSF×0.33）＋（年齢×0.07）−44.43

（2）体　重
① 体重計を用いて，立位で測定する．体重は全身のエネルギー貯蔵量を反映する．体重減少は，エネルギー代謝やたんぱく質代謝が低下していることを示す．
② 立位がとれない場合には，車いす用体重計，吊り下げ型体重計，体重計つきベッドを用いる．
③ 立位のとれない被計測者の膝高値を膝高計測器を用いて測定し，予測式に当てはめて

表 2.23　日本肥満学会，WHO による基準

BMI 値	日本肥満学会	WHO
＜ 18.5	低体重	underweight
18.5 ～ 24.9	普通体重	normal weight
25.0 ～ 29.9	肥満度（1 度）	preobese
30.0 ～ 34.9	肥満度（2 度）	obese class Ⅰ
35.0 ～ 39.9	肥満度（3 度）	obese class Ⅱ
40.0 ≦	肥満度（4 度）	obese class Ⅲ

表 2.24　%IBW による栄養障害の程度

90% 以上	正常	normal
80 ～ 89	軽度栄養障害	mild malnutrition
70 ～ 79	中等度栄養障害	moderate malnutrition
＜ 69	高度栄養障害	severe malnutrition

算出する．

(3) 体格指数（body mass index: BMI）（表 2.23）

$$\mathrm{BMI} = 体重（\mathrm{kg}）/〔身長（\mathrm{m}）〕^2 \quad 単位：\mathrm{kg/m^2}$$

＊肥満度 25％ 以上の場合は標準体重を補正．

補正した標準体重 ＝〔現在の体重（kg）− 標準体重（kg）〕× 0.25 + 標準体重（kg）

身長が極端に低い者（小児など）では低値に，身長が高い者では高値になりやすい．筋肉量の多いアスリートなどでは高値になりやすく，身体構成成分も考慮すべきである．

(4) ％標準体重（ideal body weight: %IBW）

$$\mathrm{IBW}（\mathrm{kg}）=〔身長（\mathrm{m}）〕^2 \times 22$$

$$\mathrm{\%IBW} = 現体重（\mathrm{kg}）/\mathrm{IBW}（\mathrm{kg}）\times 100 \quad (表 2.24)$$

身体に障害があったり手足を切断をしていたりする場合には，総体重に対する身体各部位を％体重で補正する．頭部 7％，胴体 43％，上肢（片方）6.5％（上腕 3.5％，前腕 2.3％，掌・手指 0.8％），下肢（片方）18.5％（大腿 11.6％，下腿 5.3％，足首 1.8％）で換算する．

(5) 体重減少率（loss of body weight: %LBW）

$$\mathrm{\%LBW} = 〔現体重（\mathrm{kg}）− 健常時体重（\mathrm{kg}）〕/健常時体重（\mathrm{kg}）\times 100$$

現在標準体重以上あっても著しい体重減少があれば栄養摂取不足が疑われ，反対に現在低体重でも増加傾向であれば栄養摂取過剰である可能性が示唆される．

表2.25 %LBWによる評価

期間	有意な体重減少	重度な体重減少
1週間	1〜2%	2%以上
1カ月	5%	5%以上
3カ月	7.5%	7.5%以上
6カ月	10%	10%以上

　また，エネルギー摂取量が2週間以上減少している場合には，たとえ体重減少（10%以上）が見られなくても栄養素や微量元素の欠乏があると考える．皮下脂肪，筋肉量の減少，浮腫，腹水の存在などの症状があるときには，測定された体重が減少していない場合でも栄養状態が良好でない可能性があることを考慮すべきである（表2.25）．

(6) 身体構成成分の間接的評価
(a) 筋肉量の指標
　上腕周囲長（arm circumference: AC），上腕三頭筋皮下脂肪厚（triceps skinfolds: TSF）から，筋肉量の指標とする**上腕筋囲**（midupper arm muscle circumference: AMC）および**上腕筋面積**（midupper arm muscle area: AMA）を求め，筋肉量の指標として用いる（表2.26．表2.24も参照）．

$$\text{AMC (cm)} = \text{AC} - \pi \times \text{TSF (cm)}$$

$$\text{AMA (cm}^2) = (\text{AMC})^2 / 4\pi \text{ (cm}^2)$$

　AC：利き腕と反対側の腕の肩先と肘先の中点にて測定された上腕周囲長（cm）．
　TSF：AC測定部位を，専用の皮下脂肪厚測定器（キャリパー）を用いて測定．

(b) 体脂肪量の指標
　体脂肪量の指標には，TSFやSSFが用いられる．**肩甲骨下皮下脂肪厚**（subscapular skinfold thickness: **SSF**）は，肩甲骨下部から肩甲骨下端の真下を脊柱に向かって45°上の方向につまんで測定する．また**下腿周囲長**（calf circumference: **CC**）は，体重との相関や日常動作との関連が高いことが指摘されている．
　組織の水分量によって誤差を生じるため，浮腫や脱水の患者における評価には注意を要する（日本栄養アセスメント研究会，日本人の基準値「JARD2001」より）．

表2.26 上腕周囲長と上腕筋囲の標準値

男性	AC 27.4 cm	AMC 24.8 cm
女性	AC 25.8 cm	AMC 21.0 cm

2.4 栄養アセスメントの方法

(c) 体脂肪率

体脂肪率（％）＝体脂肪量（kg）÷体重（kg）×100

体脂肪率の測定では，体内に微弱の電流を通して体の電気抵抗を測定し，脂肪の割合を導き出す**生体インピーダンス測定法（BIA 法）**がある．筋肉は電気伝導性がよく，脂肪は電気抵抗が大きいという特徴を利用して体脂肪量を測定する．最近では低周波から高周波までの交電流を用いる多周波分析法が使われている．体脂肪量だけでなく，筋肉量や骨量，W/H 比も同時に測定できる．

体脂肪率　成人男性：15〜20％　正常，25％ 以上　肥満
　　　　　成人女性：20〜25％　正常，30％ 以上　肥満

(d) クレアチニン・身長係数（creatinine height index: CHI）

24 時間蓄尿により，患者の 24 時間のクレアチニン排泄量を測定する．尿中クレアチニン排泄量は全身の筋肉量と相関する．標準体重の標準クレアチニン排泄量〔女性 18（16〜22）mg/標準体重 kg，（男性 23（20〜26）mg/標準体重 kg〕に対する患者の 24 時間クレアチニン排泄量の比を**クレアチニン・身長係数**（creatinine height index: CHI）という．60〜80％ を中等度，60％ 以下を高度の低栄養とする．

クレアチニン・身長係数
＝100×24 時間クレアチニン排泄量÷標準クレアチニン排泄量

標準クレアチニン排泄量＝標準体重×クレアチニン係数*
＊女：18 mg/標準体重 kg，男：23 mg/標準体重 kg

(e) 身体構成成分

栄養治療の効果判定には，**身体構成成分**（body composition analysis）の変化を知ることも重要である．

体重の約 60％ は水分，残りの 40％ は，脂質約 20％，たんぱく質約 15％，残りが糖質とミネラルである．これらを原子レベルで見ると，約 90％ が炭素，酸素，水素，窒素で，残りの約 10％ がカルシウム，リンなどのマクロミネラルと鉄（Fe），亜鉛（Zn）などのミクロミネラルとなる．このうち，窒素は食物中のたんぱく質のみから供給され，炭素，酸素，水素はおもに糖質，脂質，たんぱく質から供給される．

(f) 窒素バランスと窒素平衡

窒素出納を求め，体たんぱく質の動態を把握し，栄養補給の指標とする．**窒素出納**（nitrogen balance and nitrogen equilibrium）とは，食物から摂取するたんぱく質中の総窒素量（in）と，尿中や糞便中などに排泄される総窒素量（out）の収支バランスのことで，

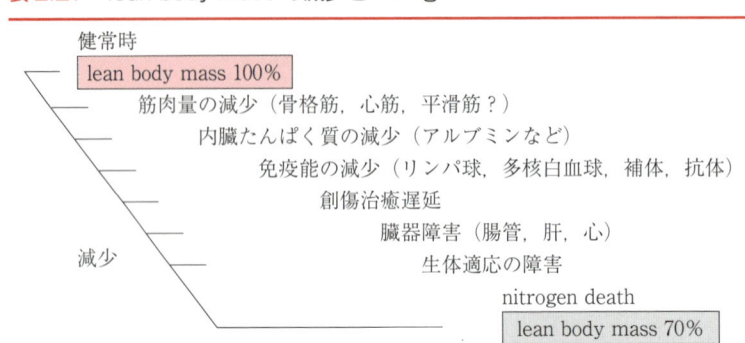

表2.27 lean body mass の減少と nitrogen death

```
健常時
─── lean body mass 100%
    ─── 筋肉量の減少（骨格筋，心筋，平滑筋？）
      ─── 内臓たんぱく質の減少（アルブミンなど）
        ─── 免疫能の減少（リンパ球，多核白血球，補体，抗体）
          ─── 創傷治癒遅延
減少        ─── 臓器障害（腸管，肝，心）
              ─── 生体適応の障害
                    nitrogen death
                ─── lean body mass 70%
```

「大柳治正：栄養状態と生理機能，コメディカルのための静脈・経腸栄養ガイドライン（日本静脈経腸栄養学会編），p.149，2000，南江堂」より許諾を得て改変し転載．

異化状態か同化状態かを判定し，評価する．

たんぱく質は，常に体内で同化（合成）と異化（分解）の新陳代謝を繰り返しており，同化に利用・再利用されなかった窒素は尿・便から排泄され，余剰分は，通常ほとんどが尿中に排泄されるため，尿中の総窒素量が排泄総窒素量となる．

成人の場合，通常は窒素出納は「±0」でバランスがとれており，窒素平衡にあるといえる．摂取した窒素量が多い場合には，同化に向かい窒素出納は「正（＋）」（positive balance）となり，乳幼児期，成長期，妊娠期などに見られる．逆に，排泄した窒素量が多い場合には異化亢進となり，「負（－）」（negative balance）の窒素バランスを示す．病態や損傷（術後，外傷，火傷など）による体たんぱく質の消耗，たんぱく質やエネルギーの摂取不足などは，除脂肪体重（lean body mass）の減少，異化状態となる（表2.27）．

窒素（N）バランス＝摂取窒素－排泄窒素
　　　　　　　　　＝たんぱく質摂取量(g/日)÷換算係数(6.25)－(尿中尿素窒素 g/日＋4)

判定基準
　±0　　正常
　正（＋）たんぱく質合成がたんぱく質分解を上回っている状態
　負（－）たんぱく質分解がたんぱく質合成を上回っている状態

窒素平衡（nitrogen equilibrium）の評価には，**窒素バランス**のほか，クレアチニン・身長係数，尿中3-メチルヒスチジン（3-Mehis）排泄量などがある．

● 摂取窒素の求め方
　・たんぱく質1g中に約16%の窒素量が含まれる（160 mg）．

- 窒素1gは，たんぱく質6.25gに相当する．

    摂取窒素量(g)＝摂取たんぱく質(g)÷6.25＝摂取たんぱく質(g)×0.16

● 排泄窒素の求め方
- 尿中の尿素窒素（BUN）と排泄量を測定する．
- 4gは汗や便あるいは尿中尿素窒素以外で尿中に排泄されるであろう窒素量．

    排泄窒素(g)＝〔尿中尿素窒素(mg/dL)×尿量〕＋4(g)

● 24時間蓄尿から尿たんぱく排泄量を推定する

24時間蓄尿から，1日のたんぱく質，塩分，カリウムやリンなどの排出量を測定し，1日の摂取量を知ることができる．しかし，エネルギー摂取量や食事内容は把握できないので，食事記録や聞き取りから食品別摂取量，脂肪量や内容，食品数，調理法，食習慣などきめ細かく食事内容を把握する．患者自らが記録した摂取量と，蓄尿から求めるたんぱく質摂取量とを比較・検討し，食事記録の正確さを見る．

Maroni-Mitchの式

 1日たんぱく質摂取量（g/24時間）

 ＝〔24時間尿素窒素産生量(g/24時間)＋0.031×体重(kg)〕×6.25

Koppleの式

 1日たんぱく質摂取量（g/24時間）

 ＝〔1.20×24時間尿素窒素産生量(g/24時間)*＋1.74〕×6.25

＊24時間尿素窒素産生量(g/24時間)＝24時間尿中窒素排泄量＋△（血液尿素あるいは体液に変動がない場合には0.0g）

 ＝尿中尿素窒素濃度(mg/dL)×24時間尿量(L/24時間)÷1000

2.4.6 食事調査

食事調査により，摂取状況や食事時間などの食生活状況，エネルギー量・栄養素の摂取量，アミノ酸，脂肪酸などの摂取バランスなどを把握し，問題点を明確にし，栄養補給方法，栄養補給量，食事の形態，食品や調理方法などの栄養ケアプラン作成のための情報を把握する．

食事調査法には，①一定期間に摂取したすべての飲食物を自分で記録し，面接によって聞き出したり，質問票にあらかじめ食物リストを用意して頻度や平均的な摂取量を聞き出すなどの記録法，食歴法，24時間思い出し法，食物摂取頻度調査法，②摂取したものと同じ食事を分析する陰膳法，③生体指標がある．調査の目的，対象，種類により選ぶ必要がある（表2.28）．

表2.28 食事調査方法

聞き取りや患者本人の記録により食事摂取状況や食習慣を把握する．栄養摂取量や食習慣の傾向を調査する	定量的	食事記録法，24時間思い出し法，食歴法
	定性的	食物摂取頻度調査
	栄養歴	食歴情報の収集
同じ食事をつくり，科学的に分析し，栄養量を算出する	陰膳法	
摂取された栄養素が生体内成分として反映するものを測定し，摂取量を推定する	生体指標（24時間蓄尿）	

　食事内容は，日々の変化が非常に大きく，それに伴って栄養摂取量に変動がある．1日の短期間の調査では，長期間の栄養摂取状況を推測し，栄養状態への食事の及ぼす影響を測ることは難しく，必要調査日数は調査目標とする栄養素により異なるが，調査の簡便性，経済性，現実性を考慮して最低3日間とすることが多い．食事摂取調査では，患者個々の食習慣や食環境，摂食・嚥下などを考慮しながら，どのような食品，栄養素をどれだけ摂取しているかを正確に聞き出す能力や，食材の同定，食品の目安量などを推定する技術が必要で，誤差を少なくするには修練が必要となる．写真による記録も有効である．

　食生活状況を簡単に把握するために，外食の頻度，欠食の状況，間食の回数，アルコールなどの嗜好飲料の摂取状況などに問題点を絞って食事診断をすることは，患者の負担が少なく，食生活の問題点や行動変容のきっかけづくりとなる．

(1) 食事記録法

　一定期間（通常2, 3日～1週間）に摂取した食物すべてを記録する方法で，重量を計って記録する方法と，目安の重量で記録する方法がある．

(2) 24時間思い出し法

　24時間以内に摂取した食事量，材料，調理法について問答形式で行い，栄養摂取量を推定する方法．1日の行動を時間を追って思い出すと，比較的聞き取りやすい．栄養士は，聞き取りながら食品の同定，重量の推定をするため，幅広い知識と経験が要求される．

(3) 食歴法

　患者と対面し，過去の通常摂取している食事パターンを聞き取る方法．習慣的な傾向を知ることができる．患者の思い出しが困難な人，食事に興味がない人，調理をしない人などには適応は難しく，思い出させ方や量の把握手段などに経験と創意工夫が必要となる．朝・昼・夕食や夜食，間食，アルコールの有無，摂取時間，週日と週末の摂取パターンの差，何を，どのくらいの量を，どのくらいの時間をかけて食べているかなど問診を行い，習慣的に摂取している食品，摂取量を推定する．

(4) 食物頻度調査

多人数を対象とした疫学的調査に適している．調査用の食品リストを用い，その頻度と量をアンケート形式で問答するもので，食習慣の把握に適している．摂取頻度を調査する定性的食品摂取頻度調査法と，摂取量も対象とする半定量食物頻度調査法がある．おもに生活習慣病などの栄養相談に用いられる．

(5) 栄養歴

栄養歴（nutrition history）の把握は，栄養障害の原因が摂食・機能障害か，消化・吸収障害か，または代謝障害かを見きわめる点で重要である．

① 栄養摂取環境：栄養摂取方法と時間，嗜好，摂取量の変化を把握し，適正な投与ルートおよび方法を検討する．
② 栄養摂取量：経口摂取量，経腸栄養法，静脈栄養法からのエネルギー量，たんぱく質量，水分量を概算し，各微量栄養素の摂取量を確認する．経口および経腸，静脈からのすべての摂取量を把握し，ほかの客観的データと照らし合わせながら栄養素の過不足を検討する．
③ 食事介助の有無：食事介助の有無，介助者との関係，介助者の時間の確保や自助具の検討をする．
④ 摂食・嚥下障害の有無：摂食・嚥下障害などにより摂食率の低下（50％以下）が1週間以上続いたり，末梢静脈栄養法のみで1週間以上にわたり栄養管理を施行している場合は栄養障害のリスクが高い．
⑤ 服薬による影響：ステロイドは代謝の亢進，胃酸分泌抑制剤は鉄や亜鉛の吸収低下，向精神薬や入眠導入剤，睡眠薬の過度な使用は食欲の低下を招くことがある．薬物による栄養障害への影響も考慮する必要がある．

2.4.7　IC（インフォームド・コンセント）とQOL（生活の質）

(1) 医の倫理

古代ギリシアの「ヒポクラテスの誓い」（The Hippocratic Oath）では，医師の倫理・任務などについてギリシア神への宣誓文として倫理の経典とされた．現代の医療倫理の根幹をなす患者の生命・健康保護の思想，患者のプライバシー保護，専門職としての尊厳の保持などについて謳われている．

現代は，医療人にとって，医の倫理が厳しく問われる時代である．日本医師会では，「医の倫理綱領」を2000（平成12）年4月に採択している．医学および医療は，病める人の治療はもとより，人々の健康の維持もしくは増進を図るもので，医師は責任の重大性を認識し，人類愛を基にすべての人に奉仕するものである，とされている．

日本栄養士会では，「管理栄養士・栄養士の倫理綱領」（表2.29）を2002（平成14）年4月に定め，高い専門職意識を定めた．

表2.29 管理栄養士・栄養士の倫理綱領（日本栄養士会）

1. 日本栄養士会は，本会会員が，管理栄養士・栄養士としての使命と職責を自覚し，常に自らを修め，律する基準として，ここに倫理規定を設ける．
2. 管理栄養士・栄養士は国籍，人種，宗教，思想，信条，門地，社会的な地位，年齢，性別等によって差別を行わない．
3. 管理栄養士・栄養士は，国民の保健・医療・福祉のため，自己の知識，技術，経験をもてる限り提供する．
4. 管理栄養士・栄養士は，社会の期待と信頼にこたえるため，常に人格の陶冶及び関係法の遵守に努める．
5. 管理栄養士・栄養士は，業務の遂行にあたり，知識および技術の向上及び最新情報の収集を行い，適切な情報提供と個人情報の管理，秘密の保持に努める．

（2）患者の権利

前述の「ヒポクラテスの誓い」の倫理的精神を現代化・公式化した「世界医師会（WMA）ジュネーブ宣言」（1948年），医師の一般的義務綱領「医の倫理の国際綱領」（1949年），ヒトを対象とする医学研究の倫理的原則「ヘルシンキ宣言」（1964年），患者の権利に関する「リスボン宣言」（1981年）が定められ，患者中心の医療，患者の権利が尊重されるようになった．

リスボン宣言の前文には，「医師は常に自己の良心に従い，患者の最善の利益のために行動すべきであるが，患者の自律と公正な処遇を保障するためにも同等の努力を払うべきである．医療従事者が是認し，推進すべき患者の主要な権利を列挙したものであり，医師およびその他の医療に従事する者・機関はこれらの権利を認容し擁護する共同の責任を有する．法律や行政，あるいはその他の機関や組織が患者の権利を否定する際には，医師はその権利の保証あるいは回復のため適切な手段を講じねばならない．ヒトを対象とする生物医学（biomedical）研究（治療を目的としないものを含む）においても，被験者には研究を目的としない通常の治療を受ける患者と同等の権利や配慮が与えられるべきである」と，記載されている．その主旨を周知しなければならない．

（3）インフォームド・コンセント（informed consent: IC）

インフォームド・コンセントは「説明と同意」と訳されているが，患者は，自分の病気と医療行為について「知る権利」があり，治療方法を自分で決める「自己決定権」をもつことをいう．治療を受けるにあたって，希望と決意を明らかにし，必ずしも提案された治療方針を患者が受け入れるということを意味しない（医療従事者の提案を拒否することも含まれる）．

日本では1980年代半ばから，患者の立場に立った医療を考え実践していくために，インフォームド・コンセントの必要性が認識されてきた．

よりよい治療を受けるために，患者は，①病名，②病気の原因，③病状がどの段階にあるのか，④処方された薬の作用と副作用，⑤治療法のメリットとデメリット，後遺症

や手術に伴う危険など，⑥他の治療法の治療期間や治療効果などの説明を受けたうえで，治療法の選択の有無，⑦再発や合併症の有無，⑧生活のなかで気をつけなければならない注意点，などの説明を受ける必要がある．

管理栄養士にあっても，インフォームド・コンセントの考え方に従い，栄養管理のかかわり方やアセスメントの結果を説明し，同意を得ることが必要である．

(4) チーム医療の推進

よりよい栄養状態を実現し，維持し，患者の生活習慣を改善し，主観的健康度の増大や生活の質（QOL）の向上を図るため，医師を中心として，管理栄養士，看護師，薬剤師，臨床検査技師など専門職種がチームを組み患者サポートにあたる．クリニカルパスの導入や褥瘡対策チーム，栄養サポートチーム（NST）が活動し，医療専門職チームによる医療の実践が求められ，ますます重要になっている（2.2節参照）．

(5) クオリティ・オブ・ライフ（quality of life: QOL）

QOLとは，quality of life（クオリティ・オブ・ライフ）の略で，一人ひとりの人生の質や生活の質のことをいい，どれだけ人間らしく自分らしい生活を送り，人生に幸福を見出せているかをとらえる概念である．QOLの「幸福」とは，心身の健康，良好な人間関係，やりがいのある仕事，快適な居住環境，十分な教育，レクリエーション活動，レジャーなど個人的な要素を含み，さまざまな観点から評価される．またQOLには，国家の発展，個人の人権・自由の保証，地域での快適さなどとの関連性もある．

たとえば，治療行為に伴い生じた運動・視力・食事・排泄などの障害は，障害の程度により「QOLの低下」が伴ってくる．さらに，原因不明の感覚的障害（痛み，しびれ，倦怠感など）は，患者の生活の質の低下要因となる．

栄養・食事管理においては，経鼻・経管栄養の施行患者，クローン病患者の成分栄養剤，糖尿病，腎臓病，高血圧症，脂質異常症，嚥下障害などの栄養・食事療法の実践は，ややもするとQOLを低下させる要因となりうる．病院という非日常的な空間で生活する患者に対し，食事は心を和らげるものであるので，QOL向上の期待に応える努力を惜しんではならない．近年，チーム医療が進み，個別対応が図られ，管理栄養士，調理師がベッドサイドへ出向き，患者の声に耳を傾けている．インフォームド・コンセントの普及に伴い，QOLの概念が重要視される傾向にある．

(a) QOL（生活の質）判定スケール（WHO-5）

WHO（世界保健機関）のスケール（表2.30）によって，QOL（生活の質）の状態を判定する．過去2週間の生活状態を振り返って，それぞれの項目に該当する日々がどのくらいあったか，当てはまるものにチェックをする．チェックが終わったら，スコアが低いものに対しては少しでも楽しい生活ができるように，コンディションを整えたり，ライフスタイルを見直すなどして対処する．

第 2 章　栄養ケア・マネジメント

表 2.30　WHO（世界保健機関）の QOL 判定スケール

| 1. 明るく，楽しい気分で過ごした |
| 2. 落ち着いた，ゆったりとした気分で過ごした |
| 3. 意欲的で，活動的に過ごした |
| 4. ぐっすりと眠ることができ，気持ちよく目覚めた |
| 5. 物事に対して興味や関心をもちながら過ごした |

① 毎日そうだった
② ほとんどの日がそうだった
③ 半分強の日がそうだった
④ 半分近い日がそうだった
⑤ たまにそういう日があった
⑥ まったくそういう日はなかった

(b) 緩和医療

　緩和医療とは，生命（人生）を脅かす疾患によって問題に直面している患者およびその家族の QOL（人生の質，生活の質）を改善するアプローチである．苦しみを予防したり和らげたりすることで痛みやその他の身体的問題，心理的・社会的問題，スピリチュアルな問題を早期に発見し，的確なアセスメントと治療を行うという方法がとられる（WHOの定義文，2002 年）．緩和ケア（palliative care）ともいう．

(c) ターミナルケア

　ターミナルケア（terminal care）とは終末期医療および看護のことである．末期がん患者などに対しておもに延命を目的とするものではなく，身体的苦痛や精神的苦痛を軽減することによって，人生の質（QOL）を向上することに主眼が置かれ，医療的処置（緩和医療）に加え，精神的側面を重視した総合的な措置がとられる．

(d) ホスピス

　ホスピス（hospice）とは，ターミナルケア（終末期ケア）を専門に行う施設のことである．ホスピスの原義である，聖地への巡礼者や旅行者を，小さな礼拝堂をもつような教会が泊めた巡礼教会（hospice）の意味が転用されたものである．

(e) ADL から QOL へ

　ADL は「日常生活動作」と訳され，具体的には，食事，整容（洗面，整髪，歯磨き，手洗い），入浴，上半身更衣，下半身更衣，装具義肢装着，トイレ動作，排尿管理，排便管理，平地歩行など生活動作についての自立性を評価する．栄養状態の評価にとっても，ADL の自立度の評価は重要な情報である．自立によって生活の質（QOL）が向上し，生活する人（障がい者，高齢者）が自分の意志のもとに自分らしく生きようと，「ADL の自立から QOL 向上」へと求められ，栄養状態も大きくかかわっている．

2.5　栄養ケアプランの作成
2.5.1　栄養ケアプランの実際
(1) 栄養ケアプランとは

　医療スタッフは，それぞれの専門分野ごとにさまざまな治療法のなかから適切な方法を

2.5 栄養ケアプランの作成

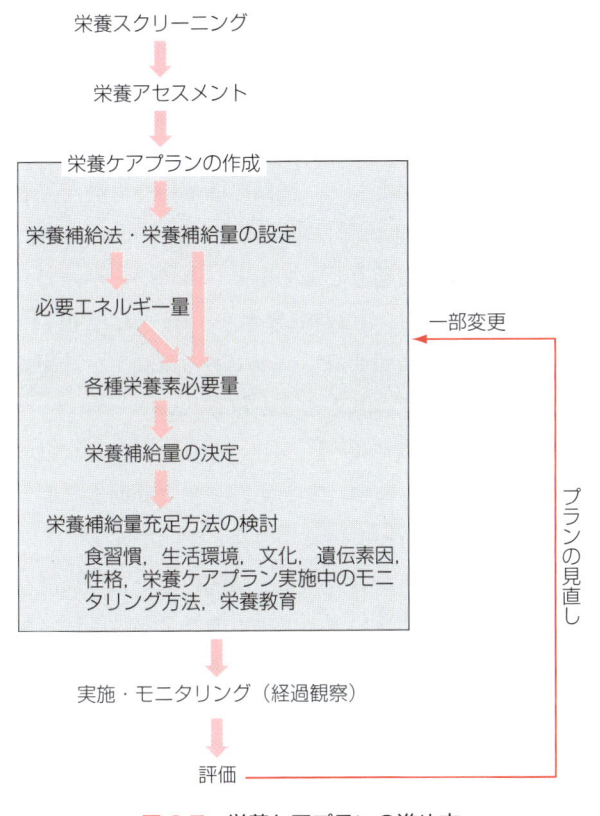

```
栄養スクリーニング
    ↓
栄養アセスメント
    ↓
┌─ 栄養ケアプランの作成 ──────────┐
│                                │
│  栄養補給法・栄養補給量の設定      │
│         ↓                      │
│  必要エネルギー量                │
│         ↓                      │      ← 一部変更
│  各種栄養素必要量                │
│         ↓                      │
│  栄養補給量の決定                │
│         ↓                      │         プランの見直し
│  栄養補給量充足方法の検討         │
│   食習慣，生活環境，文化，遺伝素因， │
│   性格，栄養ケアプラン実施中のモニ  │
│   タリング方法，栄養教育          │
│                                │
└────────────────────────────────┘
    ↓
実施・モニタリング（経過観察）
    ↓
評価 ──────────────────────────┘
```

図 2.7 栄養ケアプランの進め方

選択して対象者の治療を行っている．管理栄養士は対象者の栄養状態の改善を行うだけでなく，他の治療効果を最大限に生かすための栄養的なアプローチを行うことや，対象者やその家族の QOL（生活の質）の向上，もしくは苦痛の緩和も考慮した，総合的な栄養ケア（栄養治療）を行わなければならない．**栄養ケアプラン（栄養治療計画）**は，栄養スクリーニングや栄養アセスメントの情報から治療目標を設定し，目標を達成するために最も適切な方法を選択して，栄養にかかわる治療計画を立てることである．栄養ケアプランの進め方を図 2.7 に示す．

(2) 栄養ケアプラン作成の目的

疾患の治療は，対象者の状態に見合った最も有効な方法で行う必要がある．そのため，優先順位を考慮し，長期的・短期的な改善目標を立て，これを達成するための栄養ケアを計画しなければならない．しかしながら，栄養ケアプランは必ずしも計画どおりに進むとは限らない．そのため，治療経過と栄養ケアプランの両方を一定の時期を決めて評価する必要がある．この評価をもとに，必要に応じて栄養ケアプランを修正し，改善目標を達成するように対応する．

栄養ケアプランを作成することは，治療効果の向上，治療期間の短縮，薬剤量の減少，医療スタッフ間の情報共有などが期待されるだけでなく，対象者が治療について十分に理解し，目標をもって積極的に取り組むことへの支援につながることも期待される．

(3) 栄養ケアプランの作成

栄養ケアプランは栄養ケア計画書として，医師の診療録や看護記録とともにカルテに記載されつつある．これは，栄養ケア計画書は単に管理栄養士だけが確認するものではなく，医師，看護師などとの情報共有の資料として必要とされているからである．また栄養管理計画書作成者，栄養指導担当者もしくは栄養サポートチーム（NST）担当者が異なる施設もある．そのため，栄養士間の情報共有ツールである栄養ケア計画書の作成は，医療の質の向上や医療連携の点から標準化されることが望ましい．

さらに，栄養ケアプランは対象者のQOLの向上にもつながる他領域のケアから，多職種との連携まで考慮しなければならない．たとえば，食事介助を必要とする場合，経管栄養や静脈栄養を行う場合，服薬を行っている場合などが該当する．

他領域のケアにはさまざまな事象が含まれる．病院においては高度な栄養治療を行うことができるが，退院後の受け入れ施設によっては可能な栄養投与法に制限があるなど，退院後の栄養治療も想定しなければならない．また，栄養ケアを継続させるための技術的サポート，精神的サポートについて，家族に対する指導も充実させる必要がある．

(4) 栄養ケア計画書の作成

栄養ケアプランは栄養ケア計画書に**問題志向型システム**（problem oriented system: **POS**）に基づいて記載する．また，POSに基づいた診療録は**問題志向型診療録**（problem oriented medical record: **POMR**）である．POMRは基礎データ，問題リスト，初期計画，経過記録の4段階に区分されている．

- 基礎データ

　対象者の情報（年齢，性別，病名，既往歴，家族構成，入院日，病室番号，主治医，担当看護師など），臨床検査データ（身体計測データ，生化学検査データ，基礎代謝量など），栄養・食事摂取状況（栄養補給法，経口摂取状況，栄養充足率など）などがあげられる．

- 問題リスト

　基礎データをもとに，治療の妨げとなっている問題点，栄養治療や栄養教育上の問題点を抽出し，リストアップする．これらの問題点には，食生活・食習慣，摂取している栄養素の過不足，生活環境要因，その他（原疾患以外で診療を受けている診療科目）の治療による影響があげられる．

- 初期計画

　初回の面談で明らかになった諸問題に対して，Dx（**診断計画**，diagnostic plan），Rx（**治療計画**，therapeutic plan），Ex（**教育計画**，educational plan）を作成する．Dxには栄養状態把握の手段および計画，栄養教育を行うための情報収集の手段および計画を記載する．

食事記録，体重記録，歩数記録などが該当する．Rx には各種栄養量の設定，治療食名および食事形態，栄養剤の投与量，運動量などの栄養・食事療法について記載する．必要エネルギー量，たんぱく質，脂質，水分量，濃厚流動食の種類および分量などが該当する．Ex には対象者やその家族に対する栄養教育，栄養指導の概要を記載する．糖尿病について，食品交換表の使い方，減塩の効果についてなどが該当する．

- 経過記録

栄養治療の実施内容および途中経過の内容を SOAP 記入法にて記載する．S（subjective data）は主観的データを記載する．患者や家族のコメント，主訴，食事・栄養・病気に対する考え方などが該当する．O（objective data）は客観的データを記載する．身体計測データ，臨床検査データ，栄養・食事摂取量，服薬・輸液状況，栄養指導状況などが該当する．A（assessment）はSとOで得られた情報から評価した内容を記載する．P（plan）は初期計画で掲げた内容を達成するための短期的な計画，Aで評価された問題点を改善するための計画や経過記録時点で必要となった計画を，Dx, Rx, Ex に従って記載する．

2.5.2　栄養補給法の課題と優先性

(1) 栄養補給法の種類

疾患の治療を行ううえで，対象者の病状，容態，消化吸収機能，摂食嚥下状態を考えて，最も適した栄養補給法を選択する必要がある．栄養補給法はおもに経口栄養法，経管栄養法，静脈栄養法の三つに分類される．

(2) 栄養補給法の概要

(a) 経口栄養法

経口栄養法は咀嚼・嚥下機能などの摂食機能に異常がなく，消化管における消化吸収機能が保持されている場合に用いられる栄養法である．また，軽度の嚥下障害などの異常を認めるが，食事の硬さ，粘度などの形態を調整することによって，安全に摂食できると判断されれば，経口栄養法が選択される．

経口栄養法では，一般治療食（常食，軟食，粥食，流動食など，栄養成分は一般の食事で形態を変えた食事），特別治療食（食事の栄養成分の比率を病態に合わせて調整した食事），濃厚流動食，経腸栄養剤（消化態栄養剤，半消化態栄養剤，成分栄養剤）が用いられる．

(b) 経管栄養法

消化管における消化吸収機能が保持されているが，摂食機能，あるいは摂食行動に障害がある場合に選択される栄養法である．ミキサー食，濃厚流動食，経腸栄養剤を，経鼻胃管ルート，胃瘻ルートもしくは空腸瘻ルートより投与する．経口栄養法も腸管を利用するが，**経管栄養法**のことを**経腸栄養法**ということもある．ここでは，利用頻度が高い経鼻胃管法，胃瘻法，空腸瘻法について解説する．

- 経鼻胃管法

　鼻から胃，十二指腸もしくは空腸にかけて挿入されたチューブ（ポリウレタン製の管）から経腸栄養剤や成分栄養剤を投与する方法であり，短期間の経管栄養を行う際に選択される．

　長所としては，造影可能なチューブ，ガイドワイヤーが装着されたチューブを透視下で留置するため手術を必要とせず，侵襲は少なく簡便な点があげられる．クローン病患者の在宅経腸栄養管理では，患者自身がチューブ挿入を行うケースもある．短所は，長期間の経管栄養には向いていないこと，他の経管栄養法よりチューブが長く，チューブ径が5～12 Frと細いため内腔の閉塞が起きやすいこと，鼻部のチューブ接触部位や固定の向きにより，ただれや潰瘍を生じることがあること，また，咽頭部を経由するため，摂食・嚥下運動に支障を生じることがあげられる．

- 胃瘻法

　経皮内視鏡的胃瘻造設術（percutaneous endoscopic gastrostomy: **PEG**）により，腹壁を介して胃内に直接挿入されたチューブから投与する方法である．PEGカテーテルは胃内部構造にバンパー型，バルーン型，体外部構造にボタン型，チューブ型の組合せで留置される．

　長所は，長期の経管栄養管理が可能であること，経管栄養法のなかで最もラインが短く，内径も大きくなるため，ミキサー食や流動食，もしくは粘度の高い栄養剤を利用することが可能である．

　短所は，短時間で多くの栄養剤を投与することで，他の経管栄養法と比較して逆流性誤嚥を引き起こしやすいこと，また，栄養ライン閉塞やPEGカテーテル部における皮膚のただれや肉芽・潰瘍を生じやすいこと，長期間の利用が可能なので，その後に経口摂取を再開した場合に誤嚥を起こしやすいことがある．

- 空腸瘻法

　手術による方法と，PEGを介した**PEJ**（**経皮内視鏡的空腸瘻造設術**，percutaneous endoscopic jejunostomy）により，空腸内に留置されたチューブから投与する方法がある．近年はPEGよりチューブを空腸まで挿入・留置する方法（PEG-J）も行われている．胃全摘術により胃がない場合，アカラシア（食道の機能障害の一種）を含む噴門閉鎖障害および胃内容物逆流による逆流性誤嚥を認める場合に空腸瘻法が選択される．

(c) 静脈栄養法

　消化管における消化・吸収機能が失われている場合，もしくは消化管の使用が病状を悪化させうる場合に用いられる栄養法であり，経腸栄養法が使えないか，十分に栄養を充足できない場合に適用される．**静脈栄養法**では，無菌的に調整された栄養剤（輸液）を静脈内に直接投与する．末梢静脈栄養法では，末梢血管へ穿刺した注射針に接続されたラインから輸液を投与する．中心静脈栄養法では，鎖骨下静脈もしくは大腿静脈に留置した輸液

カテーテルから輸液を投与する．2週間以内の適応であれば末梢静脈栄養法が選択され，長期にわたり消化管が利用できない場合は中心静脈栄養法が選択される．

(3) 栄養補給法の課題

すべての栄養補給法のなかで最も生理的な栄養法は，経口栄養法である．ついで経管栄養法となり，両者が選択できない場合に限って静脈栄養法を適応するのが原則である．そのため，できるだけ早期に経腸栄養法を適応できるようにしなければならないが，さまざまな障害により適応できない場合が考えられる．

(a) 経口栄養法の適応における課題

前述のように，経口栄養法は嚥下機能と消化管機能に障害がなければ適応される．経口栄養法は，全量摂取によって治療効果が高まるように配慮されているため，残食量の低減に努めなければならない．このため，味，温度，形状および分量が患者に適している必要があり，患者ごとの栄養管理が注目されている．

また，個々の患者の栄養状態が十分に把握されるようになり，個別対応の方策を立案することが可能になってきている．高齢社会において，摂食嚥下障がい者の増加も見込まれるなか，粥食，きざみ食では対応できない嚥下食やソフト食は，個別対応という視点に立った経口栄養法の代表例である．

一方で，個別対応による一食あたりのコスト上昇は，たとえ特別な食事を提供する条件で算定できる（一食あたり約 17 円）食費上乗せがあるにせよ，従来の給食運営では抑えられない現状がある．それゆえに施設における給食運営の見直しとコスト管理が課題となってくる．

経口摂取を行う方法には，自己摂取と介助摂取という二つの方法がある．認知症や上肢麻痺などにより自己摂取が難しい場合は介助摂取となるため，食事介助者の協力がなければ，経口摂取できない．食事介助は，誤嚥や窒息のリスクを考慮すれば，おおむね 20 分から 1 時間を要する．そのため介助の困難性のみならず介助者の存在が重要になってくる．

介助者として家族の協力が得られない場合は，看護師，介護士などによって行われるが，介助時間の拘束，施設のスタッフの人数により制限が生じる．私設介助者の利用という選択肢もあるが，その人件費は非常に高額となる場合がある．そのため経口摂取が可能でも，他の栄養法を選択せざるをえないこともあり，今後解決されなければならない問題である．

(b) 経管栄養法における課題

経管栄養法における課題は，おもに経管栄養法による合併症と経管栄養ライン・栄養剤を含めたコストである．合併症は，大別してチューブ挿入留置に関連した合併症，消化管に関連した合併症，代謝に関連した合併症に分けられる．

栄養チューブ挿入留置に関連した合併症のうち，経鼻栄養チューブに関連したものは，誤挿入，鼻・咽頭部付近の炎症や潰瘍を伴う合併症，誤嚥性肺炎，栄養チューブの閉塞および消化管瘻孔である．胃瘻・空腸瘻に関連したものは，瘻孔部からの出血・感染・脂肪

細胞壊死，腹膜炎，イレウス，スキントラブル（肉芽形成，瘻孔周囲炎），チューブ閉塞，チューブ交換時の再挿入困難，瘻孔損傷，バンパー埋没症候群があげられる．

　消化管に関連した合併症には，腹部症状と経腸栄養剤の細菌汚染による合併症がある．腹部症状としては下痢，悪心，嘔吐，腹痛，腹部膨満，逆流性嘔吐，誤嚥がある．代謝に関連した合併症は高浸透圧性非ケトン性昏睡，電解質・酸塩基平衡異常，栄養素欠乏症，脱水，耐糖能異常などがある（表2.31）．

　運用・コストに関連した課題には，経管栄養ラインにかかわる物品によるもの，さまざまな栄養剤の選択によるものがある．経管栄養ラインはいずれ交換が必要であり，胃瘻や空腸瘻の交換施術にもコストは発生する．さらに経管栄養ポンプを利用すれば，その維持にもコストが発生する．選択する栄養剤においては，食品扱いの濃厚流動食は入院時食事療養費によりまかなわれるが，在宅栄養管理となれば全額自己負担であるため，保険適応となる医薬品扱いの経腸栄養剤を用いることで負担を軽減させるなどの対応も考慮しなければならない．現在，食品扱いの濃厚流動食の選択肢は多く，さまざまな要求に対応できるようになってきた．医薬品扱いの経腸栄養剤は種類が限られるため，濃厚流動食から経腸栄養剤への移行は，単にコストを重視するのではなく，栄養・食事療法として総合的に

表2.31　経管栄養法における物理的な合併症とその対応例

	合併症	対策
経鼻栄養チューブ	誤挿入，チューブ先端位置異常	チューブの長さの確認，透視下におけるチューブ留置，ガイドワイヤーの利用，固定位置の確認
	鼻・咽頭部付近の炎症や潰瘍	シリコン・ポリウレタン製の生体適合性の高い材質でかつ細径チューブの利用．鼻外部チューブ固定方法（エレファントノーズ），1カ月以上の経管栄養ならば胃瘻・空腸瘻を検討
	嚥下性肺炎	投与中および投与後しばらくの間の姿勢は上肢を30°程度挙上とする．ラインをできる限り幽門部まで挿入する
	チューブ閉塞	投与後に限らず，入念なチューブ内洗浄．薬剤は完全に溶解させるか懸濁させたものを投与．固形物を含まない，粘度の低い栄養剤を利用
胃瘻・空腸瘻	肉芽形成，瘻孔周囲の炎症	瘻孔周囲の皮膚洗浄による清浄保持．皮膚保護薬の塗布，瘻孔に合わせたチューブへの交換．肉芽切除・焼灼（病変部を電気などで焼いて治療すること）
	チューブ閉塞	投与後に限らず，入念なチューブ内洗浄．薬剤は完全に溶解させるか懸濁させたものを投与．非利用時はチューブ内に空気，水，酸性水（クエン酸，食酢など）などを満たす
	瘻孔部の出血，感染，脂肪細胞壊死	造設24時間後にはストッパーを緩めて皮膚への過剰な圧迫を防止
	瘻孔損傷，腹腔内への漏れなど	回復・ドレナージ（体液の排出），新しい栄養瘻の造設
	腹膜炎，イレウス	瘻孔完成前のチューブ抜去禁止．腸管の捻転防止を考慮した留置
	チューブ交換時の再挿入困難	ガイドワイヤーの利用
	バンパー埋没	腹壁とストッパーの間に5〜8mmほどの余裕をもたせる

2.5 栄養ケアプランの作成

表 2.32 経管栄養法における生理的な合併症とその対応例

合併症		対策
消化器関連の合併症	下痢	注入速度を遅くする．栄養剤の温度の適正化．栄養剤構成成分の検討・変更．食物繊維の添加．半固形化栄養剤の利用．GFO製剤，プレ・プロ・シンバイオティクスの使用．止瀉薬（止痢薬）の併用．重症の場合は経管栄養中止，経静脈栄養への切り替え
	悪心，嘔吐	注入速度を遅くする．注入ポンプの検討．体位調整．半固形栄養剤の利用．噴門閉鎖障害の確認
	便秘	食物繊維の添加．緩下剤の併用．水分投与量の検討
	腹部膨満	注入速度を遅くする．胃瘻の場合は注入前減圧．半固形栄養剤．空腸瘻やPEG-Jの検討．食物繊維の添加と便秘の解消
	感染性胃腸炎，食中毒	経腸栄養剤の汚染防止．経管栄養手技確認．栄養剤が投与前まで他に接触しない操作（クローズドシステム）．抗生物質投与．輸液や補液の適用
代謝関連の合併症	高浸透圧性非ケトン性昏睡	低張液輸液投与．インスリン投与
	電解質・酸塩基平衡異常	末梢静脈輸液での補正
	高・低血糖	高血糖にはインスリン投与．低血糖には投与エネルギーの再検討，投与速度を遅くする
	脱水	水分量の再検討
	必須脂肪酸欠乏	脂肪含量の多い経腸栄養剤への変更．脂肪乳剤の静脈投与
	ビタミン・微量元素欠乏	欠乏症に合わせた付加．静脈投与も検討

判断する必要がある．

それぞれの課題への対策を表2.32に示す．

(c) 静脈栄養法における課題

静脈栄養法における課題は，おもに合併症である．これには，機械的合併症，カテーテル関連血流感染症，代謝性合併症および消化器合併症がある．それぞれの合併症とその原因を表2.33に示す．

静脈栄養法，とりわけ中心静脈栄養法は経腸栄養法が選択できない場合に用いられる．中心静脈栄養法により合併症が生じて中止した場合，必要栄養量を充足させる栄養法はないため，合併症の予防は必須である．かりに中止せざるを得ない場合は，末梢静脈栄養に切り替えて症状の改善を図らなければならず，この間は必然的に低栄養状態となる．

(d) 在宅栄養療法におけるそれぞれの栄養法の課題

在宅栄養療法は患者本人もしくは介助者によって行われる．行う人の大部分が医療関係者ではなく，それらについての知識に乏しい．そのため，いずれの栄養法を適応する場合でも指導を徹底させる必要がある．また栄養法の特徴を十分検討して，医療チームとして取り組まなければならない．

経口栄養法を在宅で行う場合，経口摂取する食事の内容や栄養剤については管理栄養士が栄養食事指導などを通じて行い，摂取方法については言語聴覚士や認定看護師による指

表 2.33　静脈栄養法における合併症とその対応例

合併症	原因および症状
機械的合併症	カテーテル誤穿刺による気胸，血胸，動脈穿刺，皮下出血など．カテーテル内血液凝固によるカテーテル閉塞．静脈内血栓，カテーテル破損や自己抜去
カテーテル感染症	敗血症（菌血症）により，重篤な場合は播種性血管内凝固症候群（DIC）を発症する．三方活栓などのライン接合部からの感染．カテーテル挿入部からの感染（とくに大腿静脈を用いた場合）．輸液調整時における異物混入
代謝性合併症	糖代謝異常（高浸透圧性昏睡，糖尿病性ケトアシドーシス，高血糖はインスリン療法を適応），高中性脂肪血症（高糖度輸液による脂肪酸合成促進・脂肪乳剤の急速投与），腎前性高窒素血症（アミノ酸製剤の急速投与），ビタミン・ミネラル欠乏症〔利用亢進状態や混合製剤に含有していない栄養素（セレン）など〕，急激な高栄養投与による電解質異常をはじめとする refeeding 症候群
消化器合併症	胃炎，胃・十二指腸潰瘍，胆石症，消化管粘膜萎縮，バクテリアルトランスロケーション
血管炎	高濃度輸液投与による血管痛・血管炎（とくに末梢静脈栄養時）

導が望まれる．経腸栄養法では，医療チームの特性を生かし，濃厚流動食の種類の選択や適用は管理栄養士，成分栄養剤や経腸栄養剤は医師，薬剤師，ラインの管理および洗浄は看護師による指導が望ましい．中心静脈栄養は，在宅中心静脈栄養管理を扱う医療機関で医師，看護師，薬剤師による十分な指導を受ける必要がある．在宅療法中に発生する合併症は対応を急ぐものと，そうでないものを区別して指導し，場合によっては救急診療を要することもありうると説明しなければならない．

　また，取り扱う栄養によって保険適応の可否が生じる濃厚流動食，経腸栄養剤に関しては，かりに 1 kcal＝1 円とした場合，必要栄養量 1600 kcal ならば，保険適応がない場合は 1600 円/日，48,000 円/月が患者自己負担となるが，保険適応の経腸栄養剤にすれば，患者 3 割負担とした場合，480 円/日，14,400 円/月と計算される．しかしながら，成分栄養剤など，それ自身が薬剤として治療効果をもつものもあり，一概に保険適応の栄養剤を選択できない場合もある．それゆえ，患者の金銭的負担だけでなく，肉体的負担，治療効果および介助者の負担を総合的に判断して決定する必要がある．

　管理栄養士がかかわる在宅栄養療法の中心は栄養・食事療法である．栄養・食事療法は必要な栄養を適切に補給させ，かつ継続する必要がある．入院患者を管理する場合は，残食確認が中心であるが，在宅患者の場合は完全に自己管理となるため，定期的に外来栄養食事指導を行い，在宅食事療法の継続と充実を図ることが望まれる．栄養・食事療法の成功は，新たな診療や薬剤の追加を抑え，治療における費用効果の向上につながる．

2.5 栄養ケアプランの作成

2.5.3 栄養補給法の優先性

わが国における栄養補給法は，アメリカ経腸静脈栄養学会（ASPEN）のガイドラインによる選択法をもとに**日本静脈経腸栄養学会（JSPEN）**が提唱した方法を参考に選択される場合が多い（図2.8）．

栄養・食事療法の原則は，「腸が使えるならば経腸栄養法を選択する」ことである．この「腸が使える」という状況を，経口摂取が可能か，嚥下機能が十分か，消化機能は十分か，吸収機能は十分かという条件で分類し，経口栄養，経管栄養法もしくはそれらの併用，さらには静脈栄養法の併用という選択がなされる．「腸が使えない」場合は静脈栄養法が選択され，栄養法適応期間や投与輸液の内容によって末梢静脈栄養法か中心静脈栄養法が選択される．とくに，消化管の機能がない，もしくは回復の見込みがない場合は中心静脈栄養法が適応され，消化管の安静を必要とする場合や2週間以内を目安とする短期間の静脈栄養では末梢静脈栄養法が適応される．

経口栄養法のみが選択される場合は，経口摂取において問題がなく，分量，成分，形状の調整で必要栄養量が摂取できる場合である．分量を十分に確保できない場合は，食事回数を増やして経口的に摂取したり，濃厚流動食や経腸栄養剤を併用したりする．高齢者では嚥下機能低下をはじめとするさまざまな原因から水分摂取量が減少する場合がある．それ以外にも水・電解質の補給を必要とする場合は，経口摂取だけでなく水・電解質補液の静脈投与が併用される場合もある．

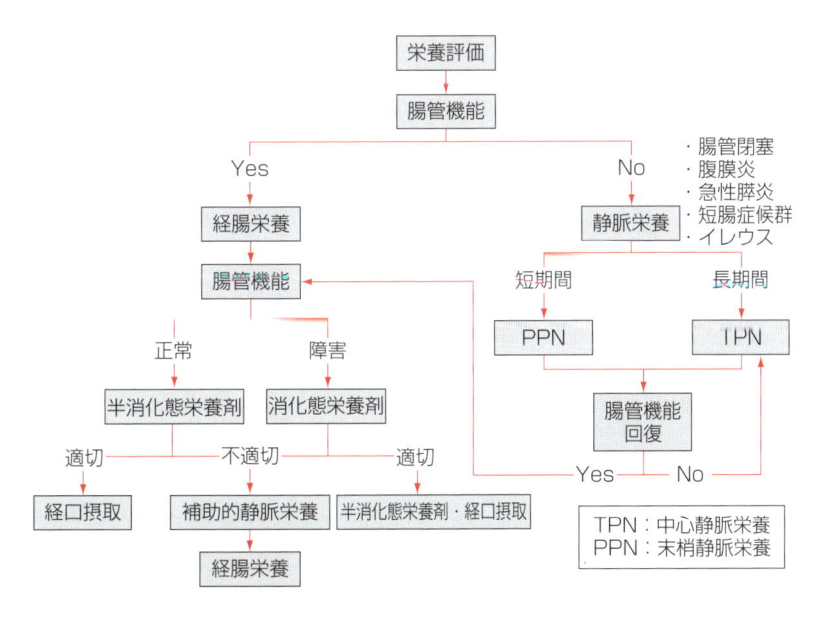

図2.8 投与経路のアルゴリズム

「井上善文：栄養療法の選択，コメディカルのための静脈経腸栄養ハンドブック（日本静脈経腸栄養学会編），p.149，2008，南江堂」より許諾を得て転載．

経管栄養法が選択される場合は，経管栄養単独もしくは経口栄養との併用が中心である．経管栄養法を選択する条件は，腸は使えるが摂食嚥下機能がないか低下している場合と，成分栄養剤のように持続投与が必要な場合がほとんどである．口腔内疾患をはじめとして，短期間のうちに経口摂取が可能になる場合，もしくは経管チューブの脱着頻度が高い場合は経鼻栄養チューブからの経管栄養が利用される．また経口栄養での不足分を補う場合も経鼻栄養チューブから投与する場合がある．

　しかし，栄養ライン自体が嚥下訓練の妨げになる場合，食塊が栄養ライン周りに固着するなど障害になりうる場合では，胃瘻法を選択することもある．胃瘻法は長期間の経管栄養で適応されるが，胃全摘者，噴門閉鎖障害，胃逆流症による誤嚥，肺炎が認められる場合は，空腸瘻（PEJ）や胃瘻を利用した腸瘻（PEG-J）が選択される．手術法およびPEJは比較的太めのチューブを利用できるが，PEG-JはPEGを流用できることから細めのチューブを利用することになる．胃液排出やガス抜き可能なラインをもち合わせている一方，チューブ閉塞の防止に努めなければならない．

　一般に，経管栄養の開始当初は，白湯もしくは白湯で希釈した低濃度の経腸栄養剤を少量ずつ注入する．これは，経腸栄養剤や成分栄養剤は浸透圧が高く，馴化していない状態で投与すると浸透圧性下痢となりやすく，加えて胃部不快感，膨満感を生じやすいからである．とりわけ必要栄養量を経管栄養で充足できるまでは数日を要するため，可能ならば静脈栄養との併用が望ましい．経管栄養が利用される病態は，低栄養疾患につながる誤嚥性疾患，口腔・咽頭・食道疾患，成分栄養剤を利用する炎症性腸疾患，低い覚醒レベルや高度認知症などで，幅広く利用される．

　静脈栄養には**末梢静脈栄養**と**中心静脈栄養**の2種類がある．末梢静脈栄養は，1〜2週間以内で必要栄養量を充足できる栄養法が開始できる場合に選択される．術前・術後の消化管をはじめとする全身安静が必要となる場合，水・電解質補正が必要な場合，もしくは一過性に栄養補給を必要とする場合などである．末梢静脈栄養のみで1日の必要栄養量を満たすことができない．これは，汎用の末梢用総合輸液（糖，アミノ酸輸液）は約400 kcal/Lであり，これに脂肪乳剤，ビタミン，微量元素製剤を加えれば投与容量が多くなるためである．高濃度溶液は血管炎，血管痛を呈するため，末梢静脈栄養の糖濃度は5％前後のものが用いられる．点滴用注射針の穿刺の繰返しによる侵襲，低栄養リスクを考慮しても，末梢静脈栄養は短期間の利用に限られる．

　一方，中心静脈栄養は，それのみで1日の必要栄養量が充足できる．これは，投与チューブが鎖骨下静脈や大腿静脈のような太い静脈に流入しているため，糖濃度15〜20％の高濃度輸液を利用しても血液によってすぐに希釈され，血管炎を引き起こしにくいからである．中心静脈栄養が適応される病態は，消化管が使えない場合で，腸閉塞，短腸症候群などの消化吸収障害，急性膵炎，腸の安静を必要とする炎症性腸疾患急性期，水分制限が必要な静脈栄養を行う場合である．現在，一般に適用されている脳梗塞後遺症や高度認知症，

植物状態，各種神経疾患では，経腸栄養ラインや経腸栄養剤の工夫で対応できる場合があり，静脈栄養による合併症リスクや費用効果を考慮しても，経管栄養導入が望ましい．栄養評価の重要性が指摘されるところである．

2.5.4 栄養補給量の設定

栄養補給量の設定は，栄養ケアプランにおける重要な要素である．設定される栄養補給量をもとにさまざまなプランが立案されてゆくことになる．

健常者における栄養補給量の設定は，基本的には日本人の食事摂取基準に従って，エネルギーは推定エネルギー必要量，各種栄養素は推奨量以上，耐容上限量以下，もしくは目安量と目標量に合わせて決定すればよい．あくまでも食事摂取基準は「必要量」を記載しているのではなく，「欠乏症」，「過剰症」の発症について，統計学的にほぼ認めないであろうという数値であるため，算定数値を参考にしておのおのが設定すればよい．なお，食事摂取基準は年齢ごとに基準となる体型から算定しているため，個々の栄養補給量を正確に表しているとはいえない．

個々に合わせた栄養補給量を設定する場合，とりわけ病態において栄養素投与量を決定する場合，まず総エネルギー投与量を計算してから，たんぱく質，脂質，糖質の投与量を算出する．その後，水分，電解質，ビタミン，微量元素投与量を設定し，必要であれば喪失量の補充を決定する，という手順で行う．経口栄養法は栄養素投与量から食事内容を決定するが，経管栄養や静脈栄養では汎用性の高い専用製剤などの利用頻度が高く，包装単位で栄養投与されていることが多い．このため，栄養補給量の設定は，投与前の栄養評価に基づくものだけではなく，投与経過中の栄養評価にも基づくことが重要である．さらに数多くの包装単位で投与される栄養製剤をいかにうまく利用して，必要栄養量を充足させるかも重要になってくる．

(1) エネルギー

必要エネルギー量の算定法には，いくつかの方法が用いられている．健常者に対しては，日本人の食事摂取基準で定められた推定エネルギー必要量，もしくは**安静時代謝量**か**基礎代謝量**を求め，これに**活動係数**と**ストレス係数**（傷害係数）を乗じて算出する方法と，体重あたりの概算エネルギー量を乗じて算出する方法が多用されている．活動係数とストレス係数の目安を表2.34に示す．おのおのの係数は決定的なものではなく，ある程度の幅をもっている．すなわち，それぞれの係数は状態に合わせて採用し，経過を追って定期的な評価を行い，そのつど設定を見直す必要がある．

必要エネルギー量(kcal) = 基礎代謝量(kcal) × 活動係数 × ストレス係数

(a) 間接熱量計を用いた算定

間接熱量計は呼気ガス分析によってエネルギー消費量を求める機器で，信頼度の高い値

表 2.34 活動係数とストレス係数

活動係数		ストレス係数	
寝たきり	1.0～1.1	飢餓状態	0.6～0.9
ベッド上生活	1.1～1.2	手術（軽度）	1.1
ベッド周辺	1.2～1.3	手術（中等度）	1.3～1.4
施設内生活	1.3～1.4	手術（高度）	1.5～1.8
健常人活動軽度	1.5	長管骨骨折	1.2～1.3
健常人活動中等度	1.75	がん，COPD	1.2～1.3
		腹膜炎，敗血症	1.2～1.6
		重症感染症，多発外傷	1.2～1.6
		熱傷（40％以上）	2.0
		発熱（37℃から）	1℃ごとに13％増

が求められると評価されており，ICU（集中治療室）内では，最も適切な方法であると考えられている．一方，ICU 以外では活動係数とストレス係数の決定や，測定条件が空腹時，起床後臥位安静もしくは座位安静であること，呼吸リズムを一定に保つこと，間接熱量計そのものが特殊な専用機器であることもあり，どの施設でも測定できるものではない．現在は比較的安価な熱量測定機器も開発されており，今後の普及が期待されている．

エネルギー消費量の測定には，たんぱく質の消費量は考慮しなくても実際のエネルギー消費量にはほとんど影響しないため，健常者において考慮されることは少ない．しかし，体たんぱく異化亢進などでたんぱく質をエネルギー利用する状態であれば，尿中窒素排泄量からたんぱく質エネルギー消費量を算出し，それを差し引いて非たんぱく質呼吸商を求めることにより，非たんぱく質エネルギー量を算出することができる．

間接熱量計に必要なアセスメント項目および算定式は以下のとおりである．

必要エネルギー量＝間接熱量計により求められたエネルギー量（ICU 内で）
　　　　　　　　＝間接熱量計によって求められた安静時代謝量
　　　　　　　　　×活動係数×ストレス係数

間接熱量測定で必要となるアセスメント項目：身長，体重，性別，年齢，1 日尿中窒素排泄量

(b) ハリス・ベネディクト（Harris-Benedict）の式を用いた算定

多くの施設で用いられている算定法である．この式により基礎代謝量を算出し，活動係数とストレス係数を乗じて必要エネルギー量を算定する．間接熱量計による算定と高い相関があり，簡便であるが，算出式の根拠が欧米人体型を基準としており，日本人にそのまま当てはめると 10％前後高値となるといわれている．そのため，状況に応じて考慮する必要がある．

ハリス・ベネディクトの式は以下の通りである．

男性：66.47 + 13.75 × W + 5.00 × H − 6.75 × A

女性：655.1 + 9.56 × W + 1.85 × H − 4.68 × A

W：体重(kg)，H：身長(cm)，A：年齢(年)
ただし，体重 25.0〜124.9 kg，身長 151.0〜200.0 cm，年齢 21〜70 歳を適用条件とする．

(c) 標準体重あたりの必要エネルギー量を用いた算定

一般に，必要エネルギー量の平均は約 30 kcal/kg 標準体重/日であり，25〜30 kcal/kg 標準体重/日摂取できれば体重維持が可能であるとされている．体重あたりの必要エネルギー量を利用した算定は，過剰投与を防止するための初期投与計画で有用であり，さらに多くの病態の算定でも用いられており，臨床的には最も簡便で実用的といえる．

エネルギー投与量(初期値)(kcal/日) = 25〜30(kcal/kg 体重/日) × 標準体重(kg)

必要エネルギー量を算定するとき，複数の方法から適切な方法を選択しなければならない．

健常者であれば，日本人の食事摂取基準で示されている推定エネルギー必要量を参照するか，少なからず生じる個人差を可能な限り減らすために，同じく示されている基礎代謝基準値に標準体重を乗じて基礎代謝量を求め，活動係数を乗じて算出すればよい．

一方，何らかの病態をもっている場合は，病態に合わせた栄養量を加味すべきである．多くの病態におけるエネルギー量の算定には，標準体重あたりの必要エネルギー量が広く用いられているが，年齢，性を加味していないので，指定された範囲内で適宜調整して算定することになる．たとえば，糖尿病における必要エネルギー量を 25〜30 kcal/kg 標準/日とした場合，入院治療中 25 kcal と退院後 27.5 kcal に調整する，もしくは男性 27.5 kcal，女性 25 kcal に調整するなどである．

実際多くの施設で用いられている算定法は，医師，管理栄養士が独自に判断しているか，スタッフ間で方法を統一させているかである．つまり，どの算出法でも必要エネルギー量であるし，長所・短所が含まれているので，おのおのの病態において「過剰でない」，「不足でない」値を算出するために，できる限り多くの条件（年齢，性別，生活状況など）を加味することが重要である．すなわち，栄養スクリーニングから始まる一連の栄養評価の正確性が重要となってくる．

一方これまでは，必要エネルギー量は約束食事箋に掲載されている食種から医師が選択する食事ありきであった．しかし，栄養管理実施加算が開始されてからは，管理栄養士によって算定した必要エネルギー量から医師が食種と分量を選ぶ，もしくは管理栄養士から医師に提案するようになってきている．

(2) たんぱく質

たんぱく質の算定は，たんぱく質代謝動態によって異なり，健常者では日本人の食事摂取基準の推奨量より多ければ，たんぱく質欠乏に陥ることは確率論的にないといえよう．しかし，体格，生活活動および運動状況によって調整する必要がある．これまでに用いられてきた健常者に対するたんぱく質必要量の算定方法は，エネルギー比率（15% 前後），体重1 kg あたりの必要量（0.9 ～ 1.0 g），食事摂取基準の推奨量（55 ～ 60 g）がその代表例である．

病態をもっている場合は，体内のたんぱく質異化亢進などのたんぱく質・アミノ酸代謝の動態，および糖・脂質代謝動態をも考慮して算定する必要がある．多くの病態では，研究，治験によって得られたエビデンスを参考に，関連の学会が治療指針などでたんぱく質の必要量（処方量）を提示しているので，これに従うのが基本である．

近年，栄養補給法におけるたんぱく質，アミノ酸の必要量を評価するために，**非たんぱく質エネルギー・窒素比（NPC/N）**が用いられている．これは，たんぱく質やアミノ酸が単に食事だけではなく，経管栄養や静脈栄養によって投与される場合，たんぱく質栄養を総合的に評価するための指標とするためである．たんぱく質が付加されるような状態ではNPC/N は 100 ～ 150，たんぱく質制限や乳幼児では 250 ～ 350 が一つの目安である．たとえば，エネルギー比率15% のたんぱく質の食事では，NPC/N は 141.7 となり，エネルギー比率8% のような低たんぱく質食のNPC/N は 287.5 である．

　非たんぱく質エネルギー・窒素比
　＝たんぱく質以外のエネルギーの合計÷（たんぱく質量÷6.25）
　6.25：たんぱく質・窒素変換係数

(3) 脂　質

脂質代謝および消化吸収機能に異常がない場合は，基本的に日本人の食事摂取基準に準ずるのが望ましい．食事摂取基準では，脂質の欠乏症と過剰による生活習慣病のリスクから目標量が設定され，20 ～ 30% エネルギー比（30歳以上では 20 ～ 25%）とされた．これに合わせて，飽和脂肪酸，n-6系脂肪酸，n-3系脂肪酸およびコレステロールの目安量と目標量も年齢ごとに定められた．

脂質異常症では，食事摂取基準の総脂質エネルギー比の 20 ～ 25% の範囲において，飽和脂肪酸，一価不飽和脂肪酸および多価不飽和脂肪酸の比率を 3：4：3 となるように，また n-3系脂肪酸と n-6系脂肪酸の比率を 1：4 となるように配慮して脂質量を設定するのが一般的である．

炎症性腸疾患，膵炎などの消化吸収障害が認められる場合は，低脂肪食や成分栄養剤が利用されるため，場合によっては経静脈的に脂肪乳剤を投与して必須脂肪酸欠乏を予防する必要がある．

(4) 炭水化物

炭水化物の設定は，総エネルギー量からたんぱく質と脂質のエネルギー量を差し引いて算定することが多く，食事摂取基準においても同様の考え方で目標量（50〜70％エネルギー比）を示している．経口栄養では単糖類から多糖類，さらにはアルコールや一部の食物繊維まで多様な炭水化物を利用することが可能である．

経管栄養に用いられる経腸栄養剤や成分栄養剤では，多糖類が消化され，単糖類からデキストリンを中心に利用されている．静脈栄養輸液では単糖類，とりわけブドウ糖が中心的な炭水化物となる．経管栄養法や静脈栄養法は，経口栄養法よりも吸収が早く，ブドウ糖が血中に早く現れるので，耐糖能異常，下痢や脱水となりやすい．これを防止するために，投与に時間をかけるようにする．場合によってはインスリン投与を行う場合もある．

(5) ビタミン

ビタミンの設定は，健常者においては食事摂取基準に従って行うものとする．病態においては，おのおのの治療指針に従って増減させるものとする．食事においては，食材の選択により必要となるビタミンを確保するのが原則であるが，治療効果を高めるために付加するような場合はサプリメントや特定機能食品を利用する．市販の濃厚流動食は食事摂取基準に従って調製されており，なんらかの付加が必要であれば，目的に合ったビタミンが強化されたものを選択する．

末梢静脈栄養輸液の大半は，ビタミンを含有していないので，総合ビタミン製剤を併用することになる．とくにブドウ糖が中心である輸液投与では，ビタミン B_1 欠乏による乳酸アシドーシスを回避しなければならず，ビタミン B_1 が配合された総合輸液が開発され，広く用いられるようになった．

中心静脈栄養輸液においては，総合ビタミン製剤を輸液バッグに搭載した高カロリー輸液キット製剤を利用し，ビタミンが投与されることが多い．高カロリー輸液キット製剤が利用できない場合（水分制限が必要な場合など）は，総合ビタミン製剤単独の投与を行う必要がある．

(6) ミネラル

ミネラルの設定は，特別な制限がない場合，食事摂取基準に従って行うものとする．病態においては，おのおのの治療指針に従って増減させるものとする．食事においては，ビタミンと同様で食材の選択により必要となるミネラルを確保するのが原則であるが，同時に吸収効率を高めることも考慮する必要がある．治療効果を高めるために付加するような場合は，サプリメントや特定機能食品を利用する．包括医療の面からも貧血対策の鉄や骨粗鬆症対策のカルシウムの製剤も，利用価値は高い．市販の濃厚流動食は食事摂取基準に従って調製されており，なんらかの付加が必要であれば，目的に合ったミネラルが強化されたもの（貧血なら鉄，褥瘡なら亜鉛など）を選択する．

静脈栄養においては，ミネラルは電解質（Na^+，K^+，Mg^{2+}，Ca^{2+}，Cl^-）と微量元素（Fe，

表2.35 必要水分量

区分	年齢	mL/kg/日
新生児	0歳（体重＞1000 g）	100〜150
小児	1歳（平均体重 9 kg） 2歳（平均体重 12 kg） 4歳（平均体重 16 kg） 6歳（平均体重 20 kg）	120〜135 115〜125 100〜110 90〜100
大人	18〜54歳 55〜65歳 65歳以上	40〜30 30 25

Mn, Zn, Cu, I）に分類される．電解質は，適切な電解質濃度（Eq）を維持する，もしくは電解質異常を補正する，など，さまざまな目的に合わせて輸液に配合されている．開始液（1号液），脱水補給液（2号液），維持液（3号液），術後回復液（4号液），細胞外液補充液，電解質補正液，電解質補給液などがある．微量元素では上述の5種類が微量元素製剤として投与される．セレン（Se）をはじめとする微量元素製剤に含まれていない微量元素は，単独製剤として適宜調整しなければならない．静脈栄養として投与されるミネラルの過不足は，血中濃度や症状そのものから適宜評価して判断する必要がある．

(7) 水

水の必要量については，これまでにさまざまな算定方法が検討されてきた．尿量，不感蒸泄量，便の水分量の総和が，水分投与量と代謝水の合計と等しくなる条件が理想的である．

　　　水分投与量＝尿量＋不感蒸泄量＋便水分量－代謝水

実際には，下記に示した計算式などが用いられている．いずれの計算式を利用するにせよ，摂取量と排泄量をチェックしながら脱水に注意しなければならない．また，浮腫，腹水，胸水および腎機能や循環動態を考慮して，治療に合わせた水分量を設定する必要がある．また，乳幼児は成人に比べて体水分動態が大きく，体重あたりの水分量は成人の2〜3倍必要になる．年齢別の体重あたりの必要水分量の目安を表2.35に示す．

$$\begin{aligned}水分投与量(mL) &= 1\,mL \times 総エネルギー必要量 \\ &= 1500\,mL \times 体表面積 \\ &= 30〜35\,mL/kg\,体重/日（成人）\end{aligned}$$

2.5.5　生活習慣病患者に対するケアプランニング

生活習慣病は過食，運動不足，ストレスなどの生活習慣と遺伝素因によって発症する．

そのため、生活習慣病患者に対するケアプランニングは、必要エネルギー量および病因につながる栄養素量を算定し、ついで算定栄養量を実行するための環境を十分に評価し、達成可能な手段で立案する必要がある。プランに立てられた目標のうち、短期目標となるものは容易に達成できる内容、長期目標は十分な行動変容が見られ、維持期に到達して実行できる内容をプランに立てることが多い。

(1) 必要栄養量の算定
(a) 必要エネルギー量
生活習慣病患者の場合、必要エネルギー量の算定法はさまざまだが、体重あたりの必要エネルギー量を用いた算定法が汎用されている。算定に利用される体重は標準体重が一般的だが、標準体重はBMI＝22を基準としているため、やせ体型で生活習慣病を発症している場合、あるいは肥満が顕著である場合は標準体重もしくは目標体重が用いられる。生活習慣病の体重あたりの必要エネルギー量の目安は25〜30 kcal/kg/日である。

$$必要エネルギー量 = 体重^* \times 25 \sim 30 \text{ kcal/kg/日}$$
＊標準体重，目標体重

(b) たんぱく質，脂質，炭水化物
- 脂質

食事摂取基準における目標量は20〜25％エネルギー比である。生活習慣病患者の多くは、この範囲を上回っているが、健常者と同様にこの比率で脂質量を算出すればよい。脂質異常症の第2段階における高LDLコレステロール（高LDL-C）血症、高カイロミクロン血症では20％以下に設定される。

コレステロールについては、食事摂取基準の1日あたりの目標量は男性750 mg以下、女性600 mg以下であるが、生活習慣病患者においては、おおむね300 mg以下を一つの基準にすべきである。さらに高コレステロール血症の場合は200 mg以下とする。

脂質の摂取には飽和脂肪酸（S）、不飽和脂肪酸（M）、多価不飽和脂肪酸（P）、およびn-3系・n-6系脂肪酸の摂取比率の適正化を図る必要がある。SMP比は3：4：3、n-3：n-6比は1：4とし、n-3系脂肪酸であるエイコサペンタエン（EPA）やドコサヘキサエン酸（DHA）は1日あたり1 gの摂取が望ましいとされている。

- たんぱく質

生活習慣病は脂質と炭水化物の摂取過剰が原因となる場合が多い。そのため、脂質と炭水化物の摂取比率を下げた場合、必然的にたんぱく質比率は高くなり、おおむね15〜20％エネルギー比が一つの基準となる。しかし、たんぱく質を多く含む食品の多くは同時に脂質を多く含んでいるため、脂質過剰にならないように摂取方法、調理方法を工夫する。

- 炭水化物

食事摂取基準における目標量は50～70％エネルギー比である．生活習慣病患者では糖質の過剰摂取を認めることが多く，糖質エネルギーの利用低下が発症原因となっていることを考えると，50～60％エネルギー比を一つの参考とすることが望ましい．また，炭水化物の一つである食物繊維の摂取量としては，食事摂取基準で示された1日あたり男性19g以上，女性17g以上である25g/日とする．

(c) ビタミン・ミネラル類

生活習慣病患者の多くは炭水化物，脂質，たんぱく質含有量が高い食品に偏り，ビタミン類を多く含む野菜類の摂取が少ない．さらに，エネルギー制限のため摂取量を減らすと同時に野菜類の摂取量が減りやすく，結果としてビタミン類の低摂取につながりやすい．そのため，炭水化物，脂質，たんぱく質の摂取量を減じた分，ビタミン類を多く含む野菜類の摂取を増やす必要がある．野菜類の摂取は食物繊維の摂取にもつながる．

果物にはビタミン類が多く含まれるが，同時に果糖も多く含まれる．果糖の過剰摂取は血清中性脂肪値を上昇させるので，適正な摂取量を心がける．

ミネラルに関しては，高血圧の治療・予防のために，ナトリウムとカリウムの摂取量を適正化する必要がある．ナトリウムは食塩相当量として，高血圧が認められない場合は，1日あたり男性9g，女性7.5g，高血圧が認められる場合は1日あたり6g未満とする．カリウムは野菜・果実類に多く含まれるので，野菜類においては1日あたり350g以上，果物類においては50～100gとする．

(d) 生活活動量

生活習慣病は，体重の減量によって改善されることが多い．そのため，減量を見すえてエネルギー制限を行うことが望ましい．1カ月で体脂肪1kgを減量するには，1カ月あたり7200kcal，1日あたり約240kcalの負のエネルギー代謝が必要である．この場合，単純に必要エネルギー量から差し引くのではなく，実現可能な生活活動量もしくは運動負荷エネルギー量と食事から減じるエネルギー量の総和が約240kcalとなるようにする．

健康づくりのための運動指針2006（エクササイズガイド）では，運動を利用して生活習慣病を改善する取組み方について記載されており，現在の特定保健指導における基本的な考え方になっているので参照されたい．

(2) ケアプランニングで考慮すべき要因

生活習慣病患者に対するケアプランニングを行う場合，食事摂取状況，生活活動状況，病識，遺伝的要因，家族構成や協力体制など，生活習慣全般にわたって評価する必要がある．評価によって明らかになった問題点は，患者の生活状況をふまえたケアプランによって改善を試みるようにする．これは，生活習慣病は自覚症状があまり見られないため，治療に向けた行動変容を促しにくく，達成が難しいケアプランは実行されない，もしくは中断されてしまうからである．生活習慣病はまさに生活習慣を是正することで改善されるこ

とが期待される病気であるため，はじめは一つ，二つの比較的容易な改善を試み，行動変容の度合いを見ながら進めていく．

(a) **食事摂取状況をふまえたケアプランニング**

生活習慣病を引き起こす食事摂取として，過食，アルコールの多飲，外食・中食の利用過多，早食い，野菜摂取不足，朝食欠食，夕食摂取過剰，間食過多，就寝前や夜食の摂取，三大栄養素の摂取比率不良，単糖類摂取過剰，食塩摂取過剰などがあげられる．食事成分不良は，栄養代謝動態の改善や，薬効の安定化のために是正が必要であるが，改善当初は患者の食習慣から改善可能で最も効果的な方法を見出し，経過観察でその効果が顕在化しやすいものが，継続性の点から有用である．食事成分以外の摂取状態不良は表2.36に示すように，単に原因を除去するだけでなく，代替法や食事以外の生活を見直すことが大切である．

(b) **生活活動状況から見たケアプランニング**

生活活動状況は，摂取エネルギーの利用動態，エネルギー代謝にかかわるホルモン動態を把握するための重要な情報である．生活活動量，運動習慣などのエネルギー利用が抑制されると，エネルギー摂取過多になることは明らかであるので，エネルギー利用を促す生活習慣を考えなければならない．エネルギー代謝にかかわるホルモンの代表例としては，ストレスによるコルチゾール分泌亢進による血糖値上昇，遊離脂肪酸の上昇があげられる．夜更かしや夜勤はストレス負荷が大きく，コルチゾール分泌亢進が起こる一方で，夜食摂取によるエネルギー供給，少ないエネルギー利用が，インスリン抵抗性をはじめとする生活習慣病の原因をつくり出していると考えられる．

(c) **遺伝的素因，家族構成，協力体制**

生活習慣の不良により生み出される生活習慣病は，ともに生活する家族，家系に原因を認めることが多い．また，脂質異常症や2型糖尿病においては遺伝的素因が認められることが明らかになっている．単純に発症の可能性を見出すだけでなく，病気の進行度合い，予後に合わせたケアプランニングを計画することが必要である．

家族構成においては，料理担当者や喫食状況から実行可能な栄養ケアプランが異なる．家族の協力が得られる場合，栄養ケアプランの達成度が高まることが期待できる．一人暮らしで，料理ができない場合，さらには協力者や指摘者が不在である場合は，栄養ケアプランの継続が難しくなるばかりか，初めから実行されないこともありうる．患者本人の努力も必要であるが，遺伝的素因があることを考慮し，服薬を含めた最小限の努力で効果の高い方法も検討しなければならない．

(d) **病　識**

生活習慣病患者のほとんどは，病気に関するさまざまな情報をもっているが，苦痛を感じる自覚症状を伴わないため，自分が病気であることを認めようとしない．つまり，病識は皆無に等しい．まず，患者がもっている病気の知識を確認し，正しい情報を伝えること

表 2.36　生活習慣病の発症要因とその対処例

	発症要因	対処例
食事摂取	過食	・過食の原因となる食材（満腹感を得にくいものなど）を減らし，野菜摂取を増やす ・食事時間を十分に確保し，よく嚙む ・3 食定時に摂取する ・早食いの是正　など
	アルコールの多飲	・飲む機会を減らす，買わない ・禁酒の公言　など
	外食，中食の利用	・利用しない ・適切なバランスを考慮して選択する ・利用時間を内食に合わせる　など
	早食い	・よく嚙んで，食べ終わりを遅い人に合わせる ・食事時間を確保する生活を考える ・硬い食材の利用　など
	欠食	・食事時間の確保，早寝早起き ・まずは食べることを考える　など
	間食	・買わない ・摂取方法（種類，時間，食事とのバランス）
	夜食	・夕食（時間，内容など）の見直し ・摂取方法（種類，時間，食事とのバランス）
	栄養比率不良	・原因の除去
生活活動状況	運動不足	・具体的な必要運動量の提示 ・座位，臥位を極力減らす ・生活活動量を増やす方法を模索する ・継続可能な運動を模索する
	ストレス	・早寝早起き ・勤務時間・形態の改善 ・夜食，深夜食の食品選択を模索
遺伝素因・協力体制	家族歴	・食生活の是正で悪化を防止 ・将来の重症度を推測し，身体機能保護を考慮
	食事に関心がない	・栄養指導に調理担当者を同席させる ・外食，中食の食品選択方法を模索 ・食事改善は，まず現在の食事をベースに考える ・教育入院
	一人暮らし	・内食を導入させる ・簡単で継続可能な調理法を指導する ・外食，中食の食品選択方法を模索 ・治療食デリバリーの一時利用など ・教育入院
病識	自分なりの健康観が強い	・一般情報は正確性に欠けることを，実例をあげて説明する ・正しい病気の知識を資料に従って説明 ・さまざまな話題から信頼関係の確立を試みる
	自覚症状がない	・自覚症状が現れたときの重症度を説明する ・通院検査を定期的に受けるように指導
	周りへの影響	・自覚症状が現れた時点から絶えず迷惑をかけることを説明する ・生活に支障を来す前に治療を始めることを推奨する

が大切である．また，自覚症状を伴うようになった合併症は完治しないこと，患者を取り巻く人々への影響を自覚させることも大切である．

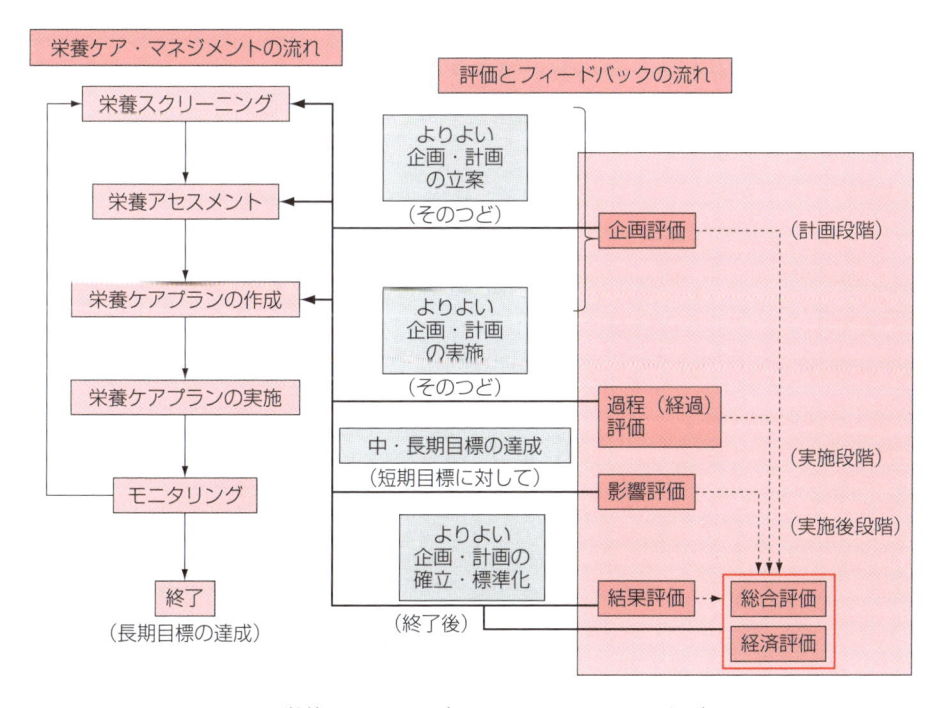

2.6　栄養ケア・マネジメントにおけるフィードバック

　フィードバックとは，評価の結果に基づいて企画やプランを修正・改善することである．フィードバックの目的は，より有効性の高い企画やプランを確立し，標準化することにある．このためには，フィードバックは実施後の結果（アウトカム）についてのみ行うのではなく，結果を導いた計画や実践の過程についても行うことが大切である．

　栄養ケア・マネジメントにおけるフィードバック（図2.9）では，計画の企画段階（計画段階），実施段階，実施後のそれぞれの段階で行う．

(1) 計画段階，実施段階でのフィードバック

　栄養ケア・マネジメントを実施していく過程で定期的に評価を加え，その結果を，そのつどフィードバックする．

　企画評価，過程（経過）評価の結果をもとにフィードバックを行う．

① 経過目標の達成状況はどうか（短期目標の達成に向かって行っているか）．
② 目標の設定は適切であるか．
③ 栄養ケア・マネジメントの一連の企画・立案された計画が，計画に従って順調に実施

図2.9　栄養ケア・マネジメントにおけるフィードバック

第2章 栄養ケア・マネジメント

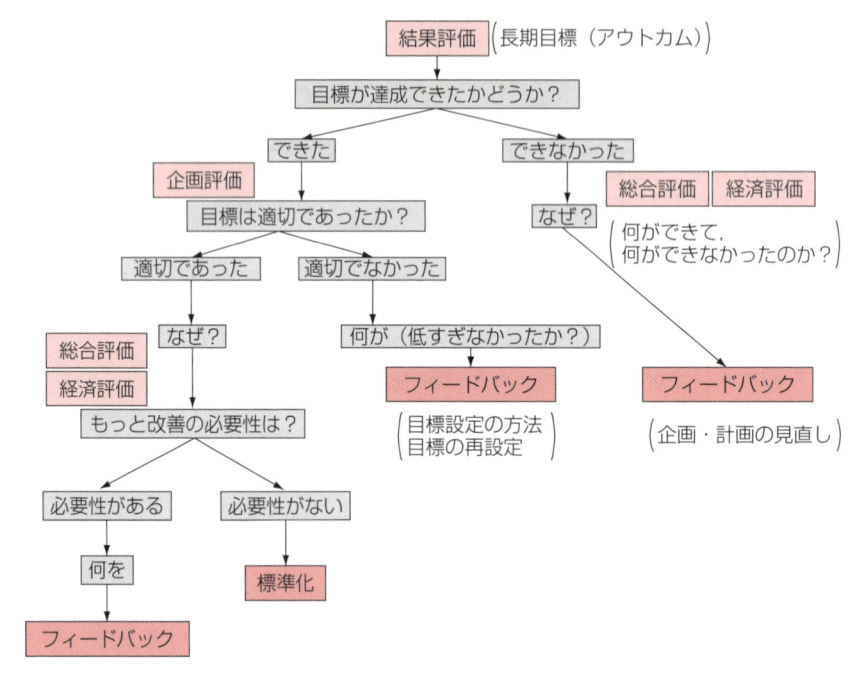

図2.10 実施後段階におけるフィードバックの流れ

されているか．順調に実施されていないとしたら，その原因は何か．
④ 評価の方法，評価のデザインは適正であるか．

フィードバックを行うことにより，企画・計画の質を確保する．

(2) 実施後段階でのフィードバック

栄養ケアプランを実施後に短期目標の達成状況（アウトプット）を評価し，中・長期目標達成のために結果をフィードバックする．さらにその企画終了後には，中・長期目標の達成状況（アウトカム）を評価し，より有効性の高い企画を検討するため，その結果をフィードバックする．

影響評価，結果評価，総合評価，経済評価の結果をもとにフィードバックを行う（図2.10）．
① 目標が達成できたか．
② 目標を達成できた場合には，目標は適切であったか（低すぎなかったか）．
③ なぜ目標を達成できたのか，なぜ達成できなかったのかを明らかにする．
④ 目標が達成できなかった場合には，なぜ達成できなかったかを分析する．

フィードバックを行うことにより，より有効性の高い企画，プランの確立，標準化＊を

＊ 標準化（standardization）：標準化とは，誰もが等しく，より有効性の高い方法で企画や計画を実践することができるよう，実践のための方法や手順などを整理し，マニュアル化することをいう．標準化を行うことにより品質の向上，効率性の向上（経済，時間など）を図ることができる．

目指す．

(3) 記　録

　的確な評価とフィードバックを行うためには，記録が必要である．記録を分析することにより，適正な評価が可能となる．栄養ケア・マネジメントにおける記録は，計画段階から栄養ケア・マネジメントの各段階，評価，フィードバックの段階，報告書に至るまで，すべての段階で行う（表2.37）．また情報の共有化を行い，より客観的な評価を行うため，記録は誰もが理解しやすいよう，関係者で統一した書式・様式で行うことが必要である．記録は定期的に監査（audit）を行い，記録のなかの不備を見つけだし，確認・修正する．

　医療の現場では記録の方法として，POSに基づいた **POMR**（problem oriented medical record，**問題志向型診療録**）が導入されていることが多い．栄養管理の記録でも，この方法が用いられることが多い（図2.11）．POMRとは，**POS**（problem oriented system，**問題志向型システム**）に基づいた記録の方法をいう．POSとは，問題点をしっかりとらえ，これをいかに合理的・系統的に解決しようかと考える介入のシステムで，POMRは，① データベース（data base），② 問題リスト（problem list），③ 初期計画（initial plan），④ 経過記録からなる．さらに初期計画は，診断計画（diagnostic plan: Dx），治療計画（therapeutic plan: Rx），教育計画（education plan: Ex）から，経過記録は，叙述的記録〔SOAP，主観的情報（subjective data: S），客観的情報（objective data: O），アセスメント（assessment: A），プラン（plan: P）〕，経過一覧表（フローシート），要約（summary: まとめ）からなる．

表2.37　栄養ケア・マネジメントにおける記録

記録の時期	記録の種類
栄養ケア・マネジメントの開始時	企画書
栄養ケア・マネジメントの各段階	栄養スクリーニングの記録，栄養アセスメントの記録，栄養ケアプラン，栄養ケアプランの実施経過記録
栄養ケア・マネジメントの終了時	報告書
評価結果の記録	企画評価，過程（経過）評価，影響評価，結果評価，総合評価，経済評価
評価結果のフィードバック時	フィードバックの内容，企画・栄養ケアプランの変更・修正内容

第 2 章 栄養ケア・マネジメント

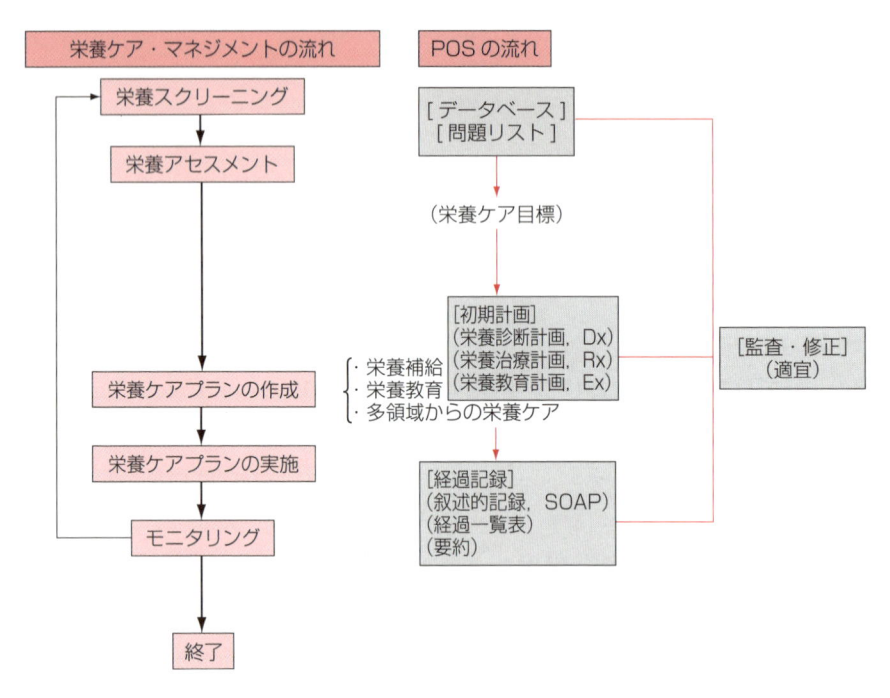

図 2.11 栄養ケア・マネジメントと POS

CHAPTER 3 栄養ケア・マネジメントにおける栄養教育

　栄養ケア・マネジメントにおける栄養教育は，対象者の身体計測，臨床診査および臨床検査などによる栄養スクリーニングにおいて疾病などに罹患の恐れがある可能性が高いと判断することである．また，栄養アセスメントは，その結果からリスクの高い対象者に対して，身体計測，臨床診査および臨床検査などの何が，どのように問題なのか，あるいは疾病の重症度などを判断することである．この判断に基づいて対象者にとって最適な栄養ケアプランを算出するとともに，日常の生活において実践できるような具体的な栄養・食事療法を提案するのである．具体的な提案にあたっては，本人および家族と十分に話し合うことが必要である．これが**インフォームド・コンセント**（説明，納得，同意）であり，決して医療者の計画を押し付けてはならない（パターナリズム）．そのための栄養教育である．また，栄養補給計画を実践するにあたり，より効果的な成果をあげるために必要な知識や情報を対象者に伝え，対象者自らが今後の食生活やライフスタイルを改める行動変容を起こさせることが管理栄養士の重要な役割である．すなわち，適正な食事内容を維持・継続するための指導・教育の方法を検討し，個人に対して具体的な改善目標を明らかにすることである．

　栄養教育の最大の目的は，病態や病状に応じた適切な栄養補給法・量を決定するとともに，現在の栄養状態を十分に把握することである．これによって，疾病の治療や生活習慣病などの重症化予防あるいは進展阻止に貢献し，対象者の**生活の質**（QOL）を向上させることができる．そのことが結果として医療費の抑制効果をもたらすことになる．

3.1　栄養状態と栄養補給

　栄養教育を進めるためには，傷病者の病態や栄養状態，咀嚼・嚥下機能，消化管機能などから適切な栄養補給法を選択し，現在の病態に応じた栄養補給量を決定するための知識と技術を習得する必要がある．一般には最も自然で生理的な経口栄養法によって補給されるが，病態や病状などにより静脈栄養法や経管栄養法などが用いられることもある．どの

方法を選択するにあたっても口腔・嚥下機能や消化管機能に合わせた食形態の工夫や食事の摂取支援，食欲増進のため嗜好にも十分配慮する．

傷病者の治療栄養量は，多くの疾患では学会の栄養治療管理基準に基づいて設定される．現在の栄養状態（疾病コントロール状況）を身体測定，臨床診査や臨床検査値によって把握し，その結果に基づいて判断している．また，疾病罹患の経緯によっても栄養評価は分かれる．現在の栄養状態を評価するためには，1〜3か月前の検査データの結果と合わせて検討することも必要であり，現状を認識しつつ1〜3か月先の栄養状態を予測し，その間に行うべき療養行動についていくつかの案を示し，本人自らの判断により決定することが望ましい．それこそが栄養教育である．

現在の栄養状態を把握するためには図3.1に示すとおり，前回の栄養指導から今回の栄養指導までの期間にどのような療養行動が行われたかを把握し，その結果が今回の検査結果に現れたと考える．これらの測定データはそれぞれの検査時のデータであり，それぞれのみで診察日の栄養状態が判断できるわけではなく，またそのデータが単独で存在するわけでもない．疾病コントロールの状況は，発症以来行ってきた療養行動の良否が定期検査に現れているのである．患者の療養行動は，糖尿病を例にみれば，血糖値，HbA1c値，身体症状の有無および合併症の出現などが**強化因子**（結果，報酬）として働き，診察時の評価とも結びついて患者のセルフケア行動に影響を与えている．患者は強化因子に一喜一憂し，それまでの療養行動の良否の結果とは考えられない．つまり，直近では過去1か月間の療養行動の結果であり，それらは栄養・食事療法，運動療法あるいは薬物療法などをどの程度実行してきたのかという実行度を表している．どのような療養行動が効果的であったか，また，どのような問題があって十分な療養行動が行えなかったのかなど，療養行動はあまり省みられていないのである．

栄養食事指導の面談にあたっては療養行動を把握することが必要なことであり，そして，

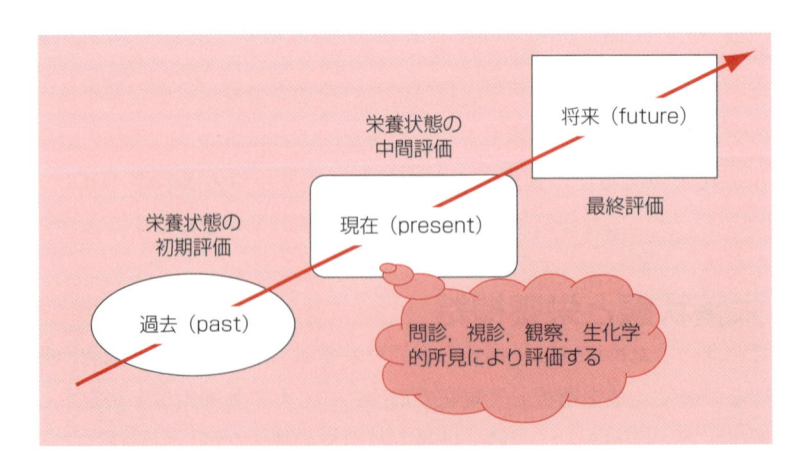

図3.1 栄養状態の把握

次回の診察日（面談日）までにどのようなことを行うべきなのかを明確に示さなければならない．このことから考えれば，栄養評価はあくまでも「中間評価」であり，現時点での身体計測，臨床診査および臨床検査の結果から，次回の診察日までの短期間に修正可能な生活習慣について，患者あるいはその家族と修正方法について話し合うとともに十分に説明することが必要となる．

現在，疾病コントロールの良否については，各学会における病期別の栄養管理基準を参考にしている．その一例として糖尿病の血糖コントロール基準を表 3.1 に，血糖コントロールの評価を表 3.2 に，および参考症例を続けて示す．

表 3.1 血糖コントロールの指標と評価

目 標	コントロール目標値		
	血糖正常化を目指す際の目標	合併症予防のための目標	治療強化が困難な際の目標
HbA1c（NGSP 値）（%）	6.0 未満	7.0 未満	8.0 未満
注	適切な食事療法や運動療法だけで達成可能な場合，または，薬物療法中でも低血糖などの副作用なく達成可能な場合の目標とする	対応する血糖値としては，空腹時血糖値 130 mg/dL 未満，食後 2 時間血糖値 180 mg/dL 未満をおおよその目安とする	低血糖などの副作用，その他の理由で治療の強化が難しい場合の目標とする

※いずれも成人に対する目標値である．ただし，妊娠例は除く．
糖尿病治療ガイド 2016-2017（日本糖尿病学会）より．

表 3.2 血糖コントロールの評価

HbA1c（%）	コメント
5.9 未満	今のところ糖尿病の可能性は低い，あるいは糖尿病であってもコントロール良好
6.0〜6.4	糖尿病の予備軍（境界型）であるか，糖尿病であってもコントロールは良好．境界型でも，肥満，脂質異常症，高血圧症合併例では，心筋梗塞や脳卒中などの危険は高まることに注意する
6.5〜6.9	糖尿病の可能性が高いが，今のところ薬物治療は必要でない場合が多い．治療中の患者では，コントロール良好であると判断される．生活習慣改善目標を立て，定期的な検査で効果を確認する
7.0〜8.3	糖尿病と診断，コントロールはあまりよくない．食事・運動療法を実行しても，7（7.4）% 以上が継続する場合，薬物治療が必要である．合併症の進展に血糖コントロールが影響する．医療機関受診を確認する
8.4 以上	糖尿病，コントロール不良であり，合併症進展の危険が高い．薬物治療が必要な場合が多いが，食事・運動療法による改善も欠かせない．治療によって必ずよくなること，合併症の予防効果も高いことを強調する．治療コンプライアンスの低い人が含まれている．治療中断歴のある人ではフォローが欠かせない

日本糖尿病学会ガイドラインより．

第3章　栄養ケア・マネジメントにおける栄養教育

【参考症例：64歳　女性　主婦　2型糖尿病】

病歴：25年前に2型糖尿病と診断．その後高血圧，脂肪肝を合併．5年前に教育入院し，1200 kcalの基礎食を体験している．現在，近医にて経口血糖降下薬および降圧薬を処方されている．HbA1c（JDS値）5.5～6.8%でコントロールしていたが，徐々に食事摂取量が増し，服薬を調整しても血糖値が高い状態が続いたため，病院に再入院となった．

所見：身長158 cm，体重70.5 kg（5年前に比し＋5 kg），BMI 28.24 kg/m^2，ウエスト周囲長92 cm，血圧156/82 mmHg，空腹時血糖値172 mg/dL，HbA1c（JDS値）10.3%，グリコアルブミン（GA）24.0%，AST 81 IU/L，ALT 73 IU/L，TC 172 mg/dL，HDL-C 47 mg/dL，TG 76 mg/dL，インスリン13 μU/mL，尿たんぱく（＋），腹部エコーでは肝臓の腫大と辺縁鈍化が認められた．

経過：食事の量と間食が多いタイプの摂取エネルギー量過多である．間食を止める，食事量の再確認などエネルギー量の制限を指導した．家族の協力もあり，食事量が守られたことで4週間後には，体重が67.5 kgと2.5 kgの減量に成功した．血圧148/73 mmHg，食後1.5時間血糖値72 mg/dL，HbA1c（JDS値）8.4%，GA 15.7%，インスリン12 μU/mL，尿たんぱく（±）となり，かかりつけ医からの経口血糖降下薬（グリメピリド）は2 mgから1 mgに減量した．3か月後には，体重66.5 kgとさらに減量し，血圧177/80 mmHg，随時血糖値217 mg/dL，HbA1c（JDS値）6.6%，GA 17.3%，尿たんぱく（－）であった．

さて，本症例は，高血圧，脂肪肝を伴う肥満の2型糖尿病でメタボリックシンドロームである．メタボリックシンドロームの診断基準について，本症例の検査などから評価をしてみると次のとおりである．

① 腹囲　ウエスト周囲長92 cm（診断基準　男性85 cm以上，女性90 cm以上：内臓脂肪面積が100 cm^{2}以上）

メモ　HbA1c値（JDS値）とGA値

どちらも血糖コントロールの指標となる「糖化たんぱく質」であり，HbA1c（JDS値）は約1～2か月前の血糖コントロール状況を表し，GA値は約2週間前の平均血糖値（血糖コントロール状況）」を表している．血糖が安定しているときにはGA値はHbA1c（JDS値）の約3倍である．それ以上の数値を示す場合には，① 最近血糖値が高く（悪化）なってきた，② 食後の血糖値が高い，③ 失血などによる貧血がある，などが考えられる．また，GA値が低い場合には，① 最近の血糖値の低下，② 夜間血糖値が高値である，③ 多血症などの可能性が考えられる．

　HbA1c（JDS値）の基準値：4.3（4.7）～5.8（6.2）%　　（　）内はNGSP値
　GA値の基準値：12.4～16.3%

② 血圧　血圧 156/82 mmHg（収縮期血圧　130 mmHg 以上かつ／または拡張期血圧 85 mmHg 以上）

③ 血清脂質値　TG 76 mg/dL，HDL-C 47 mg/dL（TG 150 mg/dL 以上かつ／または HDL-C 40 mg/dL 未満）

④ 血糖値　空腹時血糖値 172 mg/dL（空腹時血糖値 110 mg/dL 以上）

次に，本症例は 4 週間で 2.5 kg の体重減少を達成しており，それとともに肝機能検査値と血糖値は改善し，GA 値は正常域にまで低下している．この間の体重減量から 1 日あたりエネルギー摂取量の減少量は下記のように算出する（ただし，体脂肪 1 g あたり 7.2 kcal とする）．

　－2.5 kg × 7200 kcal ＝ －18000 kcal
　－18000 kcal ÷ 28 日 ＝ －643 kcal

よって 1 日あたりのエネルギー量は－650 kcal となる．

本症例で，療養指導実施 3 か月後の時点で食事記録よりエネルギー摂取量を算出したところ，平均エネルギー摂取量は 1000 kcal であった．3 か月間この食事を続けていると計算上どれくらいの体重減量が可能であるのか，標準体重（IBW）55.0 kg（54.9 kg）として算出してみると，標準体重を維持していた場合には，エネルギー摂取量は　55 kg × 30 kcal ＝ 1650 kcal となる．

これに上述の 1 日あたりの減量エネルギー量は 650 kcal であるから，従来の推定摂取量は　1650 ＋ 650 ＝ 2300 kcal となり，最近の平均エネルギー摂取量は 1000 kcal であることから，次の計算によって，

　1000 kcal － 2300 kcal ＝ －1300 kcal × 90 日 ÷ 7200 kcal ＝ 16.25 kg の減量が可能となる．

また栄養食事指導において，栄養素の摂取量の評価だけでは日々の食生活は行えないので，この 3 か月後の食事記録からどのような食品を，どれくらい（量），どの程度の間隔（頻度）で，どのような調理法を用いていたのかを検討した．その結果，小魚を含め魚介類や大豆製品が多く摂られており，調理法では煮物が多いことがわかった．1 日のたんぱく質摂取量は約 80 g，塩分は 11.4 g と推定された．この病期には，たんぱく質摂取量は標準体重あたり 1～1.2 g とされており，本症例の 1 日のたんぱく質量は約 55～66 g（62 g：エ

> **メモ**　**体脂肪量とエネルギーの蓄積**
>
> 体脂肪組織重量 1 kg は約 7200 kcal のエネルギー蓄積（体脂肪 1 g ＝ 7.2 kcal）がある．体重の変化量を脂肪組織量の変化と仮定すると，ある期間の体重変動量により，その期間の摂取エネルギー量の総量を算出することができる．
>
> 　Δ体重（kg）× 7200 kcal により総エネルギー蓄積量が算出できる．

ネルギー比 15％）と算定された．

　このたんぱく質量を目安に指導したところ，6 か月後には体重 65.5 kg，血圧 138/72 mmHg，脈拍数 65/分，GA 16.5％，HbA1c（JDS 値）5.8％，尿たんぱく（−）となった．その後も体重や運動習慣が維持でき，グリメピリドは中止，降圧薬も減量できた．

　1 日 1000 kcal 程度の厳しいエネルギー制限食では長期的には低栄養，骨格筋低下などにより易感染性や不活動性を招き，かえって健康を損ねてしまうことがある．とくに高齢者では，大きな負のエネルギーバランスとならないよう注意するとともに，微量ミネラル（銅や鉄），ビタミン類の不足による貧血，血清アルブミン，Hb，LDL-C の値の変化を注視する．また，エネルギー制限食では糖質や脂質の制限が主となるため，相対的にたんぱく質の過剰摂取となりやすい．

　肥満の糖尿病患者の場合は，体重が標準体重に近づくに従ってエネルギー摂取量を増加させることが必要である．一定の減量が見込まれた段階で，標準体重あたり 30 kcal と摂取エネルギー量を増加し，体脂肪や骨格筋が消耗しないような栄養量の確保が必要である．とくに BUN，Cr，尿酸値，たんぱく尿などの腎機能についてモニタリングし，適切な食事コントロールに心がける．

　このように，対象者の栄養評価は，各種の療養行動の方法や内容と密接に関連していることから，管理栄養士はこれらの情報の収集を行うとともに，食事記録の分析に十分注意し，病期に応じた適切な栄養教育を行うことが求められる．

3.2　栄養・食事療法とは

　栄養・食事療法は，薬物療法，外科療法，理学療法，運動療法などと並んで病気を治療する手段として重要である．人は毎日，食事をすることによって，生命活動に必要な栄養素を得て，身体の構成成分やエネルギーをつくり出している．

　食事（栄養）摂取の過剰・偏重・欠乏，栄養素の代謝異常，食生活のアンバランスなど，適正な栄養素量が長期にわたって摂取できない状態が続くことによって，さまざまな疾病が発症する．高齢者の低栄養問題や成壮年期の生活習慣病（悪性腫瘍，心臓病，脳血管障害，肥満・やせ，糖尿病，高血圧など）の発症など，課題の多くは生活習慣，とくに食生活と運動習慣とのかかわりが深く，そうした疾病の予防・治療に食事を積極的に役立てなければならない．

3.2.1　栄養・食事療法の目的

1）栄養状態の改善：病態に応じた必要栄養量（必要エネルギー，たんぱく質，脂質など）を供給することによって免疫力を向上させ，自己治癒力を高める．
2）病態の改善・良好なコントロール：代謝機能，消化・吸収能，循環器機能，腎臓機能などの異常で起こる生体内変化に応じたエネルギー，栄養素の量・質的調整を行うことに

より，疾病の治療および重症化予防を行う．
 3）栄養補給法（食形態など）の考慮：咀嚼，嚥下，消化・吸収能に応じた食事内容（形態，量，回数など）にすることで，摂取栄養量の向上を目指す．
 4）医療費抑制など経済効果の発揮：感染症の予防，自己治癒力の向上，薬剤投与量の減少，合併症の予防，入院日数の短縮などにより医療費の削減に貢献する．

3.2.2 治療食の分類と栄養・食事療法の考え方
　治療食は患者の病態や体格（身長，体重），年齢，性などに適した必要栄養量と咀嚼・嚥下機能や消化・吸収能など身体機能に合わせるべき食事の形態的分類（流動，三分粥，五分粥，全粥など）の組合せから成り立っている．また，治療食は**一般治療食**と**特別治療食**に大別されている．

- **一般治療食**：エネルギーや栄養素の特別な制限がなく患者の栄養状態をよくするために提供される食事であり，常食，軟食（全粥，五分粥，三分粥など），流動食などがある．
- **特別治療食**：医師が発行する食事箋（患者個々の適正な栄養量などの指示書）に基づいて調製される食事をいう．食事箋の形式には**疾病別食事管理**と**栄養成分別管理**とがある．ここでは形態別分類と栄養成分別分類の観点から栄養・食事療法について述べる．

3.2.3 栄養成分別管理
（1）エネルギー調整食
　必要エネルギー量の算定は病態や栄養状態，身体活動量などから，標準体重を用いて算定する場合が多い．三大栄養素の割合はエネルギー比（P：F：C ＝ 15：25：60）によって設定する．また，たんぱく質は，1.0〜1.2 g/標準体重 kg を確保し，脂質をエネルギー比で 20〜30％ とし，残りを糖質とする．一般にエネルギー調整食は低エネルギー食のことをいう場合が多い．エネルギー調整食の適応疾患を表 3.3 に示す．

表 3.3　エネルギー調整食の適応疾患とエネルギーの目安

適応疾患	エネルギーの目安量（kcal）
肥満	800〜1600
糖尿病	1200〜1800
脂質異常症Ⅳ型	1400〜1800
脂肪肝	1400〜1800
高尿酸血症，痛風	1600〜1800
慢性肝炎，非代償性肝硬変	1600〜2000
（食塩制限の付加，3〜6 g）	
高血圧	1600〜2000
心臓病	1400〜2000
妊娠高血圧症候群	1600〜1800

1）肥満，脂肪肝：低エネルギー食により体内でエネルギーの不足状態をつくることで，体脂肪の分解を亢進させ脂質代謝の改善を図る．過栄養性の脂肪肝では有効である．

2）糖尿病：インスリンの作用不足によって起こるさまざまな代謝異常疾患である．インスリン非依存型糖尿病の場合は体重コントロールによってインスリンの感受性を高め，インスリン抵抗性を改善させる．また，この場合は，低血糖を起こさないように少量頻回食を取り入れてエネルギー量を調節する．

3）脂質異常症：栄養・食事療法の第一段階では摂取エネルギーの適正化，栄養素のバランスが取れた食事摂取，コレステロールの制限，食物繊維の摂取，アルコールの量，抗酸化ビタミンの摂取などに配慮する．第二段階では，脂質異常症のタイプ別に対応し，とくに中性脂肪が高値を示すⅣ型ではエネルギー調整食は有効である．

4）高尿酸血症，痛風：体脂肪率と尿酸値には相関関係があることから体重のコントロールは重要である．ほかに，プリン体含有食品やアルコールの制限，野菜，果物などのアルカリ性食品や水分の摂取などに配慮する必要がある．最近では，尿酸生成抑制剤や尿酸排泄促進剤が有効であることから栄養・食事療法は薬物療法の補助的手段とされている．

5）高血圧，心臓病，妊娠高血圧症候群：低エネルギー食に食塩制限を付加する栄養・食事療法である．食塩制限については食塩調整食を参照のこと．低エネルギー食による体重減少は，循環血液量の減少により心臓の負担を軽減させると同時に末梢血管の抵抗性を改善させる効果がある．肥満を合併した高血圧や心臓病の場合には，減塩より体重減少のほうが有効な場合が多いといわれている．狭心症や心筋梗塞の原因となる動脈硬化の危険因子を除去するうえでも低エネルギー食は有効である．

また，妊娠高血圧症候群の治療には体重コントロールを行い減塩食にする．妊娠糖尿病の予防のためにも，非妊娠時から肥満していた場合や妊娠による体重増加が著しい場合は低エネルギー食を適用する．

(2) たんぱく質調整食

たんぱく質摂取量を調節する食事である．1日の給与量が0〜60 gの低たんぱく質食と80 g以上の高たんぱく質食に大別される．低たんぱく質食の原則は，糖質と脂質によりエネルギーを十分に補給（35 kcal/kg IBW/日）することである．エネルギーが不足すれば，アミノ酸からの糖新生により体たんぱくの異化が促進され，窒素化合物の生成が増大するなど，たんぱく質制限の効果が低下する．

高たんぱく質食にする場合には，たんぱく質の利用効率をよくするために，高エネルギー，高ビタミン，高ミネラル食とする．適応疾患を表3.4に示す．

1）慢性肝炎（急性増悪期）：食欲不振や消化不良などの症状が出現するために，脂質を制限した軟食となる場合が多く，たんぱく質は40〜50 g/日程度とする．症状が軽減すれば肝再生能力を高めるために，できるだけ早い時期にたんぱく質の投与レベルを上げる．

2）慢性肝炎（回復期）：肝細胞修復のために高たんぱく質（70〜90：1.2〜1.5 g/kg/日），

表3.4 たんぱく質調整食の適応疾患とたんぱく質の目安量

適応疾患	たんぱく質の目安量
慢性肝炎（急性増悪期）	40〜60（0.7〜1.0 g/kg/日）
（回復期）	70〜90（1.2〜1.5 g/kg/日）
肝硬変（代償性）	70〜80（1.2〜1.3 g/kg/日）
（非代償性）	30〜50（0.5〜0.8 g/kg/日）
急性腎不全（乏尿期）	0〜20（0.3 g/kg/日以下）
急性糸球体腎炎，急性腎不全（利尿期）	30〜40（0.5〜0.7 g/kg/日）
慢性腎臓病（ステージ1）尿たんぱく 0.5 g/日以上	50〜60（0.8〜1.0 g/kg/日）
慢性腎臓病（ステージ2）尿たんぱく 0.5 g/日以上	50〜60（0.8〜1.0 g/kg/日）
慢性腎臓病（ステージ3）尿たんぱく 0.5 g/日以上	40〜50（0.6〜0.8 g/kg/日）
慢性腎臓病（ステージ4〜5）	40〜50（0.6〜0.8 g/kg/日）
（透析期）	60〜80（1.0〜1.3 g/kg/日）
ネフローゼ症候群	50〜70（0.8〜1.1 g/kg/日）
栄養失調，やせ，貧血	60〜120（1.0〜2.0 g/kg/日）

高エネルギー，高ビタミン食とする．

3）**肝硬変（代償期）**：エネルギー量，たんぱく質（70〜80：1.2〜1.3 g/kg/日），脂質量などは慢性肝炎の食事に準ずる．食塩の過剰摂取は避けたほうがよい．

4）**肝硬変（非代謝期）・肝不全**：高アンモニア血症の予防や治療のために，たんぱく質は1日に30〜50 g（0.5〜0.8 g/体重kg）に制限する．腹水や浮腫の予防・治療のために，食塩の制限（5 g/日以下）も付加する．フィッシャー比の低下を防ぐために，**分岐鎖アミノ酸**（BCAA：バリン，ロイシン，イソロイシン）が豊富に含まれる食品，経腸栄養剤（経口あるいは経静脈投与）を使用してフィッシャー比を上げる．

5）**急性糸球体腎炎**：たんぱく質を30〜40 gへ制限し，浮腫，高血圧，乏尿に対する食塩・水分制限，高カリウム血症ではカリウム制限を行う．回復に従って制限を緩和し，最終的には一般食とする．

6）**急性腎不全**：尿毒症を予防するためにたんぱく質を0〜20 gへと著しく制限する．なお，早期にかつ頻回に透析療法を行うこともあり，この場合はたんぱく質の制限を緩和する．塩分制限は厳しく（乏尿期では無塩，利尿期では3〜5 g，回復期では5〜7 g）制限する．たんぱく質は，体重1 kg/日あたり，乏尿期では0.2 g，利尿期では0.5 g，回復期では1.0 gに制限する．とくに，乏尿期にはカリウムや水分を厳しく制限する．

7）**慢性腎臓病**：慢性糸球体腎炎，糖尿病性腎症，腎硬化症，慢性腎不全などが含まれる．栄養・食事療法に関しては，慢性腎臓病（CKD）のステージ分類に則った食事療法基準を参考にする．

8）**慢性腎臓病（透析期）**：透析を開始すると窒素化合物が除去されるために，たんぱく質摂取量を増量する必要がある．腹膜透析ではたんぱく質が透析液に流出するため，血液透析よりも多くたんぱく質を設定する．逆にエネルギーでは，腹膜透析時は食事からのエ

ネルギーを 10 ～ 20% 減らす必要がある．いずれの場合もナトリウム，カリウム，水などの調節が必要で，これらは，高血圧，高カリウム血症などの有無によって決定する．また，糖尿病性腎症の場合はたんぱく質の制限と同時にエネルギーの制限も必要となる．

9）ネフローゼ症候群：腎機能が正常な場合はたんぱく質を制限しないが，腎機能の低下が見られる場合やその心配がある場合はたんぱく質を 40 ～ 50 g へ制限する．

10）栄養失調症・やせ，貧血：全身の栄養状態を回復させるために，高たんぱく質を投与することになるが，たんぱく質の利用効率をよくするために，最終的に高エネルギー，高たんぱく質，高ビタミン，高ミネラル食となる．しかし大量の栄養を急速に与えると，リフィーディング・シンドローム（refeeding syndrome）という，低リン血症，低カリウム血症，低マグネシウム血症などの代謝異常を起こすことがある．またインスリンの分泌に異常が起こり，高血糖，低血糖を引き起こすこともある．したがって，栄養補給は急激に与えるのではなく，ゆっくりと増量していくことが肝要である．

(3) 脂質調整食

脂質コントロール食とは脂質の投与量を調節した食事で，脂質含有量が 1 日に 20 ～ 30 g の低脂質食と，不飽和脂肪酸の量を増大させた高脂質食に大別することができる．肝炎，膵炎，胆嚢炎，胆石症などの急性増悪期から回復期への移行過程には脂質が 1 日に 20 g 程度の食事が用いられる．この時期には食欲不振や消化不良などが起こるため，流動食や軟食が利用されることが多い．回復期になると，脂質は 30 g 程度投与できるようになり，常食が摂取できるようになる．

高脂肪食は，血清コレステロールを低下させるために，飽和脂肪酸を減少させ不飽和脂肪酸を多くした食事である．コレステロールや中性脂肪の体内合成を抑制するために摂取エネルギーも制限し，コレステロールそのものの摂取量も 1 日 300 mg 以下に制限する．適応疾患を表 3.5 に示す．

1）肝炎：急性肝炎や肝硬変期などで黄疸が見られるときには脂肪制限を行う．

2）膵炎：急性期には絶飲食で静脈栄養を行う．回復期には糖質を中心とした流動食から開始し，軟食（三分粥，五分粥，全粥），常食へと進めていく．この場合においても厳し

表 3.5 脂質調整食の適応疾患と脂質の目安量

適応疾患	脂質の目安量（g）
急性肝炎	20 ～ 30
慢性肝炎（急性増悪期）	20 ～ 30
急性膵炎（回復期）	10 ～ 20
慢性膵炎（回復期）	20 ～ 30
胆嚢炎（回復期）	20 ～ 30
胆石症（回復期）	20 ～ 30
脂質異常症Ⅱa 型およびⅡb 型	50 ～ 60

い脂肪制限を行う（10〜20 g/日）．慢性期にはたんぱく質の摂取量を多くする（1.0〜1.2 g/kg/日）が，脂肪は20〜30 g/日の制限を行う．

3) **胆囊炎，胆石症**：急性増悪期には絶食にて静脈栄養法を用いる．この間に消化管への刺激を抑え炎症を鎮めて，患部の修復を図る．急性症状が治まると，流動食，軟食，常食へと食事を進める．軟食までは脂肪の量は20 g程度とする．回復期に入っても，慢性膵炎や胆石症などでは再発防止のために原則的には低脂肪食が適応され，脂肪は30 g程度にする．

4) **消化器疾患**：胃炎，胃・十二指腸潰瘍，消化器がんなどの患者で嗜好的に油っこい食事を嫌った場合も低脂肪食が適応される．

5) **脂質異常症のIIa型およびIIb型**：IIa型はLDLコレステロールが増加し高コレステロール血症を呈するタイプで，栄養・食事療法は，摂取エネルギーの制限，P/S比の増大，摂取コレステロールの制限となる．IIb型はLDLコレステロールとVLDLコレステロールが増加し，高コレステロール血症および高中性脂肪血症を呈するタイプで，IIa型の食事内容に，砂糖や果糖などの糖質やアルコールの制限が付加される．

6) **食物繊維の摂取**：血清コレステロールを低下させるには，とくに，水溶性食物繊維である果物に多いペクチン，海藻に多いアルギン酸，こんにゃく粉に多いコンニャクマンナンなどが有効である．

(4) 食塩制限食

2010年4月に改定された「**日本人の食事摂取基準2010年度版**」（厚生労働省）では，ナトリウム（食塩相当量）摂取量の目標値が，男性は1日10 g未満から9 g未満に，女性は8 g未満から7.5 g未満へと低減された．

国民健康・栄養調査によると現在の平均摂取量は約11 gである．日本人の食文化には，塩蔵などの食品保存法があり，またみそやしょう油など塩を使った調味料も多く使われてきた背景があり，薄味にもどすのは難しいようである．今回の改正「日本人の食事摂取基準2010年度版」でも食塩の摂取量を早急に低減することは困難だろうと配慮された目標値になっている．

食塩は塩化ナトリウム（NaCl）のことであり，このうちナトリウムの過剰摂取が問題になる．したがって，食塩量は加工食品や調味料などの塩分だけでなく，天然食品に含まれるナトリウム含有量も塩分換算し，それぞれの合計から算出されるものである．治療食でいう減塩食とは，1日の食塩量が6 g未満をいう．

食塩制限の程度は一般に，軽度制限（食塩7〜6 g），中等度制限（5〜4 g），高度制限（3〜1 g）などに分類される．

ナトリウムから食塩への換算式
　　ナトリウム(g)×2.54＝食塩(g)

適応疾患を以下に示す．

1) **循環器疾患**：高血圧，動脈硬化症，脳出血，脳梗塞，狭心症，心筋梗塞，うっ血性心不全などの，エネルギー調整食に食塩制限が付加される．
2) **腎疾患**：糸球体腎炎（急性，慢性），腎不全（急性，慢性），糖尿病性腎症，ネフローゼ症候群，妊娠高血圧症候群などの，たんぱく質調整食やエネルギー調整食に食塩制限が付加される．
3) **肝疾患**：非代償性肝硬変などのたんぱく質調整食に食塩制限が付加される．

食塩制限は，病態，とくに高血圧，浮腫・腹水，尿量などの程度により決定される．

(5) 易消化食

消化管を保護するために，食物繊維や硬い食品など物理的な刺激，化学的および温熱的な刺激などが少ない食品や調理法を用い，胃内の停滞時間が短くなるように，食事の質と量，調理法などに考慮した食事である．先に述べた流動食や軟食も易消化食として扱われるが，さらに消化しやすいように配慮した食事をいう．易消化食の基本的な考え方を表3.6に示す．適応疾患には，消化管術後食，胃潰瘍，十二指腸潰瘍などがある．

(6) 低残渣食

脂質を制限し，エネルギー，たんぱく質，ビタミン類は確保する．低残渣食とし，食物繊維は10 g以下とする．食物繊維の少ない食品を選択し，加熱などして軟らかく消化のよい調理法とする．適応疾患にはクローン病，潰瘍性大腸炎，イレウス（腸閉塞）などがある．

(7) 頻回食

胃・十二指腸の術後は，胃容積の減少だけではなく，胃液の分泌も減少する．術後は腸の蠕動，排ガスを確認後，食事を開始する．絶食直後の固形食は腸粘膜の剥離や下痢の原因になることもあり，少量で消化吸収がよく，適度に胃液を分泌させる流動食，軟食（三分粥，五分粥，全粥）を用い，1日5～6回程度に分割した頻回食とする．

適応疾患には急性・慢性胃炎，胃・十二指腸潰瘍，過敏性大腸炎，食道静脈瘤，消化管術後，ポリープ切除，潰瘍性大腸炎，クローン病などがある．潰瘍性大腸炎，クローン病などの炎症性腸疾患の場合は，さらに消化しやすいよう配慮し，食品や調理に用いる脂質

表3.6 易消化食の基本的な考え方

1. 高エネルギー食，高たんぱく質食による体力増強を図る
2. 刺激物（香辛料，酢，梅干し），酸味，塩分，糖分の高いものは避ける
3. 繊維質の多いものは避ける（きのこや海藻は避ける）
4. 消化のよい食品を与える
5. 熱い食物や冷たいアイスクリームは避ける
6. カフェインやアルコールは避ける
7. 揚げ物のように脂質の多いものは避ける

の量や脂肪酸組成にも配慮が必要である．食事の基本は，使用する食材を限定し消化の負担を軽減した内容とする．

3.2.4 栄養食事指導の実際
(1) 患者情報の収集

栄養食事指導の第一歩は，患者の病態や生活習慣（食事，運動等）などの情報収集である．臨床診査，臨床検査，身体計測，食事調査などを通して，遺伝的要因や後天的要因（生活習慣など），環境要因（職場や家族など），心理的要因などの**主観的包括的アセスメント**（**SGA**, subjective global assessment）と臨床検査データや身体計測，摂取栄養量などの客観的データ（**ODA**, objective data assessment）から問題点を導き出し（アセスメント），問題解決に至る教育計画（プラン）を立てることである．

① **情報源としての診療録（カルテ）**：患者属性（性，年齢，住所など），主訴，既往歴，家族歴，生活歴（学歴，職歴，趣味，嗜好など），現病歴，治療方針，処置，薬剤処方歴，身体計測，臨床検査データ，バイタルサイン（体温，血圧，脈拍など），患者の心理状況など，医師，看護師，薬剤師などの医療スタッフが行っている診療内容について情報を得る．

② **臨床診査**：病歴や栄養・食歴などを聞き出す問診と身体状況を把握するための観察などから，栄養状態を評価する．とくに栄養状態の変化により出現する自他覚症状の観察は重要な意味をもつ．

● **患者・家族への問診**：栄養食事指導で求められる問診は，疾病の状況（現病歴）を知ることであり，現在の疾病に影響を及ぼしてきたと考えられる問題点を，既往歴，家族歴，栄養・食事歴，個人歴・社会歴（生活歴）などから把握する．患者との信頼関係を築くためのプロセスとして重要である．

・**現病歴**：現在の疾病について，患者がどのように理解しているか，また，診療録（カルテ），看護記録，経過記録などから，治療内容や服薬内容などを確認する．

・**栄養・食事歴**：体重の変化，食欲の有無，食事摂取の変化（量，内容，期間），食事パターン（食事時刻，欠食，間食，外食，早食い，まとめ食いなど），偏食，嗜好，飲酒状況，健康食品（サプリメントを含む）の利用状況などを把握する．

・**既往歴・家族歴**：過去あるいは継続治療中の疾患とその治療内容について把握する．また，家族，親族などの遺伝的素因や共通の生活習慣などによる家族性の疾患との有無を調べる．

・**個人歴・社会歴**：食生活に影響を与える①生活パターン，②心理的・社会的・経済的背景，③家族的背景，④価値観などから，患者個人のバックグラウンドを把握する．個人のプライバシーに立ち入ることになるので，十分な配慮が必要となるが，行動変容を修正する場合の根本的な部分である．

・**知識度・認識度**：栄養・食事療法に関する知識や認識の程度により，栄養教育の方法や

効果が大きく異なる．

　知識がないから生活改善ができないのか，それとも，生活改善に対する意欲が足りないかである．知識があっても多くの場合には行動変容に結びつかないところに生活改善の難しさがある．

●**身体状況の観察**：全身状態，身体機能・活動状況，皮下脂肪・骨格筋の状況，身体各領域でみられる栄養に関連した身体徴候の観察を行う．とくに，全身状態を把握する ① バイタルサイン（脈拍数，血圧，呼吸状態，体温，意識状態），② 体格（身長・体重），③ 顔色，④ 表情，⑤ 浮腫・腹水，⑥ 脱水，⑦ 精神状態などは栄養補給計画の重要なデータとなる．

③ **身体計測**：各組織，臓器は栄養素の貯蔵庫でもあり，体脂肪，骨格筋，内臓たんぱく質などの体構成成分を知ることができる．ⅰ）身長・体重，ⅱ）上腕三頭筋部皮下脂肪厚，ⅲ）上腕周囲長などの身体計測から体脂肪や筋肉量を推定することができる．最近ではインボディ測定検査などによる体成分分析（筋肉量や体脂肪量など）が行われている．生活習慣病では，とくに体重コントロールが重要であり，食事の摂取状況や運動量を把握しながら体重と体成分の経時的な計測を行うことで改善効果を検討することも必要である．

④ **生化学検査**：血液一般検査，血液生化学検査，尿検査など，病態の把握や栄養指導のコントロール目標を示す場合に必要となる．栄養評価や疾病に関する検査項目の基準値等については常に確認できる資料を備えておく必要性がある．

⑤ **食事調査**：個人や集団の食物摂取量や栄養摂取量を把握するために食事調査が行われる．栄養必要量と比較検討することで，栄養素の出納バランスや栄養バランス，あるいは，食習慣などを把握することができる．食生活の実態を把握することは疾病との関係を明らかにすることからも重要である．一般によく使われている食事調査方法を表3.7に示す．

(2) 栄養アセスメントによる問題点の把握（分析と整理）

　臨床診査，臨床検査，身体計測，食事調査から得られた患者情報から，病態を把握し，疾病の発症と栄養摂取状況，食生活状況，食生活を決定する因子，食歴，体重歴などが，どのように関わっているかをアセスメントし，問題点を抽出する．共通の主観的包括的アセスメント（SGA）のチェックポイントを表3.8に示す．

① 肥満症におけるアセスメント

1. 主観的包括的アセスメント（SGA）：体重の変化，健康時体重（20歳時の頃），家族歴，合併症の有無，1日の栄養摂取量，1日の運動量（生活活動度），ストレス調査など．
2. 身体計測：身長，体重，％体脂肪，体脂肪量，腹囲など．
3. 臨床検査データ：血糖値，HbA1c，T-C，LDL-C，HDL-C，TG，UA（尿酸），AST（GOT），ALT（GPT），γ-GTP，ChE（コリンエステラーゼ），尿素窒素，クレアチニン，TP，Alb，TSH，遊離T3，遊離T4，コルチゾールなど．
4. 安静時代謝量，腹部CTで測定した内臓脂肪量などから多角的に分析評価する．

表3.7 よく使用される食事調査

食事記録法		一定期間内に摂取した料理名，摂取量，食品名などを，リアルタイムに記録していく方法．記録法には秤量記録法と目安量記録法とがある
	秤量記録法	秤，計量カップ，計量スプーンなどを使って，実際の食品の重量，容積を科学的単位で測定記載するものである
	メリット	材料の測定，調理中廃棄量の測定，食後の残菜量の測定がされ，現行の食事調査法のなかでは最も真の値に近いものとされる
	デメリット	被験者にとって手間がかかり，逆に誤差の原因となることもある
	目安量記録法	実際の重量測定は行わず，通常食品を数える単位である目安量で記録していくものである
	メリット	秤量記録法に比べて簡便．目安量法でも重量，容量が明白である市販品，加工品などは秤量記録法と変わらない正確な数値を得ることができる
	デメリット	現実には食品の数と種類も多く，その使用量にも大きなバラツキがあるため目安量記録法の誤差は大きい
24時間思い出し法		面接者が，調査日前日の食事内容（食品名，目安量，調理法など）をフードモデルや写真などを用いて目安量で推定しながら聞き取る方法
	メリット	被験者は思い出し期間が前日1日だけなので，比較的思い出しやすい．調理品の名称，目安量だけで済むので，被験者，面接者とも回答・聞き取りがしやすい．
	デメリット	面接者の前日の記憶に基づいて接収した食品名を同定し，摂取量に関しても目安量から重量を推定しなければならない．摂取量の正確性を欠くだけでなく，1日調査では個人の習慣的な摂取量は推定できない．
食物摂取頻度法		一定数の食品を列挙し，その摂取頻度を質問する調査は，過去の習慣的な食事摂取状況を把握するために開発された方法
	メリット	比較的簡易で回答者の負担が少なく，多人数の調査に適用できる．食事と疾病との関係が疫学的に解析できる．
	デメリット	思い出し期間が漠然としているだけでなく，食事摂取量が厳密には算定できない．

表3.8 主観的包括的アセスメント（SGA）のチェックポイント

1) 食生活のチェックポイント
　① 摂取量：多くないか，満腹になるまで食べていないか
　② 食事内容：バランスを考えているか，甘いものや油っこいものが多くないか，野菜嫌いではないか，毎日同じものばかり食べていないか
　③ 食事の時間：ほぼ同じ時間に食事をしているか，夜遅く夕食をとって，すぐ寝ていないか
　④ 食べるスピード：早食いの習慣があるか，よく噛んで食べているか
　⑤ 1日の食事のバランス：朝食を抜いていないか，昼食は軽めに早くすませていないか，夕食をまとめ食いしていないか
　⑥ 間食：おやつなど甘いものをよく食べる習慣がないか
2) 飲酒・喫煙・運動習慣のチェック
3) 生活リズム（規則性，休養，睡眠など）のチェック
4) 環境要因（仕事，勤務時間，経済的問題など），心理的要因（ストレスなど）のチェック

② 脂質異常症におけるアセスメント
1. 主観的包括的アセスメント（SGA）：肥満症と同じく，過栄養状態の把握に留意する．とくに，過去の最大体重や生活習慣，あるいは動脈硬化性疾患（心筋梗塞，脳梗塞など）の家族歴などを把握する．また，身体所見ではコレステロールの沈着による黄色腫（皮膚黄色腫，アキレス腱肥厚，角膜輪）の有無を確認する．
2. 身体計測：身長，体重，BMI，％体脂肪，体脂肪量，腹囲など．
3. 臨床検査データ：T-C，LDL-C，HDL-C，TG は必要な検査項目であるが，続発性脂質異常症の鑑別のため検査は重要である．
4. 動脈硬化症のリスクファクターの有無をチェックし，その数等に応じて，治療目標値を決定する．

③ 糖尿病におけるアセスメント
1. 主観的包括的アセスメント（SGA）：体重の変化，家族歴，合併症の有無（肥満：BMI が 25 kg/m^2 以上，脂質異常症：LDL-C，HDL-C，TG の値で判定），食習慣（外食など），飲酒量の確認，1 日の栄養摂取量，1 日の運動量（生活活動度），浮腫の確認など．
2. 身体計測：身長，体重，％体脂肪，腹囲，腹部 CT で測定した内臓脂肪面積など．
3. 臨床検査データ：糖尿病の診断に要する検査のほか，合併症を調べる検査として，眼底検査（糖尿病性網膜症），尿たんぱく検査，微量アルブミン検査（糖尿病性腎症），腱反射，知覚検査（糖尿病性神経障害），心電図（狭心症，心筋梗塞）．

④ 高血圧におけるアセスメント
1. 主観的包括的アセスメント（SGA）：体重の変化，家族歴，合併症の有無，1 日の栄養摂取量，1 日の運動量（生活活動度），ストレス調査，飲酒歴，喫煙歴など．
2. 身体計測：身長，体重，％体脂肪，腹囲など．
3. 臨床検査データ：脂質異常症の合併症を防ぐために，T-C，LDL-C，HDL-C．
4. 食事調査：食塩，野菜・果物（カリウム，マグネシウム，食物繊維）などの摂取量を把握する．

(3) 栄養・食事指導の目標設定
① 栄養食事指導の実施
●**動機づけ**：疾病に対して問題意識がなければ行動変容は期待できない．行動を起こすには何らかの目的やきっかけが必要である．しかし，生活習慣病の場合は，初期の段階にあっては自覚症状もなく，食生活の改善を勧められてもさほどその必要性を認識する人は少ない．しかも，長年身に付けてきた食習慣だけに，変えることへの抵抗感や負担感があるために行動変容は容易なことではない．そこで，最初に動機づけが必要であり，食生活を改善することの必要性とその意義について理解させるために，下記の教育内容によって進める．
(1) 食生活診断項目（問題点）の説明
(2) 改善項目の指導（量，内容，食べ方など）

(3) 食事記録のつけ方の説明
(4) 体重，血圧など経過観察に必要な項目の記録について
(5) 生活習慣病が重症化することによる合併症について

● **態度（意識）の変容**：食生活改善の意思が確認できれば，自発的・能動的な学習姿勢をもたせられるような取り組みを行う．難しく負担になるようでは，円滑に行動変容が進まないことから，状況を判断しながら，比較的取り組みやすい方法を示すことが重要である．生活習慣病予防のための食生活の理解を深める教育内容の例を下記に示す．

(1) 生活習慣病予防・治療のための健康講座（たとえば，糖尿病教室など）への参加
(2) 生活習慣病（各疾患）の食事づくりの要点を学ぶ（講義と調理実習など）
・食材の選択，献立づくりの要点
・調理法の工夫
・盛り付けの工夫など

● **行動の変容と習慣化**：食生活改善の定着を図るために，きめ細かなフォローを行う必要がある．また，定着するには時間を要するので，繰り返し継続指導を行うことが重要である．また，栄養指導の継続状況に応じて，食生活改善に対する評価を試みることで，反省点の確認，意欲の再向上が得られやすい．

(1) 食生活の再チェック：栄養管理のポイントを表 3.9 に示す．
(2) 身体計測・血圧測定など
(3) 自己診断・自己評価の実施

表 3.9 栄養管理のポイント

疾病	栄養管理のポイント
肥満	BMI 25 以上が対象 ① 低エネルギーにする，② 栄養素の必要量を確保する，③ 食物繊維は十分摂る，④ 規則正しく食べる
糖尿病	① 摂取エネルギーの制限，② 3大栄養素のバランス（エネルギー比でたんぱく質は 12 ～ 20%，脂質は 20 ～ 25%，糖質は 50 ～ 60% が適正）を摂る，③ 食物繊維を摂る，④ 食後血糖値が上昇しにくい食品を積極的に摂る，⑤ 合併症への配慮
高血圧	① 減塩によりナトリウムを制限する，② 摂取エネルギーの制限，③ たんぱく質を十分摂取する，④ カリウム，マグネシウムを積極的に摂る，⑤ 食物繊維を摂る，⑥ 特定保健用食品（特保）を活用する
脂質異常症	高中性脂肪血症 ① 低脂肪食とする，② 低エネルギー食とする，③ 糖質とアルコールの制限 高コレステロール血症 ① 低エネルギー食とする，② 飽和脂肪を制限して不飽和脂肪を増やす，③ コレステロール摂取量を控える，④ 食物繊維を増やす，⑤ コレステロール低下食品の利用

● **栄養指導の評価：継続指導**
(1) 臨床的評価：身体計測，臨床検査値など
(2) 教育的評価
- 栄養摂取状況……食事調査（3日間）
- 食生活・食行動……アンケート調査
- 栄養・食事療法に対する知識度・意識度……アンケート調査

(3) 教育方法についての評価（栄養指導記録より）
- 教育プログラム
- 個人教育の内容
- 指導媒体

(4) QOL の改善：教育後の自覚症状の変化（良くなっているか，悪くなっているか？）

② **教育目標の設定**

　栄養アセスメントより得られた問題点の改善が図れるように，個々人の内容に応じた教育目標を設定する．目標設定時に検討すべき事項は，① 問題の質と重要度，② 問題解決の優先順位，③ 問題解決の難易度，④ 対象者の要求度，⑤ 対象者の理解度などである．基本的には，最初は，拒否反応を起こさせないために教育目標（ゴール）を低く設定し，経過に従って徐々に高めていく．最も重要なことにしぼる．優先順位をつけて，簡単に達成できそうなことを第一目標にする．数値を示すなどして具体的な表現に心がけることが重要である．

　具体的な目標設定については，対象者や問題点の内容により，短期目標，中期目標，長期目標の3段階に分けて検討すべきである．

● **短期目標**：日常の行動目標として無理なく実践できるもの．患者の状況からして，比較的容易に達成できる内容であることが望ましい．患者の実行度や理解度をみながら調整する．例を下記に示す．
① 毎日体重，血圧を測りグラフ化する．
② 主食の1回の摂取量を必ず守る（多いときには残す）．
③ しょう油や食塩はかけ過ぎないようにする．
④ 1日に30分以上歩くことを心がける．
⑤ アルコールは日本酒1合に留めるなど．

● **中期目標**：長期目標への到達の可能性を示唆できるものとし，患者がそこに到達したことである程度の自信を獲得し，最終目標達成への意欲を増大させることができるもの．
① エネルギー，各種栄養素の適正量の摂取
② 体重：肥満Ⅲ度から肥満Ⅱ度への改善
③ 高血圧：中等度から軽度への改善
④ 空腹時血糖値：160 mg/dL から 130 mg/dL への改善など

● **長期目標**：最終的に到達すべき目標であり，QOL の高い日常生活ができる状態を設定する．患者の意欲が引き出せる内容とし，多少難易度が高いものでもよい．
① バランスのとれた食事を習慣化させる．
② 体重を 10 kg 減らして，血圧の正常化をはかる．
③ 空腹時血糖値，HbA1c を基準値にまで下げるなど．

3.2.5 栄養・食事療法の実際
（1）目標体重の設定と適正なエネルギー量の算定

必要なエネルギー量を確保しながら，体重を適正にコントロールする．肥満を解消し，血糖や血圧，血中脂質を改善させることが重要である．適正なエネルギー量は年齢，性，身長，体重，生活活動量，病態などによって求められる．一般には身長から計算した標準体重と日常の活動量（労働強度別）から求められる．

① 目標体重の設定

目標体重は一般には**標準体重**を用いる．標準体重の算出には，BMI 法が用いられる．標準体重と現体重にかなりのギャップがある場合には，段階的に減量計画を立てる．社会生活を続けながらの減量では，精神的な負担にならないように 1 か月に 2.0 kg 程度の減量目標が理想とされる．

標準体重の算出方法：BMI 法　身長(m) × 身長(m) × 22 ＝ 標準体重

② 必要エネルギー量の算定方法

1 日の**必要総エネルギー量**は，kg（標準体重）あたりの労働強度別の消費エネルギー（表3.10）から算出する場合と，一定期間内に減量する目標値から算出する方法がある．

● kg（標準体重）あたりの労働強度別の消費エネルギーから算出する場合

「身長 170 cm の医療職種」の場合を下記に示す．

標準体重の算出：1.7 × 1.7 × 22 ＝ 63.58（64 kg）
1 日の総エネルギー量の算出：64 × 25 〜 30 ＝ 1600 〜 1920 kcal（肥満度によって体重 kg あたりの数値を変える）

● 減量する目標値から算出する場合

毎日の摂取エネルギー量が 2,200 kcal（実測値）である患者が，1 か月で 2 kg 減量させたいと考えた場合

1 kg 減量させるためには，約 7,200 kcal のエネルギー量を減らす必要がある．1 か月に 2 kg 減量するには，7,200 kcal × 2 ＝ 14,400 となる．

1 日あたりにすると，14,400 kcal ÷ 30 日 ＝ 480 kcal（約 500 kcal）となる．

したがって，1 日の総エネルギーの必要量は，2,200 kcal − 500 kcal ＝ 1,700 kcal　となる．

表3.10　労働強度別と体重kgあたりの消費エネルギー量

労働強度	職業や状態の例	消費エネルギー（体重kgあたり）
軽い	高齢者，幼児がいない専業主婦，管理職，短距離通勤の一般事務，研究職，作家など	25 kcal
中等度	育児中の主婦，長距離通勤の一般事務，教員，医療職，製造業，小売店主，サービス業，輸送業など	25～30 kcal
やや重い	農耕作業，造園業，漁業，建築・建設業，運搬業など	30～35 kcal
重い	農耕・牧畜・漁業の最盛期，建築・建築作業現場，スポーツ選手など	35～40 kcal

(2) 肥満を防ぐ食生活

① 規則正しい食生活を心がける
- 1日3食，食事時間を決めて，規則正しく食事を摂る．
- ひとり分の量をとり分け，時間をかけてゆっくりと食べる．
- まとめ食いや大食い，間食は控える．
- 朝食を抜いたり，夜寝る前の食事はやめる．

② 野菜や低エネルギー食材をとる
- 野菜，こんにゃく，きのこ，海草など，低エネルギー食品で食物繊維やビタミン，ミネラルを多く含む．
- お浸し，和え物，サラダなど，バラエティーに富んだ献立を工夫し，毎日食卓にのせる．
- 満腹感を得ることもできるので，たっぷりと食べる．

③ 油脂類を控えた食材や調理法を選ぶ
- 肉を選ぶときは脂身の少ないヒレ肉やもも肉などを選ぶ．
- 揚げ物や炒め物より，焼き物や蒸し物など，できるだけ油を使わない料理法にする．
- 炒め物には，フッ素樹脂加工のフライパンを使って，油の使用料を抑える．

④ 甘いもの・果物を食べ過ぎない
- 砂糖が多く含まれるお菓子や果物類（果糖）の食べ過ぎは，中性脂肪に変わりやすいので注意する．
- 清涼飲料水は砂糖水と同じようなもので，中性脂肪を上げる原因になるので飲み過ぎには注意する．
- 水分補給は抗酸化作用があるカテキン・ポリフェノールが含まれるお茶に変える．

⑤ 量と質のバランスを考えた食事を摂る
- 主食と副食（主菜，副菜，つけ合わせ）という食事の形と食品の組合せから栄養素の配合を考える．

- 主食のご飯・パン・主菜のおかず（肉，魚，卵，大豆製品などのたんぱく質源），副菜の野菜など，一緒に食べることで栄養バランスを考える．
- たんぱく質源はいろいろな食品から選び，使用回数や調理の方法は，1週間あるいは10日間で考える．

（3）脂肪は適量をバランス良く摂取することが重要

脂肪の摂取量は摂取エネルギーの20～25％が適量であり，脂肪酸の摂取バランスにも注意が必要である．食品中の脂肪酸は大きく飽和脂肪酸と不飽和脂肪酸とに分けられる．

① **飽和脂肪酸**：肉類の脂肪，卵，乳製品，バター，ラード，ヘットなどの動物性脂肪に含まれ，摂り過ぎると悪玉コレステロールが増え，脂質異常症を悪化させる．しかし，肉や乳製品には良質のたんぱく質やビタミンがバランス良く含まれている．コレステロールを気にするあまり，肉や乳製品を一切摂らないということがないように注意する．

② **不飽和脂肪酸**：不飽和脂肪酸は一価不飽和脂肪酸と多価不飽和脂肪酸に分けられる．
- 一価不飽和脂肪酸はオリーブ油，菜種油などに含まれ，善玉コレステロールを増加させる．なかでもオリーブ油は悪玉コレステロールを減らし，善玉コレステロールを増やす働きがあるオレイン酸を多く含む．
- 多価不飽和脂肪酸は，大豆油，ごま油，紅花油，米ぬか油などの植物油や青背の魚に多く含まれる．魚油に多く含まれるDHAやEPAも多価不飽和脂肪酸であり，悪玉コレステロールを下げるとともに，血液をさらさらにする働きがある．また，多価不飽和脂肪酸を多く含む植物油の割合をあまり多くすると，動脈硬化を予防する善玉コレステロールまで低下させてしまうので，食品を選ぶ場合，飽和脂肪酸に対して不飽和脂肪酸の比が高い食品を選ぶ．
- 油はなるべく新鮮なものを選ぶ．酸化した油は動脈硬化の原因となるので，高度不飽和脂肪酸を多く含む油は使い方や保存の仕方に気をつける必要がある．油を酸化させないようにするには，揚げ油なら必要以上に高温にしない．揚げ終わったら熱いうちに濾すようにして，油を明るいところに置くのは避けて冷暗所に保存する．

（4）脂質異常症のタイプ別の栄養素の配分

① **LDLコレステロール値の高い脂質異常症（Ⅱa型タイプ）**：エネルギー摂取量のうち脂質の占める割合を25％以下に制限する．獣鳥肉に多く含まれる飽和脂肪酸はコレステロールやトリグリセリド（中性脂肪）を高め，植物や魚に多い不飽和脂肪酸は，動脈硬化を防ぐ働きがあるため，獣鳥肉（牛・豚・鳥肉など）の脂肪を減らして，植物や魚の脂肪を多くする．また，1日に食事から摂るコレステロールの量を300 mg以下にする．

② **高トリグリセリド血症（Ⅳ型タイプ）**：摂取エネルギーの制限に加えて，間食，とくに甘いものや果物の摂り過ぎに注意する．男性の場合は飲酒がおもな原因であることが多いので，節酒する．

脂肪酸の構成比はS：M：P＝3：4：3，n-6/n-3比＝3～4を目安にする．バランス

のよいとり方は，飽和脂肪酸と n-6 系の摂取を抑え，オレイン酸や n-3 系の脂肪酸を摂取することが重要である．とくに，EPA，DHA を多く含む魚類を毎日の献立に取り入れる．

(5) 食物繊維について

① 食物繊維の分類と生理的効果

　食物繊維には，水溶性と不溶性の2種類がある．**水溶性繊維**には，果物，豆類に含まれるペクチンやこんにゃくに含まれるグルコマンナン，海草類のアルギニン酸などがある．その特徴は，コレステロールが腸内で吸収されるのを抑えたり，糖質の吸収を遅くするなどの作用があり，食後の高血糖の改善に役立つ．一方**不溶性繊維**には，腸の働きを活発にし，便のかさを増やして，有害物質を外へ押し出す働きがあり，便秘などの予防効果が期待できる．野菜，キノコ，海藻などを食事の最初に多く食べることで早く満腹感が得られ，食べ過ぎを抑え肥満解消にもなる．また，野菜にはカリウムが多く含まれ，血圧を下げる効果や緑黄色野菜には抗酸化作用のあるビタミンC，E，β-カロテンなどが多く含まれ動脈硬化の予防も期待できる．したがって，食物繊維は1日20～25g以上，野菜などは1日350g以上の量を食べることを目標にする．

② 食物繊維を多く摂るための工夫

● **日本食（和食）を勧める**：食物繊維の摂取量は年々減少している．これは，昔ながらの日本食が食卓から姿を消し，代わりに洋食メニューやインスタント食品が多くなったからである．ちなみに，洋食メニューは高カロリー・高脂肪・低繊維のものが多く，一方，和食は白米や玄米食に野菜の煮物（切干大根，ぜんまい，ひじきなど）といった食物繊維を豊富に含む素材が使われた料理が多く，煮豆やおから，きんぴら，いもの煮付などの伝統的料理は一般にカロリーも低く，低脂肪の食事である．

● **生野菜よりゆで野菜を勧める**：食物繊維をたっぷり摂るには，野菜をできるだけ多く食べる．食物繊維は加熱による損失はほとんどないので野菜は生より，煮たりゆでたりしてかさを少なくしてたくさん食べる．

● **豆・大豆料理を毎日勧める**：大豆は良質のたんぱく質・脂質・糖質をバランス良く含み，ビタミン・ミネラルも豊富な食品であり，しかもコレステロールを含まず，食物繊維の含有量は非常に高いものである．ただし腎障害があり，高カリウム血症の場合には生野菜や果物は制限する必要がある．

(6) 食塩について

① 食塩摂取の目標量

　食塩の過剰摂取は高血圧を惹き起こす原因の一つである．日本人の食塩摂取量は，ここ数年漸減傾向を示しており，2009（平成21）年国民健康・栄養調査結果によると，成人で平均10.7gであり，男性11.6g，女性9.9gであった．現在の日本人の食塩摂取状況をふまえて「日本人の食事摂取基準（2010年版）」では，食塩摂取の目標量は，ナトリウム（食塩相当量）として，男性が9.0g未満，女性は7.5g未満となった．

高血圧については，1日の塩分量を6g未満にすることを目標にしている．

② 塩分を減らすコツ

食塩はしょう油やみそ，ソースなどの調味料や漬物，かまぼこなどの加工食品のほか，うま味調味料（イノシン酸ナトリウム，グルタミン酸ナトリウム）や保存料（安息香酸ナトリウム）にも含まれている．

漬け物，梅干し，塩辛，干物などの塩分が多い食品は控えるべきであり，ラーメンのスープやうどんの汁などは残すように指導する．また，ちくわなどの練り製品，うどんやパン，ベーコンやチーズなどの加工食品は，舌で感じる以上に，塩分が多く含まれているので，食べるときには，できるだけ塩分表示を確認して選ぶ．常用食品に含まれる塩分量を表3.11に示した．

③ 調理の工夫

減塩であってもおいしく食べるためには，味（甘味，酸味，塩味，苦味，うま味），香り，温度，盛り付けなどが大切で，これらの要素をうまく組み合せ，バリエーションのある豊かな食卓（献立）にする．

- 旬の新鮮な素材をとり入れる．

素材の持ち味をいかし，切り方や大きさも工夫して調理し，季節感に富んだ食卓（献立）にして減塩によるあじけなさを補う．

- ハーブ，アルコールを利用する．

ハーブや日本酒・ワインは，食材の臭みを消し，独自の持ち味で食材の味を引き立てる．

表3.11 常用食品に含まれる塩分量

食品名	目安量 (g)	食塩量 (g)/相当量
食パン（6枚切り）1枚	60	0.8
うどん（ゆで）1袋	200	0.6
たらこ（生）	70	3.2
プロセスチーズ	20	0.6
しらす干し（半乾燥品）	40	2.6
ロースハム　2枚	30	0.8
蒸しかまぼこ　2枚	40	1.0
たくあん漬（干しだいこん漬）2切	20	0.5
梅干し（塩漬）1個	10	2.2
甘みそ　大さじ1	15	0.9
淡色辛みそ　大さじ1	15	1.9
しょう油（薄口）小さじ1	6	1.0
しょう油（濃口）小さじ1	6	0.9
カレールウ　一人分	20	2.1
和風スタイル即席カップめん　1個	80〜100	5.5〜7

資料：日本食品標準成分表2010．

- 酢，カボスやレモンなどの柑橘類を酢物，和え物，焼き物に用いる．酸味を上手に使う．
- こしょう，カレー粉，わさびなどの香辛料や香りを利用する．
- こんぶ，鰹節，干ししいたけなどのだし（うま味）をきかす．
- 油の風味をいかしたり焼き魚，炒った胡麻を和え衣にするなどの調理法は，香ばしい風味が味わえる．
- 塩分は一品に重点的に用い，ほかを薄味にして味にメリハリをつける．
- 料理の温度，歯ごたえにも配慮する．
- 盛り付けを工夫する．
- 食塩を多く含む加工食品は賢く利用する．
- しょう油やみそなど，塩分の多い調味料は使う量を減らし，できれば減塩タイプのものを使う．

（7）嗜好品（アルコール，たばこ）について

① アルコール：アルコール過飲者には，高血圧や脳出血が多く，またトリグリセリド（中性脂肪）が高くなりやすいといわれている．またアルコールは，ビール大瓶1本で250 kcal，日本酒1合で200 kcal，ワイン250 mLで190 kcal，ウイスキー1杯で160 kcalとカロリーが高いため，肥満になりやすく，生活習慣病悪化の原因となっている．一方，適切なアルコール摂取はHDLコレステロールを増やし，動脈硬化予防にも良いといわれている．そこで，アルコールはエタノール量として1日25 gまでにすることが勧められる．

アルコールを飲み過ぎないためには，時間をかけて飲む，食べながら飲む，夜12時以降は飲まない，毎日続けて飲まない，強い酒は薄めて飲むといったことを心がける．

アルコールを飲むときに注意しなければならないのが「酒肴」である．酒肴には塩辛いもの，油っこいものが好まれるが，これはコレステロールや中性脂肪を増やすので，自分の適量を知って上手にお酒を飲むことが大切である．コレステロールや中性脂肪が多い人や肝機能が低下している人では，少量のアルコールでも肝臓に負担をかけることになるので，禁酒する．

② たばこ：喫煙は，肺がんだけではなく，口腔がん，喉頭がん，食道がん，胃がんなど，多くのがんのリスクを高めている．また，循環器疾患，呼吸器疾患，消化器疾患，精神疾患，産婦人科疾患，代謝疾患など身体のあらゆる部位の疾患に影響している（表3.12）．

ニコチンにより，心拍数の増加，血圧上昇，末梢血管の収縮などが起こり，循環器疾患の引き金となっている．1日20本を超える喫煙者は非喫煙者に比べ心筋梗塞などの虚血性心疾患発生率が，3.2倍という報告もある．喫煙する妊婦は低体重児の出生，早産などの頻度が高いこともわかっている．また，喫煙は身体の免疫力を低下させ，老化を促進するなど，喫煙者は自覚していなくても，吐き気や咳，頭痛などの原因になっている．

（8）運動療法について

生活習慣病の予防・治療のための運動には，**有酸素運動**とレジスタンス運動がある．有

表3.12 喫煙関連疾患

がん	喉頭がん：33倍，肺がん：5倍，食道がん：2倍
呼吸器疾患	肺気腫，慢性気管支炎，喘息
循環器疾患	狭心症，心筋梗塞，高血圧症，動脈硬化，末梢循環不全
消化器疾患	胃・十二指腸潰瘍，逆流性食道炎
精神疾患	ニコチン依存症
産婦人科疾患	早産，流産，周産期死亡，先天奇形
代謝疾患	糖尿病，骨粗鬆症
神経疾患	脳梗塞，脳萎縮，パーキンソン病，聴力障害
歯科疾患	歯周炎，口内炎，口臭

酸素運動にはウォーキング，水泳，水中歩行，ジョギング，サイクリングなどがある．心臓や肺などの循環器の機能維持や強化，あるいは，体脂肪を燃焼させるのに適している．適正な運動強度は，脈拍数を目安にして，120拍/分（50歳以下），100拍/分（60～70歳）前後の中等度以下（50%VO$_{2max}$程度）であり，1回20～30分以上，1日30～60分，週3～5回行うことを勧める．**レジスタンス運動**はダンベル運動やストレッチ，腹筋，腕立て伏せなどの筋肉に負荷をかける運動で，脂肪は筋肉で燃焼されるので，筋肉を増やせば燃焼する脂肪の量も増やすことができる．また，筋肉量が増えれば基礎代謝も上がり，有酸素運動をしたときの消費エネルギー量を上げる効果もある．運動の効果はすぐに現れないので持続させることが重要である．運動療法で期待される効果と運動禁忌の疾患について表3.13と表3.14に示す．

表3.13 運動の効果

① インスリンの感受性を改善する
② ブドウ糖の利用が増加する
③ 肥満を防ぐ
④ HDL（善玉）コレステロールを増やす
⑤ 高血圧や脂質異常症の改善に役立つ
⑥ 加齢や運動不足によって，体重が減少するときに起こる筋萎縮を防ぎ筋力を高める
⑦ ストレスの解消，爽快感，活動的気分など日常生活のQOLの向上
⑧ 正しい日常生活の習慣化

表3.14 運動禁忌

① 血糖コントロールがきわめて不良であり，ケトーシスを呈しているとき
② 増殖網膜症，眼底出血があるとき
③ 腎不全状態
④ 心肺機能障害（起立性低血圧，呼吸性不整脈の消失，安静時頻脈）

3.2.6 栄養食事指導体制の構築

生活習慣病対策の本質は，個人の自主的な取り組みを促すことである．しかし，生活習慣病は，一向に減る気配はなく，ますます増加傾向にある．それは，長い期間にわたって身につけた生活習慣はそう簡単には変えられないことを意味している．最近では，特定健康診査・特定保健指導の導入〔2008（平成20）年〕やたばこ税の引き上げ〔2010（平成22）年〕をはじめ，さまざまなインセンティブやペナルティを通じて個々人の行動をコントロールする対策が模索されている．一方で，外食の栄養成分表示など，個人の行動変容を支援する環境が整備されつつある．

生活習慣病対策の実効性を高めるためには，多職種協働によって個人の自発的な健康づくりを促す仕組みづくりが必要である．

（1）医療保険・診療報酬制度による栄養教育

疾病の予防・治療の一環として栄養・食事療法は重要で，正しい食生活の実践による健康づくりのためには栄養教育が必要である．入院・外来患者への栄養食事指導（個人・集団）や在宅患者への訪問栄養食事指導が行われている．個人指導と集団指導のメリット，デメリットを表3.15に示す．

① **入院患者に対する栄養食事指導**（入院中2回まで，個人指導130点，集団指導80点）

生活習慣病に限定すれば，初期の段階に対応する教育入院から合併症を併発した重症患者の指導まで多岐にわたる患者への対応が必要である．栄養指導の目標は，①患者に栄養・食事療法の意義と必要性を理解させ，退院後の食生活において，患者自身が栄養・食事療法を実践できるようにすること，②患者に適切な食事ケアと栄養管理を行い，栄養状態を改善させることである．

●**栄養・食事療法の習得**：入院中に提供される食事を教育媒体とすることで，今までの食生活上の問題点が理解できると患者の意欲は向上しやすい．病院食をモデルとして，量・味（塩分など），献立の立て方，調理方法を指導することが望ましいが，現在の在院日数

表3.15 個人指導・集団指導のメリット，デメリット

	個人指導	集団指導
メリット	・良い人間関係が得られやすい（管理栄養士と患者間） ・個人の特性に合った教育ができる（社会環境，知識，理解度，身体状態などを参考） ・栄養指導の目的，栄養・食事療法の具体的内容などについて説明し，患者やその家族が理解できるようにする	・対象者（患者）同士の連帯感から病期などに対する不安が解消される ・ライバル意識が生じて，教育効果が上がる ・一度に多くの患者に教育できる
デメリット	・時間がかかる ・患者に孤独感を与える	・個人の特性がわからないまま押しつけの説明になる可能性がある

は2週間を切っており，短期間で有効な栄養・食事療法を理解させる工夫が必要である．

●**患者の食事ケアと栄養管理**：患者の疾患・病態に合わせた食事の提供を行う．全量摂取することが望ましいが，治療の過程において，治療内容（使用薬剤，外科的療法や放射線療法など），検査，精神的な不安などが食欲に大きく影響を与えることがあるので，経過を観察しながら適切な対応が求められる．食欲不振者への対応については，他の医療スタッフと連携を図りながら進めることが重要である．

●**退院時の栄養食事指導**：入院中の食事を退院後も継続できるようにすることが目的である．したがって，退院後の生活環境（仕事の内容や同居者の有無など）を把握したうえで適切に対応する必要がある．

- 社会復帰により，生活活動量が異なる場合には患者に摂取量の違いを説明する．
- 外食などの摂り方について指導する．
- 同居者が調理する場合には，調理する人への指導が必要である．
- 自炊の場合には，料理の作り方の指導，あるいは，宅配業者の紹介などが必要である．
- 退院後も継続して，栄養指導を受けるように勧めることが重要である．

② **外来患者に対する栄養食事指導**〔月に1回（初回月のみ2回まで），個人指導130点，集団指導80点〕

外来での栄養指導はおもに生活習慣病の患者に行われ，個人指導と集団指導が行われている．

●**指導目標の設定**
- 指導目標（ゴール）と現実との間に隔たりがあると，拒否反応が起こりやすい．したがって，最初は目標を低く設定し，経過を見ながら徐々に高めていく．
- 最も重要なことにしぼる．
- 優先順位をつけて，簡単に達成できそうなことを第一目標にする．
- 数値を示すなどして具体的な表現に心がける．

●**教育の実施**
- 知識・技術の習得：患者に栄養・食事療法に関する知識・技術を習得させる．
- 態度（意識）の変容：栄養・食事療法の意義を理解させ，意識を高める．
- 行動の変容：栄養・食事療法を習慣化させる．

③ **集団教育**：糖尿病・肝臓病・腎臓病，離乳食，妊婦など，同じ疾病をもつ集団を対象に小集団で行われる栄養指導（教室）が多い．

●**知識・技術の習得**
- 医療チームで行う集団指導：糖尿病教室（教育入院など）のように，管理栄養士のほか，医師（糖尿病の基礎知識），薬剤師（糖尿病の薬），看護師（生活上の注意），理学療法士（運動療法）など医療スタッフがかかわって行われる．
- 系統的教育による集団教育．糖尿病にたとえれば，栄養・食事療法の意義，食品交換表

の使用方法，外食時の注意点，使用食品の選択基準，低エネルギー食品の使い方などを系統的に指導する．

● **態度，行動変容**
・学習援助型教育：講師の問いかけに対して，参加者が自己を見つめなおし，問題解決法を自分で決定する．
・参加型学習：講師の話を聞くだけでなく，参加者が主体的に学べる学習法が有用である．ロールプレイ，シミュレーションゲームなどを行うことにより，問題点を理解しその解決方法を考える．

④ **在宅患者の訪問栄養食事指導**（月に2回：在宅療養対象が530点，居住系施設入所者対象が450点）

　在宅患者への栄養・食事指導の目的は，疾患，病態の改善，介護者・調理担当者の負担の軽減，患者が食事を楽しめるようにしてQOLを高めることである．調理担当者に対する調理実技指導，介護担当者に対する食事介助法指導，食材・治療食・介護食などの宅配に関する情報の提供や食品衛生管理上の注意点などを指導することである．在宅医療の対象者のADLが低い，要介護状態，通院が困難（高齢者が多い）であることから，今回のテーマである生活習慣病の栄養・食事指導から除く．

(2) 特定健康診査・特定保健指導

　特定健康診査・特定保健指導〔2008（平成20）年4月開始〕は，「高齢者医療確保法」という法律に基づくものである．40～74歳の医療保険加入者（被保険者，被扶養者）が対象で，特定健診・特定保健指導を積極的に利用することで，バランスの取れた食生活，適度な運動習慣を身につけて生活習慣病を予防することを目的としている．

　この制度の特徴は，全国に約160ある健康保険組合と約1,800ある国民健康保健組合などの医療保険者に対し制度的に義務づけられたことである．これにより，各医療保険者には，特定健診の受診者が少なかったり，あるいは特定保健指導の効果が見られなかったりした場合，医療保険者が拠出しなければならない「後期高齢者医療制度への支援金」が増やされるという，いわば「ペナルティ」が科せられる．逆に，取り組みに優れ，目標達成において最高の評価を得られた市町村などに対しては，保険者の「後期高齢者医療制度への支援金」が最大20％程度減額されるという「アメ」も用意されており，インセンティブ効果を狙った制度となっている．

　平成22年度の特定健康診査の対象者数（約5,219万人）のうち，受診者数は約2,259万人であり，特定健康診査の実施率は43.3％であった．また，特定保健指導対象者となった者のうち，特定保健指導を終了した者の割合（特定保健指導実施率）は13.7.％と低い数値を示している．

　今回の制度は医療保険者に対してペナルティを科し，インセンティブ効果を狙ったものであるが，本来は健康管理は自分で行うものであることから，被保険者に対してもインセ

ンティブ効果が得られる制度づくりが必要である.

(3) これからの栄養・食事指導体制

　栄養士・管理栄養士の養成の目的は，学校や事業所，病院などの特定多人数を対象とした集団給食施設における栄養管理を行うこととされてきた．しかし，近年では食文化の様相が多岐に展開し，活躍の場が広がりを見せている．栄養学が食品栄養学から人間栄養学へと変化し，個別の栄養管理が重要になってきたこと，高齢社会を迎えて健康への意識が高まってきたこと，中食や外食が当たり前になってきたことなどを考えると，栄養士・管理栄養士の活躍する場所は食を提供するすべての場所が対象と考えられる．なかでも，外食や中食での対応は重要であり，また，加工食品メーカーの製造・販売に対して，健康を害すると思われるものについては一定の規制も必要である．

① **外食への対応**：ファミリーレストランや居酒屋などにおいて栄養成分表示は多少見かけるようになったが，まだまだ普及は少数である．高齢化率が高くなってきたことで，生活習慣病を抱えている人も多くなっていることから，エネルギーや脂質，塩分などを調整した食事が必要である．メニュー開発や栄養成分表示だけでなく，料理の選び方や食べる量などに対してアドバイスができる管理栄養士を店内に配置することが必要である．これからは，お客さんの健康を考える飲食店の環境づくりが求められる．

② **中食への対応**：デパートやスーパーの食材や惣菜売り場にも管理栄養士が求められる．夕食のメニューに悩んでいる主婦や単身赴任の男性，糖尿病や高血圧，脂質異常症などの生活習慣病の罹患者がいれば，さらに必要性が高い．

③ **ジャンクフードへの対応**：ジャンクフード（junk food）とは，エネルギー（カロリー）は高いが，他の栄養素であるビタミン，ミネラルや食物繊維があまり含まれていない食品のことで，「ジャンク」とは，「がらくた」・「屑」の意味である．ハンバーガーやドーナツなどのファストフード，ポテトチップス・ポップコーンなどのスナック菓子，砂糖が大量に添加された清涼飲料水などが典型的なジャンクフードにあたる．

　ジャンクフードやスナック菓子の食べ過ぎは肥満発症の危険因子である．また，肥満は糖尿病，高血圧，脂質異常症，心血管疾患などの発症と深いかかわりがあるとされている．ジャンクフードの害に対して規制している各国の生活習慣病対策の例を表 3.16 に示す.

表 3.16　ジャンクフードの害に対する規制

ルーマニア	「ジャンクフード税」を導入し，食品の価格を上げて消費量を減らす．また，ジャンクフード税で得られた税収を糖尿病や肥満の対策や研究費にあてる
アメリカ	子どもを対象とした飲食店にジャンクフードの販売を中止させた．また，ジャンクフードにおまけを付けないことを要請した
ブルガリア	全国の学校の食堂や売店からスナック菓子や清涼飲料水を撤去した
イギリス	16 歳以下を対象としたテレビ番組について，脂肪・糖分・塩分を高度に含む食品の広告が禁止されている

3.3 生活習慣病患者に対する栄養食事指導
3.3.1 生活習慣病とは

生活習慣病（life-style related disease）とは，遺伝要因（遺伝的素因や加齢），環境要因（病原体，有害物質，ストレッサーなど）および生活習慣要因（食習慣，運動習慣，休養，喫煙，飲酒等）が，その発症・進展に関与する疾患群と定義されている．肥満，2型糖尿病，高血圧や心疾患などの循環器疾患（先天性の疾患を除く），脂質異常症（家族性を除く），高尿酸血症，脳血管障害，大腸がん（家族性を除く），肺扁平上皮がん，慢性気管支炎，肺気腫，アルコール性肝障害，歯周病などがあげられる．とくに，がん（悪性腫瘍），心臓病および脳血管障害は日本人の3大死因であり，年間死亡総数の約6割を占めており，また，生活習慣病に要する医療費も総医療費の約1/3（10兆円）を超えている．

このように国民病ともいえるほどの疾患群である生活習慣病の予防あるいは治療には，当事者の健康に対する自覚が最も重要である．日常の生活において，誤った生活習慣（食事，運動，喫煙，飲酒など）を身につけている人に対しては，自らの努力で行動変容するようにサポートできる体制づくりも必要である．今後とも生活習慣病の罹患者は増加すると考えられることから，疾病の早期発見（第二次予防）だけでなく，生涯にわたって積極的に健康増進を図る栄養教育を行うことが求められる．おもな生活習慣と生活習慣病・健康増進との関係については表3.17に示すとおりである．

3.3.2 生活習慣病増加の背景

わが国は，1950（昭和25）年を境として戦後経済が回復し始め，1955（昭和30）年から始まった高度経済成長とともに生活環境も大きく変化し，都市と郊外を結ぶ公共交通機関の整備や自動車の普及に伴う道路網の拡充が進んだ．集団就職によってもたらされた労働者の多くは都市近郊に建設された住宅に入居し，家族構成も従来の大家族制から夫婦と子どもによる核家族が増加した時代となった．自家用車や家電製品の普及，コンピュータの技術革新による情報化社会の到来など，人々の労働は肉体労働から頭脳労働へと大きく

表3.17 おもな生活習慣と生活習慣病・健康増進との関係

生活習慣	がん	心筋梗塞	脳梗塞	脳出血	高血圧	脂質異常症	糖尿病	肥満	歯周病	健康増進
喫煙	×	×	×	(×)	×	—	—	(○)	×	×
高食塩	×	×	×	—	×	—	—	—	—	×
高脂肪食	×	×	×	(○)	×	×	×	×	—	×
過食	×	×	×	(×)	×	×	×	×	—	×
多量飲酒	×	×	×	×	×	×	×	×	—	×
野菜・果物	○	—	○	—	○	○	(○)	—	○	○
運動	○	○	—	—	○	○	○	○	—	○
ストレス	(×)	×	—	×	×	—	—	—	×	×

○：プラスに働く予防因子，×：マイナスに働く危険因子，（　）内：可能性あり．

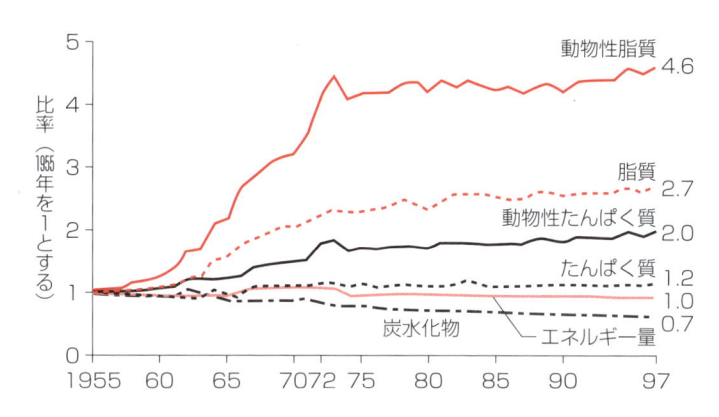

図 3.2 日本人の栄養素等摂取量の推移（国民健康・栄養調査より）
伊藤千賀子, 糖尿病の予防と管理, 診断と治療 (2001), p.1 より作成.

変化してきた.

一方，食環境においては，東京オリンピックや大阪万博などの国際的な行事の開催に伴って，輸入食品の増加，ファストフードに代表される簡便化など食品業界の技術革新により，多くの食品が市場に流通するようになった．また，インスタント食品，冷凍食品の普及，ファミリーレストランなどの外食，持ち帰り弁当やスーパーの惣菜などの中食が発展してきた．この間，女性の社会進出も高まり，各家庭における食事のあり方も大きく変わり，利便性や快適性を重視するようになった．欧米型の食生活の定着とあいまって過食，偏食がみられるようになり，改めて食育の重要性が叫ばれるようにもなった．

このように現代社会は，慢性的な運動不足と過食・偏食の食生活が常在化するという社会生活環境に大きく変化してきた．その結果，肥満を代表とする生活習慣病の増加という新たな課題を生み出すこととなった．国民健康・栄養調査では，摂取エネルギー量は漸減傾向にあるにもかかわらず，肥満者が多い背景には，加齢に伴う基礎代謝量の低下や日常生活における活動強度の低下があり，また，食生活の面では図 3.2 に示すとおり，欧米化した食生活によるたんぱく質および脂質の摂取過多などが指摘されている．

3.3.3 メタボリックシンドロームと生活習慣病

肥満は，単に体重が重いということではなく，脂肪の過剰な蓄積により体重が増加した状態である．脂肪の過剰な蓄積が起こる部位によって**皮下脂肪型肥満**と**内臓脂肪型肥満**に分けられ，とくに内臓脂肪型の肥満がメタボリックシンドロームの元凶といわれている．メタボリックシンドロームは，この肥満を共通の要因として高血圧，脂質異常および高血糖を呈する病態を総称したものである．これらの病態が重複した場合には，虚血性心疾患や脳血管疾患の発症リスクが高くなることから，内臓脂肪を減少させる，すなわち，標準体重に近づけることにより発症リスクを軽減することができるのである．

第3章 栄養ケア・マネジメントにおける栄養教育

　最近の研究によると，脂肪細胞から分泌される**アディポサイトカイン**というホルモン様の生理活性物質が脂肪の蓄積に関与しており，そのなかでも肥満の進行によりアディポネクチンが減少し，TNF-α（tumor necrosis factor-α），レジスチン，レプチン，アンジオテンシノーゲン，PAI-1（plasminogen activator inhibitor-1）などの悪玉ホルモンが増加することがわかっている．メタボリックシンドロームと関連するおもな**アディポサイトカイン**の作用を表3.18に，生活習慣病の判定に用いる診断基準を表3.19にそれぞれ示す．

　肥満，高血圧，脂質異常症，糖尿病などの生活習慣病の発症予防には，体脂肪，とくに内臓脂肪を蓄積させないことである．栄養・食事療法，運動療法を併用し，体脂肪を燃焼させるとともに骨格筋を維持・増強することである．

表3.18　メタボリックシンドロームと関連するおもなアディポサイトカイン

種類	分泌異常	おもな作用
TNF-α	増加	インスリン抵抗性の悪化．その結果，耐糖能低下や高血圧，また，LPL（リポ蛋白リパーゼ）活性を低下させ高TG血症や低HDL血症を生じる
アディポネクチン	低下	アディポネクチンの分泌低下は，インスリン抵抗性を悪化 その結果，耐糖能異常，高TG血症，低HDL-C血症，高血圧を生じる
レジスチン	増加	インスリン抵抗性を生じる
レプチン	増加	食欲中枢へ作用する食欲抑制ホルモンとして同定されたアディポサイトカイン．ヒトの肥満ではレプチン受容体の異常によりレプチン抵抗性を生じ，高レプチン血症となる．高レプチン血症は交感神経亢進により高血圧を生じる
アンジオテンシノーゲン	増加	レニン－アンジオテンシン（RA）系におけるアンジオテンシンの基質であり，RA系を賦活化し高血圧を惹き起こす
PAI-1	増加	プラスミンによる血栓の溶解を抑制，動脈硬化発症のリスクとなる

中村丁次ほか編集主幹，『管理栄養士技術ガイド：現場で必要なすべての技術が詰まったクイックリファレンス』，文光堂（2008），p.264より作成．

表3.19　生活習慣病の判定に用いる診断基準

肥満症	BMI（Body Mass Index）25以上　体重kg ÷ 身長（m）^{2}
メタボリックシンドローム	内臓脂肪蓄積：ウエスト周囲径男性85 cm以上，女性90 cm以上（内臓脂肪面積100 cm^{2}以上に相当） 以下の2項目以上該当した場合 血清脂質異常：TG値150 mg/dL以上 　　　　　　　HDL-C値40 mg/dL未満のいずれか，または両方 血圧高値：最高（収縮期）血圧130 mmHg以上 　　　　　最低（拡張期）血圧85 mmHg以上のいずれか，または両方 高血糖：空腹時血糖値110 mg/dL以上
糖尿病	空腹時血糖126 mg/dL以上 75 g糖負荷試験2時間後の血糖値200 mg/dL以上 随時血糖値200 mg/dL以上 ヘモグロビンA1c（NGSP値）6.5％以上
高血圧	収縮期血圧140 mmHg/拡張期血圧90 mmHg以上
脂質異常症	高LDL-C血症：140 mg/dL以上 低HDL-C血症：40 mg/dL未満 高トリグリセリド血症：150 mg/dL以上 ※血清脂質値：空腹時採血
高尿酸血症	尿酸値：7.0 mg/dL以上

CHAPTER 4 栄養ケア・マネジメントにおける行動科学理論

4.1 行動科学理論の応用

行動科学は，ヒトを含めた動物の行動を客観的に観察，分析し，その法則性を明らかにし，予測，制御することを目的とした学問で，心理学，社会学，人類学など，さまざまな分野から成り立っている．栄養教育の目的は，対象者が望ましい方向に食行動を変容し，習慣化することにある．より実効性のある栄養教育を実践するためには，食行動を行動科学の見地から分析し，理解することが必要である．

4.1.1 行動科学における行動

(1) 行動とは

行動とはヒトを含めた動物の活動のすべてをいい，手足を動かす，声を出す，あるいは唾液を分泌するなど，外部から客観的に観察できる活動（**外顕行動**）と，脳のなかに生じた思考（認知）や感情など，外からは観察できない脳内の活動（**内潜行動**）がある．行動科学では，行動を，きっかけとなる刺激（**先行刺激**）により引き起こされる「反応」としてとらえている．

先行刺激（行動するときの周囲の状況）には，環境や他者の行動などの外的な刺激と，満足感や憂うつなどの内的な刺激がある．行動のうち，前後の刺激と一定の関係をもって反復・継続して生じる反応を**習慣行動**という．習慣行動は，個人と環境との相互作用から学習（経験，訓練）し身についた行動で，意志によらず，刺激に誘発されて起こる**レスポンデント行動**（**不随意行動**）と，結果を見越して意志により起こす**オペラント行動**（**随意行動**）がある（表4.1）．習慣行動は「学習」により変容する．

(2) 行動の成り立ち

人は，ある行動をすれば好ましい結果に結びつく（結果の期待），その行動をなしうると思えるとき（自己効力の期待，**セルフエフィカシー**），行動を起こし，好ましい結果は得られない（負の結果の期待），その行動をなしうることができない（負の自己効力の期待）

第4章 栄養ケア・マネジメントにおける行動科学理論

表4.1 習慣行動の分類

種類	内容	例
レスポンデント行動	意志によらない刺激により誘発される行動（不随意行動）	静電気で手を引っ込める，刺激により唾液が分泌する　など
オペラント行動	結果を見越して意志により起こす行動（随意行動）	横断歩道を渡る，挨拶をする，タクシーを手を上げて止める　など

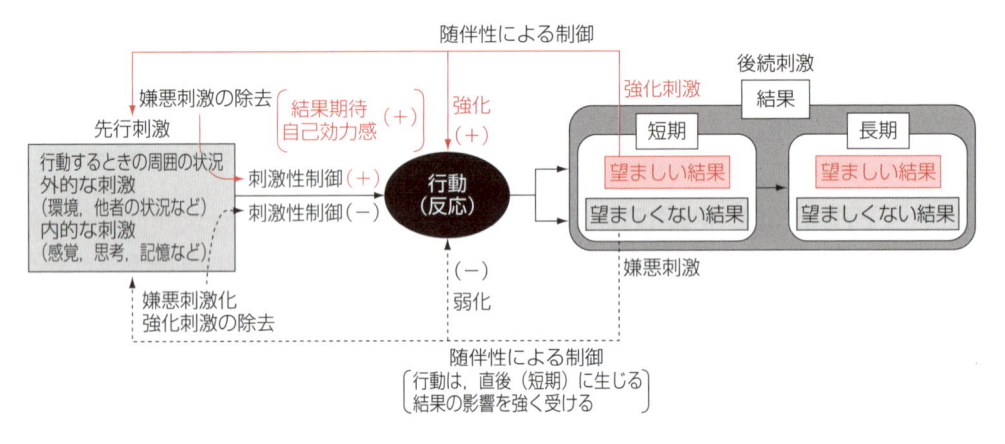

図4.1 行動の成り立ち

と思えるときには，行動を起こさない．

一方，行動により生じた結果（**後続刺激**）も，次の行動に影響を及ぼす（随伴性による制御）．望ましい結果（**強化刺激**）が生じた場合には，その行動は増加し，望ましくない結果（**嫌悪刺激**）が生じた場合には，その行動は減少する（随伴性による制御）．さらに後続刺激は，次の行動の先行刺激ともなる（刺激性制御）（図4.1）．

4.1.2　行動科学における食行動

ヒトの食行動には，①生命活動としての食行動，②嗜好における食行動，③自発的な制限による食行動（栄養・食事療法やダイエットなど），④社会・文化的食行動があり，さまざまな要因（表4.2）が複雑に絡み合い，展開される．

食行動は，生理的な空腹感だけではなく，食物のにおいや精神状態などさまざまな先行刺激（表4.3）により起こり，どんな食べ物をどれくらい，どんなふうに，すなわち，食物の種類や量，食べる速度や咀嚼の状態として表れる．食行動は，満足感や自責感などの短期結果と，体重の変化や体調への影響などの長期結果を生じ（表4.4），またその結果は，次の食行動に影響を及ぼし，食行動の連鎖を形成する．食行動には，多くの強い先行刺激と結びつきやすく，食行動の後には心地よさや満足感が生じやすいという特徴がある．こ

表 4.2 食行動に影響を与える要因

社会的要因	食物の入手にかかわる要因(販売店や飲食店などの状況),情報の入手にかかわる状況,経済の状況,交通の利便性など
文化的要因	生まれ育った環境（家庭，地域・国）による習慣や風習，宗教，教育など
生理的要因	性，年齢，身体状況（疾病の有無，摂食機能，空腹感など）など
心理的要因	精神状態（躁・うつなど），ストレス，嗜好など
認知的要因	個人の経験や知識などに基づいた解釈による認識（○○○は体によい，○○○は体に悪い，など）など

表 4.4 食行動の先行刺激（周囲の環境）

外的な刺激状況	食物（実物，イメージ，においなど），情報（テレビ，雑誌，広告など），人（他者の行動など），場所，時刻　など
内的な刺激状況	身体状況（空腹感，疲労感など），精神状態（楽しい，悲しい，うつ状態，不安，孤独，焦燥感，怒り，退屈など）

表 4.4 食行動の結果

短期結果	感情の変化（満足感，不安感や緊張感・孤独感・焦燥感・怒りの軽減，食べてしまったという後悔，自責感など），体調の変化（食欲増進，腹痛，下痢，吐き気など）
長期結果	体重の変化，体型・容貌の変化，体調・身体状況の変化（病気の軽快，悪化，生活習慣病罹患のリスクの減少・増加など），気分の変化など

のため，食行動を制御することは容易ではない．

4.1.3　行動科学における学習

　学習には，刺激―反応理論（S-R 理論）に基づく**レスポンデント学習（レスポンデント条件づけ）**と**オペラント学習（オペラント条件づけ**，表 4.5），認知理論（S-S 理論）に基づく**認知的学習**がある．刺激―反応理論では，学習は，**刺激**（stimulus: S）と**反応**（response: R）の結合であるとし，刺激に対して新しい反応を学ぶことを学習とする．認知理論では，刺激と反応を媒介するものとして思考などの認知過程を想定し，刺激に対する認知の変化を学習とする．

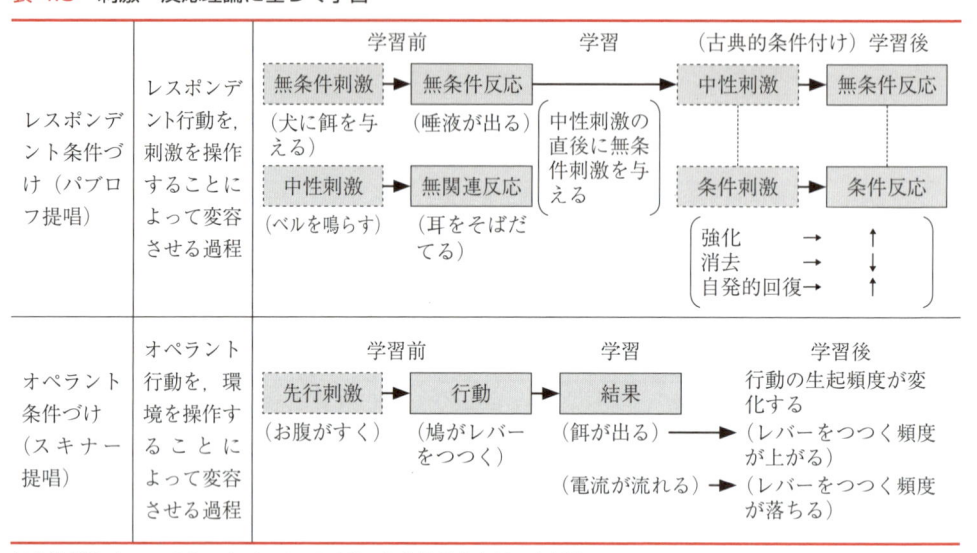

表 4.5 刺激―反応理論に基づく学習

		学習前	学習	（古典的条件付け）学習後
レスポンデント条件づけ（パブロフ提唱）	レスポンデント行動を，刺激を操作することによって変容させる過程	無条件刺激（犬に餌を与える） → 無条件反応（唾液が出る） 中性刺激（ベルを鳴らす） → 無関連反応（耳をそばだてる）	中性刺激の直後に無条件刺激を与える	中性刺激 → 無条件反応 条件刺激 → 条件反応 強化 → ↑ 消去 → ↓ 自発的回復 → ↑
オペラント条件づけ（スキナー提唱）	オペラント行動を，環境を操作することによって変容させる過程	学習前 先行刺激（お腹がすく）	学習 行動（鳩がレバーをつつく） → 結果（餌が出る） （電流が流れる）	学習後 行動の生起頻度が変化する （レバーをつつく頻度が上がる） （レバーをつつく頻度が落ちる）

無条件刺激（unconditioned stimulus: UCS）：無条件反応を起こす刺激．
無条件反応（unconditioned response: UCR）：生体が本来もっている（情動）反応．
中性刺激：無条件（情動）反応を起こさない刺激．
無関連反応：中性刺激によって起こる反応．
条件刺激（conditioned stimulus: CS）：古典的条件づけに基づく刺激．
条件反応（conditioned response: CR）：古典的条件づけに基づく反応．
強化：条件刺激の後に無条件刺激を与える．
消去：条件刺激のみを繰り返すことにより，条件反応が起こらなくなること．
自発的回復：消去によって反応が起こらなくなった後，休憩を挟んで再度，条件刺激を与えたとき，条件反応が起こること．

4.1.4 行動科学の理論とモデル

　行動科学の分野では，これまでに数多くの有効な理論とモデルが提唱されている．栄養教育マネジメントに応用する理論とモデルは，「個人の態度と行動変容に関する理論」，「個人間の関係と行動変容に関する理論」，「集団や社会の行動変容に関する理論」の三つに大別される．対象者の課題や状態に応じて，適切な理論やモデルを選択し，応用する．

(1) 個人の態度と行動変容に関する理論

　個人の態度は，物事に対したときに，行動（反応）への準備状態として内部に形成される．したがって態度から行動を予測し，また態度に働きかけて行動変容を促すことができる．個人の態度と行動変容に関する理論には，健康信念モデル（ヘルスビリーフモデル），行動変容段階モデル（トランスセオレティカルモデル），合理的行動理論，計画的行動理論などがある．

(a) 健康信念モデル（ヘルスビリーフモデル，health belief model）

　ローゼンストックやベッカーらが中心となって提唱したモデルで，行動には，自分の健康状態や疾病をどのように思っているかという信念が必須であり，それが行動に影響して

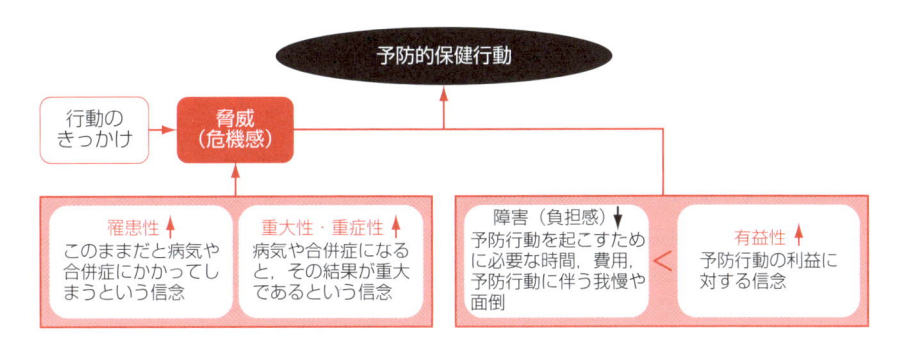

図 4.2 健康信念モデル（ヘルスビリーフモデル）の考え方

いるという理論で，どのような信念をもつと予防行動を起こしやすくなるかを示している（図 4.2）．①-1 疾病への罹患性，①-2 疾病に罹患したときの重大さ，② 有益性，③ 障害を指標として，行動変容の支援を検討する．

(b) 行動変容段階モデル（トランスセオレティカルモデル，transtheoretical model）

プロチャスカらが禁煙支援の研究や実践に基づき提案した**トランスセオレティカルモデル**の構成概念（四つの概念から構成される）の一つで，人の行動は，① 無関心期（前熟考期）→ ② 関心期（熟考期）→ ③ 準備期 → ④ 実行期 → ⑤ 維持期という過程を経て達成するという理論である．対象者が五つの段階（ステージ）のどのステージに位置しているかにより，プロセス理論に従ってステージに応じた支援を行う（表 4.6）．

(c) 合理的行動理論，計画的行動理論（行動意思理論）

合理的行動理論は，エイゼンとフィシュベバインが提唱した，人が行動を起こすためには，行動しようと思う意欲（行動意思）が必要であり，行動意思には「行動への態度」と「主観的規範」が影響するとした予防的健康行動の予測モデルである．**計画的行動理論**はエイゼンが，行動意思や行動に影響を及ぼす因子として，合理的行動理論に「行動コントロール感」を加え提唱した，行動は行動しようとする意思と行動を制御できると認知することによって決定されるとした理論である．人は，その行動を行うことが自分にとって価値があり，また周囲もそうすることを望み，自分もそれに応えたいと思うとき，行動意思が生じ，行動できる．また，その行動を行うことが容易であると認識された場合には，行動意思が起こり，行動は起こりやすくなるが，難しいと認識された場合には，行動意思は抑制され，行動は起こりにくくなる（図 4.3）．

(2) 個人間の関係と行動変容に関する理論

個人の行動は，環境，とくに人（他者）の影響を大きく受け，その影響を取り除くことはできない．個人間の関係と行動変容に関する理論は，人と環境，人との関係性を利用して行動変容を図ろうとするものであり，社会的認知理論（社会的学習理論）やソーシャルネットワーク，ソーシャルサポート（社会サポート）などがある．

第 4 章 栄養ケア・マネジメントにおける行動科学理論

表 4.6 行動変容段階モデルのステージ理論とプロセス理論

行動変容段階モデルのステージ	無関心期（前熟考期）	関心期（熟考期）	準備期	実行期	維持期
ステージ理論（ステージの変化）	6カ月以内に実行する意思がない	6カ月以内に実行する意思がある	1カ月以内に実行する意思があり，かつ何かを始める	行動を変えて6カ月未満	行動を変えて6カ月以上
支援の内容	意思を尊重し，強くは勧めない．気づきのためのヒントを与える	動機づけと行動変容についての強い意志がもてるよう働きかける	決断し，実行できるよう働きかける	行動変容の決意が揺るがないように支援する	習慣化するよう支援する
プロセス理論（変化の経過）	① 意識高揚		⑤ 自己解放 決断と表明	⑥ 偶発的事件の対処（強化のマネジメント）健康行動への褒賞	
	② 動的安堵（感情的体験）健康行動による否定感情（恐れや不安）の解消を感情的に体験			⑦ 援助関係 ソーシャルサポートの活用	
	③ 環境的再評価 不健康な行動と健康的な行動の環境への影響を考える			⑧ 拮抗条件づけ（行動置換）不健康行動の確認，健康行動への置換	
		④ 自己再評価 自分にとっての影響を考える		⑨ 刺激統制 不健康な行動の先行刺激を避ける	
				⑩ 社会解放 健康的な行動を支援する社会規範の変化の確認	

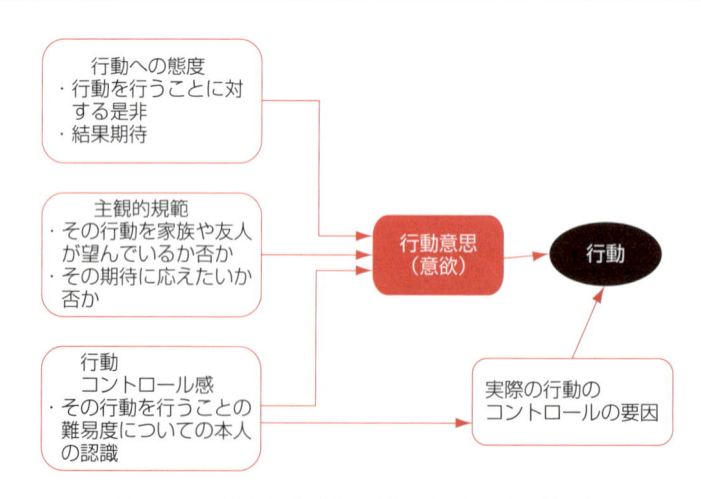

図 4.3 合理的行動理論，計画的行動理論の考え方

- 行動への態度
  - 行動を行うことに対する是非
  - 結果期待
- 主観的規範
  - その行動を家族や友人が望んでいるか否か
  - その期待に応えたいか否か
- 行動コントロール感
  - その行動を行うことの難易度についての本人の認識

→ 行動意思（意欲） → 行動

実際の行動のコントロールの要因

（a）社会的認知理論（社会的学習理論）

バンデューラらが提唱した，人の行動を，人と環境と行動の三者の相互関係のなかでとらえ，説明した理論である．人の行動は，他人の行動の観察学習やシンボルによっても形成，変容され，また直接経験する報酬や罰だけではなく，他者の報酬や罰を見ることや自己強化（自己報酬や罰）によるセルフコントロール，自己の経験や代理経験を通して自己効力を強化することによっても，変容されるとした理論である（図 4.4, 表 4.7）．バンデューラは認知的要因を重視した社会的学習理論を**社会的認知理論**と称した．

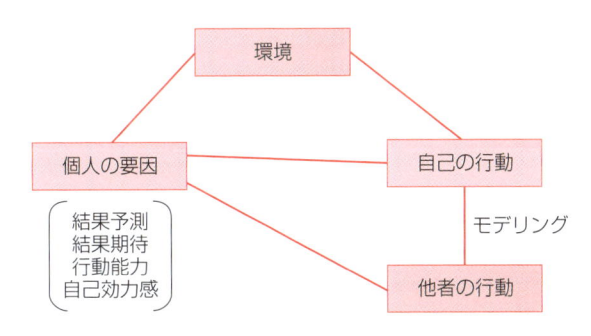

図 4.4 社会的認知理論（社会的学習理論）の考え方

表 4.7 社会的認知理論（社会的学習理論）のおもな概念

概念	定義	行動変容の支援への応用
相互決定主義	行動を個人，環境，行動の3要因の相互関係により理解する考え方	個人要因（結果期待，行動能力など）の強化，環境（生活環境，支援者）の整備などを行う
結果期待	行動の結果に対する期待	望ましい行動により得られる前向きな結果を成功事例を通して示す
自己効力感（セルフエフィカシー）	行動を成し遂げられるという自信	行動のプロセスを細かく分類し，各プロセスを段階的に達成しながら，自己効力感を高める．成功事例の紹介，励ましを行う
観察学習（モデリング）	他者の行動やその結果を観察することにより，行動変容が生じる過程	目標行動のロールモデルの設定，グループ学習やグループカウンセリングを行う
セルフコントロール	自ら設定した目標を達成するために，行動をコントロール・調整すること	セルフモニタリングや自己強化，自己契約の手法を用いる
強化	行動の出現頻度を増加または減少させること．行動の後に提示することにより，その行動に影響を及ぼす刺激を強化子という	外的強化（他者の報酬や罰を見るなど），自己強化（自己報酬や罰）などを用いる

(b) ソーシャルネットワーク，ソーシャルサポート

ソーシャルネットワークとは，個人を取り巻く社会的関係網（家族，友人，職場での社会関係，保健・医療などの専門家など）の集まりをいい，ソーシャルサポートとは，その社会関係網のなかでの相互作用のうち，人々に対して支援するような性質をもつと認められるものをいう．ハウスはソーシャルサポートを，① 共感する，信じるなどの情緒的サポート，② 経済面の支援をする，身の回りの世話をするなどの道具的サポート，③ 問題解決のための情報を与えてくれる情報的サポート，④ 適切な評価を行ってくれる評価的サポートの四つに分類している．健康行動を習慣化，維持していくためには，負担を軽減する，自己管理態度を支援するなどのソーシャルサポートが必須である．

(3) 集団や社会の行動変容に関する理論

社会構造が複雑となった現在，人の行動には，個人のあり方や周囲の支援のみならず，個人を取り巻く地域社会や組織のあり方が大きく影響を与える．集団や社会の行動変容に関する理論は，健康政策や組織経済などの社会システムの整備，個人を取り巻く環境（人的，社会資源）の充実を目指すものであり，社会変革モデル，コミュニケーションモデル，コミュニティ・オーガニゼーションなどがある．

(a) 社会変革モデル

社会変革モデルは，地域住民などの大規模集団や組織全体，社会システムの変化に焦点を当て，個人が望ましい行動を得るためには，社会の仕組みや学校，職場などの組織がどうあるべきかという視点でとらえ，政策や法規などの社会環境の整備を目指したモデルである．**プリシード・プロシードモデル**，**イノベーション普及理論**などがある．

● プリシード・プロシードモデル

グリーンらによって提唱された，ヘルスプロモーションや保健プログラムの計画作成・実施・評価のために必要な段階を包括する理論的枠組みを提供するモデルである．対象となる地域や人々を評価（アセスメント）し，計画を立案するプリシードモデルと，実施，評価するプロシードモデルからなる（図4.5）．

● イノベーション普及理論

新しい技術，商品，考え方などを社会にどのように普及させていくかを考えるための理論である．

(b) コミュニケーションモデル

コミュニケーションモデルは，コミュニケーションの質的，量的な向上を図り，円滑なコミュニケーションを目指すものである．コミュニケーションとは，信号やシンボルを使って情報や意味をつくりだして交換することをいい，言語的，非言語的（情動，動作，態度など），一方向的（マスメディアなど），双方向的（インターネットの利用など）なものがある．コミュニケーションモデルには，1対1のモデルと1対複数のモデルがある．栄養教育にコミュニケーションモデルを応用する場合には，① 送り手，② 内容，③ チャンネ

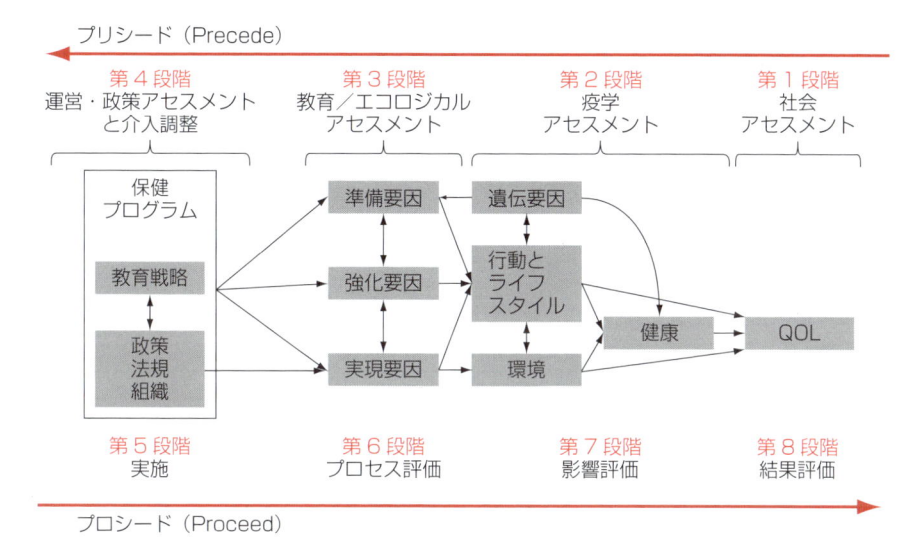

図4.5 グリーンのプリシード・プロシードモデル

準備要因：知識，態度，信念など個人の直接的な要因．強化要因：対象者を取り巻く人々からの要因．
実現要因：社会資源や規則，法律，対象者の技術などの要因．

ル（伝達手段，媒体），④受け手（聴衆），効果（対象者）について，さらに，受け手はどのような人か，受け手にどのような効果を期待するのか，などについて考慮することが必要である．

(c) コミュニティ・オーガニゼーション（地域組織化活動）

コミュニティ・オーガニゼーションとは，コミュニティ（地域や組織）のなかで，地域住民が共通する課題を認識し，ともに取り組み，課題解決し，それによって意識がつくりだされ，住民の組織化が進められていく自主的な地域組織活動をいう．一般に，管理サイクルの発展的展開，すなわち①ニーズの把握，②共同計画の策定，③実施（計画や活動の広報と関連組織との連絡調整，必要な社会資源の開発や活用のための活動），④評価のプロセスに沿って行われる．コミュニティ・オーガニゼーションが成立するためには，継続性のある組織化体制整備が必要である．

4.1.5 行動療法

行動療法とは，1950年代に体系づけられた心理療法で，行動科学の理論を，不適切な行動の修正に応用するための方法の総称をいう．健康増進や生活習慣病の予防・治療などに用いられる．行動変容には，「望ましくない行動を減らす」，「望ましい行動を増やす」，「新しい行動を始める」などがある．問題行動を特定し，その行動をアセスメントし，問題解決を図る仮説を立て，この仮説の達成を目的として，行動を変容させるための具体的方法を選択する（表4.8）．行動療法の目的は，対象者が自分自身の行動をセルフコントロール

第4章 栄養ケア・マネジメントにおける行動科学理論

表4.8 行動変容のための技法

技法	内容
行動目標の設定	目標を明確にし，実行のための動機づけを高め，行動変容のきっかけとする技法．具体的で（いつ，どこで，どのように），達成度が確認できる（数値目標など），達成可能な目標を設定する
目標宣言，行動契約	目標宣言は，目標を具体的に言葉にし，声に出して自分に言い聞かせたり紙に書いて貼ったりして宣言する技法で，コミットメント（言葉にする，誓約，約束の意）と呼ばれる．行動契約は，宣言した目標を実行することを自分や他者と約束する技法をいう．目標宣言や行動契約により目標が明確になり，実践への拘束力が高められ，行動変容が期待できる
自己監視法（セルフモニタリング）	自分の行動を観察・記録・評価する技法．目標の達成状況を意識することにより，望ましい行動が増えたり望ましくない行動が減ったりする効果が期待でき，また目標が達成できた場合には，達成感や自信の強化につながる
刺激統制，逆条件づけ	刺激統制は，問題行動の先行刺激の状況を変えて問題行動の頻度を減らす技法で，逆条件づけは，問題行動を望ましい行動に置き換える技法をいう
認知再構成	人の考え方や物事の受け止め方（認知）が行動変容の妨げになっている場合に，それを修正しようとする技法．否定的な感情を生む思考の歪みに気づかせ，励ましの言葉などによりプラス思考に置き換えるための訓練をする
反応妨害・拮抗	望ましくない反応（行動）を我慢することにより，望ましくない行動の生起頻度を減らす技法．「いらいらするのでケーキを食べたいが，30分我慢する」
行動置換（習慣拮抗）	望ましくない行動が起こりそうになったら，その行動とは同時に両立しない行動を行い，望ましくない行動の生起頻度を減らす技法．「食べたくなったら運動する」など
オペラント強化	オペラント条件づけともいい，オペラント行動を環境を操作することによって変容させる技法．ある刺激を行動の直後に起こさせることにより，その行動の出現頻度が高まるようにすることを「正の強化」，ある刺激を除去してその行動の出現頻度が高まるようにすることを「負の強化」という．行動の生起頻度を高めたり保持したりすることを「強化」といい，強化にかかわる刺激を「強化子」という．強化には，物理的強化，社会的強化，心理的強化，自己強化がある
意思決定バランス	行動を起こすことによる恩恵（肯定的な感情）と負担感（否定的な感情）のバランスをいい，どちらが強いかが，その行動の生起頻度に影響を及ぼす．意思決定バランスには自己効力感が関与している
自己効力感（セルフエフィカシー）	行動を成し遂げられるという自信で，他者の成功体験の観察学習や自分の成功体験などにより，自己効力感を高め，行動変容を促す技法
ストレスマネジメント	行動変容に対して前向きな気持ちを維持するため，行動変容に伴うストレスに対処できるよう訓練すること．ストレスが生じたときに，それを緩和させるための方法を実践させたり（深呼吸や音楽を聴くなど），考え方をよい方向に変えたり前向きになるよう支援したりする
社会技術訓練（ソーシャルスキルトレーニング）	対人交流における自己主張の不適切性を解消するための訓練をいう．行動変容の継続を妨げるきっかけや原因となるハイリスク状況を予測し，それに対する対処方法をロールプレイなどで練習し，望ましい対人交流のための技術を高める
再発予防訓練	改善した行動が一定期間の後に逆もどりしてしまう再発を防ぐための訓練をいう
社会サポート（ソーシャルサポート）	周囲からの励ましや支援により行動の強化を図る技法

表 4.9 行動療法のプロセス

ステップ 1	問題行動の特定	問題となる行動は何かを具体的に言葉で表現する
ステップ 2	行動の分析	自己観察し，その行動と周囲の条件や環境刺激との関係を考える．どのようなきっかけで（antecedent），どのくらいの頻度で起きて（behavior），その結果，何が生じたか（consequent）（ABC モデル）
ステップ 3	行動変容技法の選択	問題となる行動を変えるにはどういう方法がよいかを考える
ステップ 4	結果の確認とフィードバック	よい変化が起きたら，それを励まし続くように工夫する

できるようにすることであり，四つのプロセスに従って行う（表 4.9）．

4.2 カウンセリング技術の応用
4.2.1 栄養教育とカウンセリング

カウンセリングとは，**カウンセラー**[*1]が言語（言葉）や非言語（態度，表情，雰囲気）などのコミュニケーションを通して，心理学的技法によって**クライエント**[*2]の行動変容を援助する行為（人間関係）をいう．カウンセリングは，ラテン語の「相談する」という意味の語に由来しているが，カウンリングではカウンセラーは，指導や助言を行うのではなく，人間の知的面よりも情緒的面に重点を置き，クライエントが自ら問題解決できるよう援助することを目的とする．

栄養教育の目的は，対象者自らが問題点に気づき，望ましい方向に食行動を変容することにあり，栄養教育では，対象者自身が問題解決に取り組むことができるよう支援することが求められる．このような支援を行うためには，相互の信頼関係，すなわち**カウンセリングマインド**[*3]が重要であり，カウンセリングは栄養教育の基盤となる．栄養教育の専門家が，対象者が自己探索し課題に気づき，目標を自己決定し，自ら食行動変容できるよう行うカウンセリングを**栄養カウンセリング**という

4.2.2 カウンセリングのための環境整備

カウンセリングでは，まず，クライエントが安心して話したい事柄を話せる雰囲気，環境を提供することが必須条件となる．

カウンセリングの場所としては，話す内容が外部に漏れないようプライバシーの保護に留意した空間であることが必須条件となるが，そのために，閉塞感や息苦しさを感じさせ

[*1] カウンセラー：専門的な訓練を受けた，相談を受ける専門家．
[*2] クライエント：問題や課題を抱え，その解決を求めようとする相談者．
[*3] カウンセリングマインド：「カウンセリングを行うときのような心」という意味で広く使われ，相手と気持ちの通じ合う人間関係を大切にする基本的な態度・技能をいう．

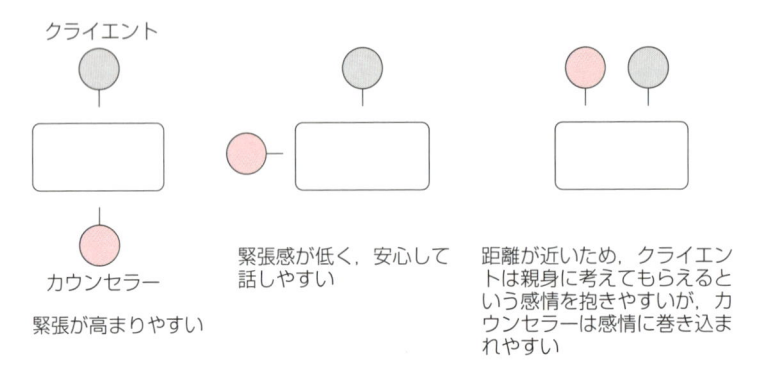

第4章　栄養ケア・マネジメントにおける行動科学理論

```
クライエント
  ○              ○           ● ○
  |              |           |
 [ ]           [●]          [ ]
  |
 [●]       緊張感が低く，安心して    距離が近いため，クライエ
カウンセラー   話しやすい           ントは親身に考えてもらえると
緊張が高まりやすい                いう感情を抱きやすいが，カ
                               ウンセラーは感情に巻き込ま
                               れやすい
```

図4.6　カウンセリング時のカウンセラーとクライエントの位置関係

ないような雰囲気づくりも大切である．壁の色や採光などにも配慮し，落ち着いた雰囲気，内装とインテリアとする．またクライエントが話しやすいよう，カウンセラーとクライエントの位置関係にも配慮して，いすやテーブルを配置することも大切である（図4.6）．

4.2.3　カウンセリングの進め方
(1) 信頼関係（ラポール）の形成

カウンセリングにおいては，まずカウンセラーとクライエントの両者が相互に信頼し，望ましい関係を形成することが重要である．カウンセラーはカウンセリングマインドを大切にし，クライエントへの信頼と尊重の念をもって，受容，共感的理解（共感），自己一致の基本的態度（表4.10）で，相互の信頼関係を形成する．

カウンセリングにおいて，カウンセラーとクライエントが信頼関係を形成することをラポールの形成という．

(2) 面接の際の留意点

クライエントが安心して面接に臨み，カウンセリングを円滑に進めるために，面接の際には以下の点に留意する．

表4.10　カウンセラーの基本的態度

	内容	応答の例
受容	クライエントのあるがままの姿を尊重し，無条件に，しかも肯定的に受け止めること	「そのように感じていらっしゃるのですね」
共感	クライエントの気持ち，体験をそのまま感じとり，理解しようとする姿勢	「食べることを我慢するのはつらいですよね」
自己一致	ありのまま，構えのない自分らしい自然な状態でいることをいう（対象者に対する思い込みや解釈・評価的態度をとらないこと）	

① 面接は，適切な場所，時間で行う．
② 初回面接では，まずカウンセリングの計画（1回の面接の時間や継続期間の見通し），面接の目的（カウンセラーおよびクライエントの役割），カウンセラーの守秘義務について情報提供を行う．
③ クライエントへの信頼と自己責任を大切にする．カウンセリングにおいては，最終的に決定するのはクライエント自身である．カウンセラーは，クライエントが適切な判断のもと，自己責任において自己決定ができるよう援助する．カウンセラーは説明責任を果たす．
④ カウンセラーとクライエントは，適切な距離を保つ．

(3) カウンセリングの進め方

カウンセリングは，一般に，ⅠからⅢのステージに沿って進める．さらにそれぞれのステージでは，AからCのステップに沿って進める．ステージⅠで問題点と新たな可能性を明確にし，ステージⅡで実行できる目標を決定，ステージⅢで戦略を考えて実行する（表4.11）．

表4.11　カウンセリングの進め方（カウンセリングのプロセス）

ステージ			ステップ	
			概要	栄養カウンセリングにおける具体的な内容
Ⅰ	問題状況と新たな可能性の明確化	A	現状の確認	食生活の状況について，具体的に話をしてもらえるよう援助する
		B	問題点の焦点を合わせる	問題点を選別（スクリーニング）し，その問題の根幹は何なのか，どこから問題に取り組むか焦点化し，できる限り具体的に明確化できるよう援助する
		C	新たな可能性の想像	盲点を克服して，今まで気づかなかった新たな可能性が見出せるよう援助する
Ⅱ	実行できる目標の決定	A	目標の想像	目標である望ましい食生活が想像できるよう援助する
		B	目標の評価	その目標は明確で具体的であるか，現実的であるか，その成果は？など，思いついたいくつかの目標について評価する
		C	選択と決意	対象者が，自己責任において目標を選択し，実行の決意ができるよう援助する
Ⅲ	戦略を立て新しい方法の実行	A	実行のための方法の発見	実現可能で具体的な方法や手段を探究する
		B	方法の選択と計画の作成	方法を選択し，実行のための具体的な計画を立てる
		C	計画の実施	実行に向けての援助を行う．その際，実行の際に生じうる問題や障害についても予想できるよう援助する

4.2.4　カウンセリングの技法

(1) かかわり行動と傾聴

　かかわり行動と傾聴がカウンセリングの基本となる．クライエントに接するときの身体表現（目の表情や視線，姿勢，表情など）や音声表現（声の調子，大きさなど）を**かかわり行動**といい，受容，共感，自己一致の基本的態度で，クライエントの話をありのままに聴くことを**傾聴**という．言語だけではなく，しぐさや雰囲気などの非言語的なコミュニケーションも含めて，クライエントの話を理解しようとする能動的な姿勢で耳を傾ける．

(2) うなずきやあいづちによる受容

　うなずきやあいづちにより，相手が自分の話に耳を傾けている，共感していると感じられ，安心して話を継続できる．

(3) 会話のなかでの適切な応答，質問

　会話のなかで，クライエントの言葉の「繰り返し（反復）」や「言い換え」をすることにより，クライエントの話の内容が整理され，内容を客観的にとらえることができるようになる．また，話を「整理」，「要約（まとめ）」，「明確化」して「伝達」することにより，問題点（課題）を明らかにする糸口となる．さらに，適切な質問をタイミングよく挟んでいくことにより事実の確認ができ，問題を整理する手助けとなる．ただし質問のしかたによっては，話を遮断したり，不快感を与えたりすることもあるので注意が必要である．

　質問は大きく，「**閉ざされた質問**（closed question）」と「**開かれた質問**（open-ended question）」の二つに分けられる．「閉ざされた質問」は，「はい」，「いいえ」で答えられるような質問で，事実を明確にしたい場合や，まだ関係が浅く，口の重いクライエントに活用しやすいが，あいまいな感情状態のときには不適切である．「開かれた質問」は，「何を」，「どのように」，「話してみていただけませんか」などで始まる質問で，クライエントは自由な表現で答えることができるため，多様な情報や新たな気づきを得ることができるが，まだ関係が浅い場合や質問の内容によっては，答えることが困難である場合も生じる．適切な質問形式や内容を選択することが大切である．

(4) 沈黙の尊重

　クライエントがこれから何か言おうとしていたり，自分の考えや感情をまとめるために沈黙していると思われる場合には，黙って待つ必要がある．また，気持ちを伝え終わって安堵しているときにも沈黙が生じる．その沈黙の意味を理解し，適切に対応する．

(5) 非言語的態度の理解

　クライエントの訴えたいこと，感情は，会話のなかの言語だけではなく，身ぶりやそぶりなどの非言語的態度に現れる場合が多い．カウンセリングにおいてはクライエントのさまざまな非言語的態度をよく観察し，理解することが必要となる．

4.2.5　栄養教育のためのカウンセリングの種類

栄養教育で用いられるカウンセリングには，① 個人へのカウンセリング，② 家族へのカウンセリング，③ 小集団を対象とするグループカウンセリングがある．個人へのカウンセリングでは，個人のニーズや特性に合わせて，細やかな対応が可能である．問題（課題）が家族に関係がある場合には家族カウンセリングを行い，家族に対して心理的援助を行う．また，集団のもつ相互作用などの特性や機能によりグループカウンセリングがより効果的である場合もある．対象者の状況をよく把握し，理解して，カウンセリングの方法を選択する．

4.2.6　栄養カウンセリングの特徴

知識や技術の伝達のためのガイダンスや，具体的な方法や技法などについてのコンサルテーションを基本とした栄養教育では，目的とすべき理想と方法論は理解できても，対象者自身の問題点が見出せないため，実際に行動変容することは困難である．栄養カウンセリングを栄養教育に必要なガイダンスやコンサルテーションの基盤とすることにより，対象者中心の支援が可能となる．栄養カウンセリングでは，対象者の知識や技術の向上だけではなく，対象者の自覚や態度，行動の変化を重視している．

4.3　評価の種類

4.3.1　評価とは

栄養ケア・マネジメントにおける評価は，より質の高い栄養ケアを実践するために，その問題点や有効性，妥当性を明らかにすることを目的として行う．

評価は，ストラクチャー（構造），プロセス（過程），アウトカム（結果）の観点で，一連の栄養ケア・マネジメントサイクルの一環として，計画段階から実施後に至るまでの各段階で行う（図4.7）．的確な評価を行うためには，評価のプロセス（評価の時期や指標，評価基準など）は計画段階で検討を行い，計画時に栄養ケア・マネジメントサイクルに組み込んでおくことが大切である．また評価の内容は，目標の達成状況という結果のみにとらわれず，計画自体や実施経過，経済効果なども含めて多角的な視点で検討する．結果のみの評価では問題点が明らかにできず，改善策が見出せない場合が少なくない．それぞれの段階で評価の目的を明らかにし，的確な評価指標や基準，評価方法を決定する．

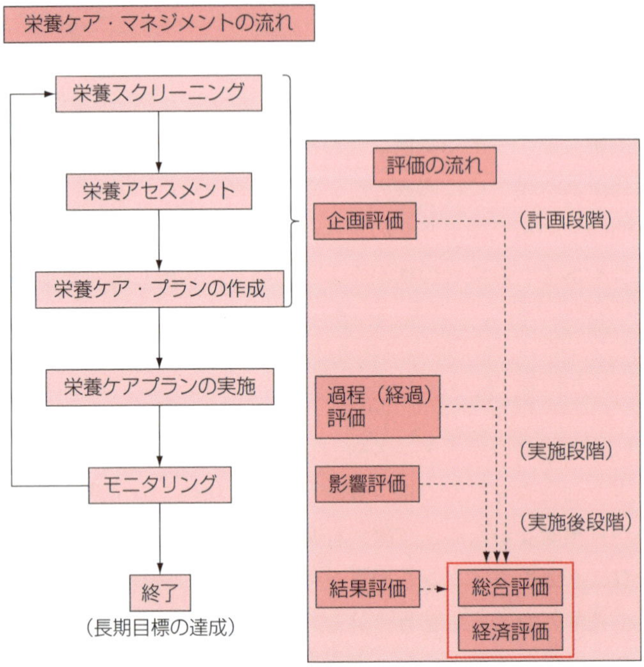

第4章　栄養ケア・マネジメントにおける行動科学理論

図 4.7　栄養ケア・マネジメントサイクルとその評価

4.3.2　評価の種類

評価の種類には，計画段階で行う企画評価，実施段階で行う過程（経過）評価，実施後に行う影響評価，結果評価，総合評価，経済評価などがある（図 4.7 参照，表 4.12）．

(1) 計画段階における評価：企画評価

企画評価では，問題抽出の方法や計画などの企画に関する評価を行う．
① 栄養アセスメントによって，問題点の抽出が適切に行われたか．
② 問題を解決するために設定した目標は適正であるか．
③ 目標を達成するために作成された栄養ケアプラン（計画）は適正であるか．
④ 栄養ケア・マネジメントサイクルに評価のプロセスが的確に組み込まれているか．

栄養ケアの対象者に対する栄養アセスメント（問題点とニーズ，その緊急性の把握）の方法，栄養ケア実施者側の技術や人的・物的資源（経済資源も含む）に関する情報収集の方法が適切であるかどうか．また，その結果を総合的に評価・判定して，目標の決定・立案がなされているかを評価する．

(2) 実施段階における評価：過程（経過）評価

過程（経過）評価では，栄養スクリーニングに始まる栄養ケア・マネジメントの一連の企画がどのように実行されたか，計画された栄養ケアプランがどのように実行されたかについて実施段階で評価を行う．

4.3 評価の種類

表 4.12 評価の種類

評価の時期	評価の種類	評価の目的	評価の観点	評価の具体的な内容
計画段階	企画評価	企画に関する評価〔構造（ストラクチャー）の評価〕	・栄養ケア・マネジメントの一連の企画が適正かどうか（評価のプロセスも含めて） ・目標設定，栄養ケアプランが適正かどうか	情報収集の方法（対象者および実施側） 目標の選択および目標に対する計画の妥当性（対象者および実施側）
実施段階	過程（経過）評価	実施経過に関する評価（計画を質的にコントロール）	・栄養ケア・マネジメントの一連の企画が計画に従って順調に実施されているか．順調に実施されていないとしたらその原因は何か ・栄養ケアプランが計画に従って順調に実施されているか．順調に実施されていないとしたらその原因は何か ・対象者の短期目標達成に必要な具体的な要因の変化の状況はどうか	計画の進捗状況，対象者の反応やQOL，自己効力感，実施者の反応，資源の活用状況など 経過目標の達成状況（対象者の体重の変化など）
実施後段階	影響評価	途中結果に関する評価（アウトプット）	・短期目標（中・長期目標が達成可能かどうか）の達成状況	対象者の知識や態度，摂取量や体重など，短期間に変化する指標
実施後段階	結果評価	結果目標の達成状況に関する評価（アウトカム）	・中・長期目標の達成状況	目標として設定した到達基準
実施後段階	総合評価	企画の有効性に関する評価	・栄養ケア・マネジメントの一連の企画と立案された栄養ケアプランの有効性，妥当性，問題点などについて，総合的に評価・判定	企画評価，過程（経過）評価，影響評価，結果評価の結果を総合的に評価
実施後段階	経済評価	企画の有効性に関する評価	・経済的側面から，栄養ケア・マネジメントの一連の企画と立案された栄養ケアプランの有効性，妥当性，問題点などについて，総合的に評価・判定	費用効果分析，費用便益分析，費用効用分析

① 栄養ケア・マネジメントの一連の企画が計画に従って順調に実施されているか．順調に実施されていないとしたらその原因は何か．

② 立案された栄養ケアプランが計画に従って順調に実施されているか．順調に実施されていないとしたらその原因は何か．

③ 短期目標達成に必要な具体的な要因は，どのように変化しているか（経過目標の達成状況）．

この結果をフィードバックし，プログラムの質を確保する．

(3) 実施後における評価
(a) 影響評価
影響評価では，短期目標の達成状況（**アウトプット**[*4]）に関する評価を行う．中期・長期目標達成のために，この結果をフィードバックする．
(b) 結果評価
結果評価では，中・長期目標の達成状況（**アウトカム**[*5]）に関する評価を行う．栄養ケアプラン終了後に，その有効性を評価することを目的として評価を行う．
(c) 総合評価
総合評価では，企画評価，過程（経過）評価，影響評価，結果評価の結果を総合的に評価する．総合評価は，一連の栄養ケア・マネジメントサイクル終了後に行う最終的な評価である．最終目標の達成度，問題の改善度，計画に対する妥当性などについて総合的に評価する．総合評価では，投入された物的・人的・財的資源の妥当性などもあわせて評価する．
(d) 経済評価
経済評価では，経済的側面から一連の栄養ケア・マネジメントサイクルの有効性や妥当性，問題点などを評価する．経済評価には，費用効果分析，費用便益分析，費用効用分析の3種類がある．費用は，直接費用のみではなく間接費用についても算出・検討を行う（表4.13）．

● **費用効果分析**（cost-effectiveness analysis: CEA）
　ある効果（自然単位による健康結果や生存年数の延長など）をもたらす保健・医療サービスについて，その実施に要する費用（費用効果比）を算出し，同じ効果をもたらす他の保健・医療サービスと比較する．

● **費用便益分析**（cost-benefit analysis: CBA）
　一定の便益を得るために必要な費用を算出する．便益とは，結果を貨幣価値に換算して表したものである．

表4.13 費用の内容

種類	内容
直接費用	アセスメント（検査，計測など）に要する費用，人件費，消耗品費，設備費，通信費，会場費など
間接費用	対象者の自己負担金や労働時間の損失など

[*4] アウトプット（output，出力）：量的に量ることができる直接的な生産物，業績などの結果．短期目標に対する結果．
[*5] アウトカム（outcome，成果）：実施した企画の効果，意義，価値．長期目標に対する結果．

● 費用効用分析（cost-utility analysis: CUA）

　まったく異なる効果をもつ保健・医療サービスについて，その効果を共通尺度で表すことにより比較する．一定の効用を得るために必要な費用（費用／効用比）で比較する．効用は，効果を効用値の重みづけで調整して算出する．一般には，生活の質を調整した生存率 QALY[*6] を用いることが多い．

4.4　評価のデザイン

　評価においては，その信頼性と妥当性が問題となる．評価の信頼性[*7]と妥当性[*8]は，情報収集のための調査方法や統計解析方法などの評価のデザインによって大きく影響される．評価の目的を明確にし測定可能な指標と調査方法を検討し，評価の観点ごとに最も適切なデザインを決定することが必要となる．

4.4.1　評価の妥当性に影響を及ぼす要因

　評価の妥当性に影響を及ぼす要因には，バイアス，平均への回帰，対象者に対するなんらかの効果などが挙げられる（表4.14）．

(1) バイアス

　偏りのことで，なんらかの原因によって生じる系統的な誤差または差異をいう．

(a) 測定バイアス

　測定条件の変化によって起こるバイアスで，介入群（効果を確かめたい治療や予防を行う）と対照群（観察のみ行う）の測定環境の差異や，測定者や測定技術の差異により生じる．

　例：対照群に行われる測定は目的が測定であるため（介入群では，測定は，栄養ケアプランの一環として実施），介入群に比較して測定条件が悪い．

表4.14　妥当性に影響を及ぼす要因

● 内的妥当性に影響を及ぼす要因
　　対象者に関する要因　　　　　：選択バイアス，平均への回帰，脱落，成熟効果，状況効果，テスト効果
　　測定方法に影響を及ぼす要因：測定バイアス
　　その他の要因　　　　　　　　：交絡バイアス
● 外的妥当性に影響を及ぼす要因
　　対象者に関する要因　　　　　：サンプリングバイアス（無作為抽出が必要）
　　予備調査と本調査の実施条件：同条件で実施できない場合は，その影響を受ける場合がある

[*6]　QALY（quality adjusted life of years）：ある程度の不健康を抱えて1年間生きることは，完全に健康な状態で何カ月生きることに相当するかを表した生存率．
[*7]　信頼性（reliability）：正確で再現性のある結果であるかどうか．結果が一貫し，安定しているかどうか．
[*8]　妥当性（validity）：測定しようとしているものをどれくらい的確に測定できているか．内容的妥当性（計画の目的に対する妥当性）と外的妥当性（結果の一般化・普遍化に対する妥当性）がある．

(b) サンプリングバイアス

対象者を母集団から抽出する際に生じるバイアスで，無作為抽出を除いていずれの抽出方法においても生じる．

例：協力者 → そのことに興味のある協力的な人．

(c) 選択バイアス

介入群と対照群を系統的に選択する際に生じるバイアスで，介入群と対照群の性・年齢，生活背景などの基本的属性の差異により生じる．マッチングにより，ある程度コントロール可能である．マッチングとは，対照群として，介入群と性・年齢などの基本属性が同じ人を選ぶこと．

(d) 交絡バイアス

測定している因子以外の要因によって生じるバイアス．

(2) 平均への回帰

1回目の測定結果が偏っていた（特別に高かった，低かったなど）対象群に対して2回目の測定を行うと，2回目の平均値は，1回目よりも1回目母集団の平均値に近くなるという統計学的現象を指す．

(3) 対象者に対する，なんらかの効果

① 成熟効果：対象者の成長や発達，経験などの影響．
② テスト効果：測定を繰り返すことによる熟練による影響．
③ 状況効果：社会環境の変化の影響．
④ 脱落（ドロップアウト）の影響：脱落による介入群の対象者の減少による影響．
⑤ 反応効果：対象者が介入に対して，なんらかの反応をすることによる影響（教育者の期待に反応し，効果に影響を及ぼすなど）．

盲検化[*9]により，測定バイアスや反応効果などをある程度，軽減することができる．

4.4.2 評価のデザイン

評価のデザインは，対照群の有無や対象の割付けにより，① 実験デザイン，② 準実験デザイン，③ 前後比較デザインの三つに分類される（表4.15）．

(1) 実験デザイン（無作為化比較試験，randomized controlled trial: RCT）

対象者を無作為（ランダム）に介入群と対照群に割りつけ（無作為割付），比較する．平行法と交互法がある．信頼性，妥当性が最も高い．

(2) 準実験デザイン

対象者を，介入群と対照群（無作為ではない）に分け，比較する．無作為割付でないた

[*9] 盲検化（マスキング）：対象者の誰が介入群か対照群か，対象者や測定者（介入者）に知らせないで評価を行う方法．対象者のみに知らせないものを一重盲検化，測定者（介入者）にも知らせないものを二重盲検化という．

4.4 評価のデザイン

表4.15 評価のデザインの種類

種類	概要	対照群	無作為割付	長所	短所	簡便性	妥当性
実験デザイン	・平行法 対象者（アセスメント（介入前））→無作為割付→介入群／対照群（比較）（介入） ・交互法 介入終了後、一定期間（ウォッシュアウト）の後、介入群と対照群を入れ替えてもう一度、介入試験を行う．	有	有	・最も妥当性が高い	・手法が煩雑である ・対照群に測定バイアスが生じやすい ・平行法の場合、介入のない対照群に対し不平等性が生じる	低↑高	高↓低
準実験デザイン	対象者（アセスメント（介入前））→介入群／対照群（比較）（介入）	有	無	・比較的実施が容易である	・測定バイアスが生じやすい ・無作為抽出でないことによるサンプリングバイアスや選択バイアスが生じやすい ・介入のない対照群に対し、不平等性が生じる		
前後比較デザイン	対象者（アセスメント（介入前））→介入群（アセスメント（介入後））（比較）（介入）	無	—	・比較的対象者数の少ない場合にも実施が可能 ・妥当性が低い	・無作為抽出でないことによるサンプリングバイアスや選択バイアスが生じやすい ・平均への回帰、成熟テスト効果などのバイアスが生じやすい		

め、2群間で選択バイアスによる差異が生じる．

(3) 前後比較デザイン

同一対象者において、介入前と介入後で比較する（対照群は設定しない）．選択バイアスのほか、平均への回帰、成熟効果などのバイアスが生じやすい．

評価のデザインは、その種類によりサンプルの必要数（対象者数）や結果の解析で使用する統計の種類が異なる．このため、計画策定段階で決定しておく必要がある．サンプルの数（対象者数）や測定可能な指標と測定方法を十分検討し、できる限り信頼性と妥当性の高い評価のデザインを選択する．

評価のデザインは、以下の手順で決定する.
① 栄養ケアプランの目標と，評価の目的を明確にする.
② 可能なサンプリング（対象者の抽出）の方法，サンプル（対象者）数を明確にする.
③ 測定可能な評価の指標と測定（調査）方法を明確にする.
④ 評価のデザインを選択し，信頼性と妥当性を検討する.

同じ評価のデザインを用いても，サンプリング（対象者の抽出）の方法や測定条件などを考慮することにより，生じるバイアスをある程度コントロールすることが可能である. おのおのの評価のデザインの特徴（長所や短所）を十分考慮し,評価のデザインを選択する.

CHAPTER 5 特定給食施設と制度

特定給食施設とは，健康増進法では，特定かつ多数の者に対して継続的に食事を供給する施設のうち，栄養管理が必要なものとして厚生労働省令で定めるものをいう（第20条第1項）．さらに，継続的に1回100食以上または1日250食以上の食事を供給する施設を特定給食施設としている（第5条）．

特定給食施設の役割は，喫食者の栄養を確保し，健康の保持・増進を図り，かつ利用者に対する栄養教育をはじめ，その家庭や地域社会の食生活改善を図ることであり，栄養改善に占める役割は非常に重要である．

特定給食施設には届け出の義務があり，特定給食施設の設置者は健康増進法施行細則第3条により給食開始等の届け出を，また第6条により給食施設の管理者は給食の報告（栄養報告）を義務づけられている．

5.1 病院給食
5.1.1 病院給食とは

病院給食では医学的な管理の下で栄養・食事管理が行われており，長期の療養患者に対して食事と快適な入院生活を提供している．

病院における栄養・食事管理は，大きく経腸栄養法と静脈栄養法に分かれる．**経腸栄養法**は経口栄養法（普通食，軟食，粥食，ソフト食，嚥下食，流動食，ブレンダー食，治療食，検査食など）と経管栄養法（成分栄養剤，消化態栄養剤，半消化態栄養剤，濃厚流動食など）に分かれる．前者は栄養または給食部門で取り扱われるが，後者の扱いは食品としてのものと薬品としてのものがあり，各施設により対応が異なっている．**静脈栄養法**には中心静脈栄養法と末梢静脈栄養法があり，これは栄養または給食部門では取り扱っていない．

給食における予算は，健康保険法に基づき，「入院時食事療法費に係る食事療養及び入院時生活療養費に係る生活療養の費用の額の算定に関する基準」〔2006（平成18）年3月6日厚生労働省告示第99号〕に定められている入院時食事療養制度によって健康保険の

各支払い期間から支払われる費用と，入院時の食事に対する定額の一部患者負担金である．そのため食事提供には予算の制限がある．

(1) 入院時食事療養制度

入院時食事療養には（Ⅰ）と（Ⅱ）がある．（Ⅰ）は，管理栄養士または栄養士によって患者の特性に応じた適切な栄養内容と量を提供する食事療養が行われ，一定の基準が満たされた場合，各医療機関から地方社会保険事務局長に届け出を提出し，各要件の審査の後に受理され，適用されるものである．

(2) 特別食加算

入院時食事療養（Ⅰ）の届け出を行った保険医療機関は，医師が患者の病状に対応した食事箋を発行し，その食事箋に基づいた特別食を提供することで**特別食加算**を受けることができる．特別食加算対象食は「腎臓食」，「肝臓食」，「糖尿食」，「胃潰瘍食」，「貧血食」，「脾臓食」，「脂質異常症食」，「痛風食」，「フェニルケトン尿症食」，「楓糖尿症食」，「ホモシスチン尿症食」，「ガラクトース血症食」，「治療乳」，「特別な場合の検査食（潜血食，大腸X線検査食）」，「無菌食」，「経管栄養」である．

(3) 食堂加算

食堂加算は，入院時食事療養（Ⅰ）または入院時生活療養（Ⅰ）の届け出を行っている保険医療機関で適用される．「他の病棟に入院する患者との共用，談話室等との兼用は差し支えない．ただし，当該加算の算定に該当する食堂の床面積は，内法で当該食堂を利用する病棟又は診療所に係る病床1床当たり0.5平方メートル以上とする」という要件を満たす食堂を備えている病棟または診療所に入院している患者（療養病棟に入院している患者を除く）について，食事の提供が行われたときに1日につき病棟または診療所単位で算定される．診療所療養病床療養環境加算1や精神療養病棟入院料等の，食堂の設置が要件の一つとなっている点数を算定している場合は，食堂加算を合わせて算定することはできない．食堂加算を算定する病棟をもつ保険医療機関は，当該病棟に入院している患者のうち，食堂における食事が可能な患者については，食堂において食事を提供するように努める．

(4) 特別料金の支払い

入院患者の食事において，患者負担で特別なメニューを提供する制度がある．十分な話し合いによる合意のもとに，あらかじめ決められている基本のメニューと患者の選択により代替可能なメニューを選択した場合，後者を準備するためにかかる費用として17円をベースとして妥当な支払いを受けることができる．なお，栄養管理体制の基準については，2.2節を参照．

5.1.2 食事摂取基準

病態食は患者別に提供されることが基本であり，疾病治療の目的や年齢，性別などを考

慮して，グループごとに分類されている．医師による食事箋をもとに，食事を提供する給食施設のシステムの整備が行われている．

(1) 食事分類

基本的に，病名を基準にして分類する方法（前ページ参照）と，形態を考慮した分類（常食，軟食，流動食など），年齢などを考慮した分類などがある．また，栄養主成分による分類法（「エネルギーコントロール食」，「たんぱく質コントロール食」，「脂質コントロール食」，「減塩食」，「易消化食」，「嚥下食」など）もある．

(2) 給与栄養目標量

2006（平成18）年度の厚生労働省「入院時食事療法の実施上の留意事項について」により，患者の性別，年齢別，体位別，身体活動レベル別，病状などによって，個々に算定された医師の食事箋による食事基準を用いることが原則である．それ以外の場合は「日本人の食事摂取基準」に示された推定エネルギー必要量および栄養素を用いる（表5.1）．

表5.1 対象別の推定エネルギー必要量

対象	推定エネルギー必要量
成人	基礎代謝量（kcal/日）×身体活動レベル
小児（1〜17歳）	基礎代謝量（kcal/日）×身体活動レベル＋エネルギー蓄積量（kcal/日）
妊婦	初期：基礎代謝量（kcal/日）×身体活動レベル＋50 kcal 中期：基礎代謝量（kcal/日）×身体活動レベル＋250 kcal 末期：基礎代謝量（kcal/日）×身体活動レベル＋500 kcal
授乳婦	基礎代謝量（kcal/日）×身体活動レベル＋450 kcal

「日本人の食事摂取基準（2010年版）」より抜粋．

5.1.3 栄養管理業務

(1) 食事箋の発行

食事箋には，医師が病棟で記入する場合とコンピュータによるオーダーシステムを用いる場合が考えられる．内容は担当医師名，患者氏名，性別，生年月日，年齢，病名，食種名，食事形態，禁忌食品，病棟名，病室番号などである．

(2) 献立作成

献立作成業務を行うことは，つまり栄養・食事療法を実践するための企画書を作成することである．エネルギー，栄養素の充足はもちろん，入院生活を送っている患者のQOLを考えた「おいしさ」や「季節感」なども加味されていなければならない．一方で経済学的視点をもち，予算のバランス，施設，設備，配膳，労働力などが適切であるかを常に確認する必要がある．

(3) 調理と配膳

　病院給食は年中無休であることを考えると，いかにマニュアル化とシステム化を図るかが経済効果を上げる決め手となる．また適時適温給食を提供するためには，調理器具の整備とそれらの器具を使いこなすことができる調理員の採用と教育が必要となる．

　クックサーブ方式には次の二つがある．① **病棟配膳方式**は，主厨房で調理された食事を病棟ごとに分けて，病棟配膳室で盛り付けて患者に配膳する方法である．② **中央配膳方式**は，主厨房で個人別に盛り付け，病棟別に配膳する方法である．この方法では光熱水道費，設備費や機器備品費，労働管理などほとんどのものが集約されるため，効率よく無駄が省けることで経済的な効果を上げることができる．適時適温給食のための特別仕様の食器や温冷配膳車の導入などにより，患者からの評価を得ている．

　クックチル・クックフリーズ方式，**真空調理法**（ホットパッキング法を含む）では，事前に調理を行い，その食事を冷蔵保存（クックチル），冷凍保存（クックフリーズ）する．それにより食数の変化に対応可能となるばかりではなく，適正な作業計画が可能となり，調理担当者の労働条件改善につながる．また，食材料の無駄を省くことにもつながる．

　重要なポイントは，HACCPに基づき食中毒対策などの衛生管理がしっかりとなされることが条件となる．そこで衛生教育をしっかりと行うことが必要である．

5.1.4　直営と業務委託

　給食がかかわる病院業務にはさまざまなものがある．病院側が主となる業務としては「予定献立作成」，「食事オーダー，食数管理」，「食事料の確認」，「配膳時の食事内容確認」，「院内他部署との話し合い」，「病態栄養管理」，「栄養教育」，「食器などの什器・備品の購入」，「保健所への報告書作成と確認」などがある．

　委託する場合は，委託側の業務として「実施献立作成」，「食材料の発注，検収，納品，管理」，「調理」，「配膳」，「下膳」，「食器洗浄」，「病棟訪問」，「食器などの什器・備品の管理」，「食材料などの報告書作成」，「労務管理・従業員教育研修」などがある．ただし病院側も委託側にすべてを任せてしまうのではなく，必ず報告，連絡，相談を行わせ，絶えず情報を共有することが必要である．

　両者が協力し合う業務として「献立作成」，「食材料の発注，検収，納品，管理」，「配膳時の食事確認」，「病棟訪問」，「嗜好調査」などがある．

5.1.5　栄養教育

　入院中の患者に対する食事ケアと栄養管理において，**栄養教育**は重要である．また退院後の外来指導は，とくに慢性疾患患者に対する栄養・食事療法実践のために欠かせないものである．入院患者に対しては食事ケアと栄養管理を行う．栄養・食事療法の意義と実践方法を修得させるための食事は「適正な管理下で調整された食事（味，量ともに一定であ

り，患者それぞれに適した内容)」でなければならない．基本的に退院後も実践できるように，個人または集団で教育される必要がある．

外来患者には，病院からの退院後または通院状態でも継続して実践できる栄養教育を行う必要がある．そのためには，定期的な個人または集団での教育がなされる必要がある．

5.1.6 栄養・食事評価

よりよい病院給食環境がつくられるためには，絶えず定期的に栄養・食事評価が行われる必要がある．

評価項目には，財団法人日本医療機能評価機構によるものがある．栄養管理の体制が確立しているかどうかは，「栄養管理等に必要な人員が適切に配置されている」，「栄養管理等に必要な施設・設備・器具などが整備され，適切に管理されている」，「栄養管理の業務マニュアルが適切に整備されている」の3項目で評価する．栄養管理機能が適切に発揮されているかどうかは，「栄養相談・指導・管理機能が適切に実施されている」，「食事が適切に提供されている」，「食事の安全性が確保されている」の3項目で評価する．そして栄養管理機能の質改善に取り組んでいるかどうかは，「栄養管理に関わる職員の能力開発に努めている」，「栄養管理業務の質改善を推進している」の2項目で評価する．

5.2 福祉施設

5.2.1 高齢者・介護福祉施設における給食の意義と目的

福祉施設には，老人福祉法に規定される老人福祉施設，介護保険で受けられる施設サービスの規定に該当する指定介護老人福祉施設，介護老人保健施設および指定介護療養型医療施設，その他の保護施設，身体障害者更生援護施設，知的障害者援護施設がある．そして入所型のように3食提供する場合と，通所型のように昼食のみ提供する場合がある．

家庭の問題や住宅事情，経済的な問題などによって，自宅で自立した生活が困難な場合，生活しやすい，暖かい家庭的な援護活動が必要となる．そして対象者個々の健康状態，栄養状態，食物摂取受容能力などに応じた対応が必要とされる．

福祉施設の種類は大きく分けて五つある．① **介護老人保健施設** は，入院治療の必要はなく，リハビリテーションと介護を必要とする高齢者が対象である．② **養護老人ホーム** は，環境および経済的な理由から居宅で養護を受けることが困難な65歳以上の者を入居させ，養護する施設である．③ **指定介護老人福祉施設（特別養護老人ホーム）** は，身体あるいは精神的に著しい障害があり，居宅では受け入れることが困難な常時介護を必要とする65歳以上の者を入居させ，養護する施設である．④ **経費老人ホーム** は60歳以上が対象で，食事の提供など日常生活における必要な便宜を無料または低額な料金で提供する施設である．食事の提供があるA型，自炊が原則であるB型，入居者が介護を必要とする場合に介護保険サービスを受けられるケアハウスに分かれる．⑤ **老人短期入所施設** は，65歳以上

の者が養護者の疾病などにより一時的に居宅介護を受けられなくなった場合に，短期間入所させることができる施設である．

5.2.2 高齢者の特徴

高齢者は，味覚の低下によりとくに塩分の濃い味を好む傾向があり，正しい食生活へ導く必要がある．歯の欠損による咀嚼能力の低下や，義歯の間にはさまる小さな食片などによる痛みを訴える場合もある．また，唾液の分泌減少や食道筋肉の衰えなどによる嚥下障害も起こしやすい．加齢による胃液の分泌減少や膵液量の低下などによって消化吸収も衰えやすい．さらに，大腸の蠕動運動の低下，腹筋力の低下などによる便秘を起こしやすく，一方で抵抗力が弱っているために細菌などによる下痢も起こしやすい．

これらの身体状況に加え，高血圧症，糖尿病，脳血管障害，心疾患，呼吸器系疾患，老人性認知症などの疾患を伴う場合があり，これらの疾病を複数もつ高齢者も多い．

さらに，食に関する習慣や嗜好の変更が難しいことが多く，栄養指導や食育が困難な場合がある．健康を保つよりよい食習慣を身につけさせるために，個別指導が必要とされる．

5.2.3 栄養管理 ── 給与栄養目標量の算定

高齢者の身体状況は，それまでの生活や仕事の環境によって大きく異なり，実年齢と一致しないことが多い．そのため，個々に対するより注意深い対応が求められる．食生活における履歴，嗜好，身体状況，疾病の有無などをアセスメントによってできる限り調査し，栄養計画や食事計画を立て，給与栄養目標量を算定する必要がある．

介護保険法の改定〔2005（平成17）年10月施行〕に伴い，個別に対応した栄養ケア・マネジメントを実施することが介護報酬として評価されるようになった．対象者一人一人について推定エネルギー必要量を算出し，平均値や中央値，あるいは最頻値などから給食のエネルギー給与目標量を決める．その際，「日本人の栄養摂取基準（2010年度版）」を参照し，たんぱく質に関しては，すべての対象者にとって推奨量を上回るように給与栄養目標量を定める．また，脂質は15〜20％，炭水化物は60％前後，ビタミンやミネラルには推奨量，目標量，目安量を用いる．

また，各種栄養素を満たすための食事構成も考慮し，献立計画を立てる必要がある．1日のバランスを考え，さらに日本の伝統的な行事や旬の食材を用いて（表5.2），施設での生活が多い対象者の楽しみを満たし，なおかつ不足しがちな栄養素や水分を補給できるような食事の提供が求められる．

5.2.4 食事形態

食事の形態には単一献立方式が多いが，施設によっては複数献立やバイキング方式も実施されている．その場合，対象者の栄養知識に合わせて，栄養面に偏りなどが起こらない

表 5.2 おもな行事食

時期	行事	行事食	時期	行事	行事食
1月1日	お正月	雑煮，おせち	7月下旬	土用の丑の日	うなぎのかば焼き
7日	七草	七草がゆ	8月13～15日	お盆	精進料理，おはぎ
15日	小正月	小豆粥	9月15日	敬老の日	赤飯
2月3日	節分	鰯の塩焼き	20日頃	十五夜	月見団子
3月3日	雛祭り	ちらし寿司，ひなあられ	23日頃	秋分の日	おはぎ
21日頃	お彼岸	ぼた餅	11月15日	七五三	千歳あめ
4月上旬	お花見	お花見弁当	12月23日頃	冬至	かぼちゃ料理
5月5日	端午の節句	ちまき，柏もち	25日	クリスマス	ローストチキン，ケーキ
7月7日	七夕	そうめん	31日	大みそか	年越し蕎麦

ような指導が必要で，栄養・食事管理をこまめに行い，しっかりとした食数管理が求められる．

咀嚼能力や嚥下能力によって，一般食，刻み食，ミキサー食，ソフト食，流動食，とろみ食などさまざまな形態がある．対象者の食欲を低下させない工夫が必要である．

一つまたは二つ以上の疾病をもつ入居者も多く，病態別の食事対応が必要である．ただし，入所者は施設内で生活をしていることを考慮し，厳しい制限のある食事ではなく，個人の嗜好や食習慣などを理解し，疾病の状態を悪化させない範囲での治療食提供を心がける．

5.3 学校給食

5.3.1 学校給食の目標

小学校，中学校，夜間高等学校における給食は，**栄養教諭制度**が創設され〔2005（平成17）年3月〕，学習指導要領総則〔2008（平成20）年3月改正〕に「**食育**」が明記されたことから，学校教育活動として定義され，ますます重要視されるようになった．実物の給食を通して「食事の重要性」，「心身の健康」，「食品を選択する能力」，「感謝の心」，「社会性」，「食文化」などを育む教育効果が期待されている．

学校給食法の改正〔2008（平成20）年6月〕により，学校における食育が推進されるようになった．その観点から，学校給食の目標を見直し，栄養教諭がその専門性を生かして学校給食を活用した食に関する指導を行い，学校給食の設置者は文部科学大臣が定める望ましい「学校給食摂取基準」に照らし合わせた給食を提供し，同じく文部科学大臣が定める「学校給食衛生管理基準」に照らし合わせた衛生管理に努めることが義務づけられた．

学校給食法第2条には次のような目標が掲げられている．① 適切な栄養の摂取による健康の保持増進を図ること，② 日常生活における食事について正しい理解を深め，健全な食生活を営むことができる判断力を培い，及び望ましい食習慣を養うこと，③ 学校生

活を豊かにし，明るい社交性及び協同の精神を養うこと，④食生活が自然の恩恵の上に成り立つものであることについての理解を深め，生命及び自然を尊重する精神並びに環境の保全に寄与する態度を養うこと，⑤食生活が食にかかわる人々の様々な活動に支えられていることについての理解を深め，勤労を重んずる態度を養うこと，⑥わが国や各地域の優れた伝統的な食文化についての理解を深めること，⑦食料の生産，流通及び消費について，正しい理解に導くこと，である．

5.3.2　学校給食とその管理者

　学校給食は，学校の設置者である市町村などの責任において行われている．実施にあたっては，教育委員会の管理のもとに，単独調理場方式の学校においては学校長が，共同調理場方式においては所長（場長）が責任者として運営・管理をしている場合が多い．給食運営の実務は学校給食栄養管理者と学校給食調理員が行う．学校給食法第7条「学校給食栄養管理者」では，「学校給食の栄養に関する専門的事項を司る職員」として栄養教諭と栄養士が定められている．

　学校給食栄養管理者の業務内容には，学校給食に関する基本計画への参与がある．つまり学校給食に関する基本的計画の策定と，その実施に関する組織への参画である．また，栄養管理のために学校給食における所要栄養量，食品構成表および献立を作成し，学校給食の調理，配食および施設設備などに関し，指導や助言を行う．学校給食指導においては，望ましい食生活に関して専門的立場から担任教諭を補佐し，児童生徒に対して集団または個別の指導を行う．さらに学校給食を通じて，家庭および地域との連携を推進するための各種事業の策定および実施に参画する．衛生管理においては，調理従業員の衛生，施設設備の衛生および食品衛生の適正を期するため，日常の点検および指導，助言を行う．**検食**については，学校給食の安全と食事内容の向上を期するため，検食の実施および検食用保存食の管理を行い，物資管理においては学校給食用物資の選定，購入，検収および保管に参画する．学校給食の食事内容および児童生徒の食生活の改善に資するため，必要な調査研究を行い，学校給食の栄養に関するその他の専門的事項の処理にあたり，指導，助言または協力する．

5.3.3　栄養教諭および学校給食調理員

　2005（平成17）年より配置された**栄養教諭**に関しては，学校栄養教育法第28条の8によって規定されており，「児童の栄養の指導（食に関する指導）及び管理（学校給食管理）を司る」ことになっている．業務内容は，食に関する指導として，児童生徒へのアレルギーなどの個別的な相談指導や，児童生徒への食事時間を用いた栄養指導など教科・特別活動などにおける教育指導，校内および家庭・地域における食に関する指導の連携・調節を行う．また学校給食管理として，給食基本計画への参画，栄養管理，衛生管理，検食・保存

食など，調理指導その他調理にかかわる管理を行うことになっている．

学校給食調理員は，学校給食調理員数の基準〔1960（昭和35）年，文部省体育局長通知〕を参考に，設置者が調理場の規模や食事内容などにより配置している．

5.3.4 運営管理

学校給食の運営を円滑に行うためには，すべての教職員が学校給食の意義と運営上の全体機構を十分に理解することはいうまでもないが，学校内だけではなく，児童生徒の保護者あるいは地域社会の協力を得ることも大切である．そのため，**学校給食委員会**などの名称で組織を設け，学校給食の運営が行われている．

栄養・食事管理では，成長期にある児童生徒の健康の保持増進と体位の向上を目的に，適正な栄養補給計画を地域の実情，児童生徒の健康栄養状態，生活活動などを配慮して運用し，献立を作成する．提供する食事は食に関する指導の「**生きた教材**」として活用することが重要である．

運営組織は，学校の規模，職員構成，施設設備などに即して定められている．学校長は学校給食を全体の運営組織の中に的確に位置づけ，学校給食主任や学校給食栄養管理者の校務分掌上の位置づけや任務を明確にし，有機的関連を図ることが大切である．

5.3.5 給食の課題

児童生徒の減少に伴う食数の減少により，労働生産性についての検討が必要となっている．食数に見合う適正な調理従事者数，人件費などを見直さなければならない．また，献立・料理の品質に影響するおもな要因として，調理器具の種類と性能，調理従事者数，技術などがあげられる．さらに，学校給食では行事食，バイキング給食などを実施して食教育を行うためにも，多様な調理形態，供食形態が可能な調理作業の基盤が必要となる．栄養管理を基本として品質水準の維持向上を目標としながら，一方では効率的な給食経営の研究が必要となる．

5.4 事業所給食

5.4.1 事業所給食の意義

事業所給食では，厚生労働省から出された「心と体の健康づくり」（トータル・ヘルスプロモーション・プラン：THP）の推進を図ることが望ましい．勤労者を対象として，質の高い安価な福利厚生の一環として行われる，栄養的，衛生的な管理された食事である．健康の維持・増進を図り，作業能率や生産性を向上させることを第一の目的としている．

対象者の年齢構成は広く10代から60代までの男女である場合が多く，仕事によって活動量は異なる．また，生活習慣病に罹患していたり，その予備軍である人のために，エネルギーコントロールや栄養素の質と量を考慮した食事の提供が求められている．作業の複

雑さ，高度の情報化，機械化などによる精神的なストレスを癒やす食事サービスや食環境の充実が必要となっている．

近年の女性の社会進出を踏まえ，出産や育児，家事，介護などの負担を軽減するために，家庭での食を支援するミールソリューションの導入も行われており，男女共同参画社会に向けての役割も事業所給食は担っている．

5.4.2 事業所給食の経営管理

事業所給食の経営は現在，とくに経費および労働管理面での負担の軽減を図る目的で，**直営**から**委託**へと変化してきている．管理栄養士，栄養士の立場は，受託側または委託側として給食専門会社のみに配属されている場合，あるいはその両方などさまざまであるが，いずれの場合も給食運営に関する実質的な責任者である．対象者の食に関するQOLの向上のために栄養・食事管理を行うとともに，経営管理の責任者としての責務を果たすことが求められる．

5.4.3 分　類

事業所給食の分類には次のようなものがある．

(1) オフィス給食

昼食の提供がおもで，会社・官公庁などの事務系の従業員を対象とする場合が多い．食事の量よりも質を問われることが多く，カフェテリア方式やヘルシーメニューの提供が求められている．また食環境の整備など，憩いの場としての食事サービスを充実させる必要がある．

(2) 工場給食

製造業の従業員を対象とし，交代制の勤務に合わせて昼食以外に朝食・夕食・深夜食などの提供も行われる．そのため労働環境（早朝や深夜，騒音，高温，振動など）を理解し，疲労やストレスなどにも配慮した食事提供が求められる．また，食事の時間帯が一定時間に限られる場合が多く集中するため，定食方式を中心に一部選択献立が取り入れられていることが多い．

(3) 寄宿舎・寮・研修所給食

独身者や中高年の単身赴任者，研修所の宿泊者を対象とする．朝食と夕食の2回食が中心で，場合によっては3回食もある．家庭的で潤いのある食事提供が求められる．

5.4.4 経営形態

事業所給食の経営形態には次のようなものがある．

(1) 直営方式

この方式は事業の方針や管理が徹底しやすい．同じ事業体の従業員であることから，食

事提供側と対象者のコミュニケーションがとりやすく，信頼関係が保たれる．福利厚生により事業者からの費用の一部負担があるため，安価で質の高い食事提供もなされる．しかし，独占状態であることからマンネリ化が起こり，接客意識の低下や経営努力に欠ける場合もある．事業者の経済的負担や運営管理での負担も大きく，事業体の経営合理化の影響を受けやすい．

(2) 委託方式

事業者の立場から，人員の削減や事務量の軽減など経費を削減し，経営の合理化を図ることができる．対象者の評価が委託契約の継続に直結するため，サービスの質も保たれる．ただし，一貫した栄養教育や健康管理が行われにくく，対象者とのコミュニケーションがとりにくい場合もある．また経済的負担も大きく，委託側が利潤を追求することで食事の質の低下が懸念される．

(3) 準直営方式

直営と委託の両方の利点を生かせる．ただし，給食従事者の労働条件や待遇が低下するおそれがある．

5.4.5 食事形態

事業所給食の食事形態には次のようなものがある．

(1) 定食方式

全員に1種類の定食を提供するため，管理が容易で，短時間で大量の食事をつくることができ，低価格での提供が可能となる．しかし選択の余地がないため，対象者の満足度が低くなる場合もある．対象者の残菜状況や嗜好に留意し，飽きのこないように献立に変化をもたせる必要がある．

(2) 複数献立

1回に2種類以上の献立を提供するため，喫食者に選択権があり，満足度は上がる．栄養量や使用食品，盛り付けなどに変化をつけて，多様な対象者に対応できるようにする必要がある．

(3) カフェテリア方式

主食，主菜，副菜，汁物，デザートなどをそれぞれ複数準備し，料理別にレーンに並べ，対象者が自由に選び，組み合わせて喫食することができる．対象者の満足度は高いが，栄養管理が難しい．また少量，多品種の食事の提供となるため，人件費，施設費などのコストがかかり，食費が高くなる傾向がある．

(4) 弁当方式

弁当を宅配する方式であり，多くの喫食者に提供できる．運搬や衛生の面から献立が制限され，適温給食が困難である場合も多いが，栄養管理された食事が比較的低価格で提供できる．今後，産業医やその他の指導者，相談員との連携を密にして，栄養教室の開催や

個人指導を計画的に取り入れ，心身のストレスを癒やす快適な食の提供が求められる．

5.5 その他の給食
5.5.1 自衛隊での給食

　自衛隊内部においては，勤務内容に応じてさまざまな形態の食事が隊員に提供されている．おもに基地内における給食では，管理栄養士の栄養管理のもと，勤務や訓練で消費されるエネルギーに応じて食事が提供され，比較的ボリュームに富む場合が多い．日本の海上自衛隊では，各艦艇ごとに伝統のレシピが存在する海軍カレーが有名である．自衛隊において無料で給食が支給されるのは，基地（駐屯地）内に住んでいる曹士隊員の営内者であり，営外者である幹部自衛官，曹士隊員，事務官等職員は有料支給である．

　野外（演習地や戦場）では，レーションとよばれる缶やレトルト入りの食事が提供される．これらは野外で手やスプーン・フォークなどの簡単な道具で食べられるように配慮されている．高カロリー食を短時間で食べられるようになっており，チョコレートや飴玉のような菓子類がついている．

　野外で食べる飯には，①戦闘糧食（Ⅰ型：缶パン，Ⅱ型：パック飯．表5.3），②野外炊飯（温食）がある．特徴は，3年または1年の保存が可能，1回平均1100 kcal，OD（オリーブドラブ）色の外装により偽装性が高い，ことである．食べ方は，主食で約30分のボイルが必要になる（ボイル後3日間は喫食可能）．

　自衛隊の食事例としては次のようなものがある．

(1) 戦闘糧食（レンジャーメシ）

　戦闘糧食の条件は長期保存可能で持ち運びやすく，栄養バランスに優れていることである．

缶詰：乾パン，ソーセージ，ジャム
　　　白米，肉野菜煮，魚味付，漬物
　　　炊き込み飯，ハンバーグ，漬物
レトルト：白米二袋，味付け魚肉，のり
　　　　　炊き込み飯，白米，厚切りソーセージ
　　　　　白米二袋，肉入りシチュー，漬物

表5.3　戦闘糧食の例

種類	例
Ⅰ型	赤飯，マグロ味付け，たくあん漬け，コーンドミートベジタブル，鶏飯，マスの野菜漬け，たくあん漬け，乾パン，オレンジスプレッド，ウインナーソーセージ
Ⅱ型	中華風肉団子，五目チャーハン，白飯，大根キムチ，焼き鳥，豆ご飯，山菜煮，クラッカー，ハム，卵スープ，ポテトサラダ

(2) 常食（基地メシ）

日常食は各基地・駐屯地ごとに個性があり，栄養バランス，エネルギー量，味付けが工夫されている．たとえば

朝：白米，みそ汁（季節の野菜入り），コンビーフ，焼き魚，納豆，サラダ，漬物，卵，のり，牛乳．

昼：カレー（季節の野菜並びに各種肉），野菜サラダ，漬物，季節の果物，牛乳

夜：白米，中華スープ，マーボなす，野菜の和え物，漬物，バナナ．

なお航空自衛隊では機上食も出される．これは弁当形式で提供され，基本的に食中毒などによる航空機事故を避けるため，民間機と同様に正パイロットと訓練パイロット，機長と副機長にはそれぞれ異なる弁当が提供される．

給食の実施に関する達〔1969（昭和44）年6月10日，航空自衛隊達第24号〕から，給食担当官と栄養担当官に関する条項を示す．

（給食担当官）

第4条　給食実施機関に給食担当官1名を置く．ただし，給食施設が2か所以上ある場合であって，かつ，給食実施機関の長が必要と認めた場合には，給食担当官を2名以上置くことができる．

2　給食担当官は，給食小隊長又はこれに準ずる者をもって充てる．

3　給食担当官は，給食実施機関の長の命を受け，給食計画の作成，給食事務，調理及び配食並びにこれに伴う糧食，給食施設，器材等の管理事務及び作業管理事務を行う．

（栄養担当官）

第5条　栄養担当官は，専任の栄養士をもって充てる．

2　栄養士の配置がない場合は，給食実施機関の長の指定する者をもって充てることができる．

給食実施の手続に関する達〔1966（昭和41）年4月27日，海上自衛隊達第19号〕から，給食担当官等と栄養担当官に関する条項を示す．

（給食担当官等）

第6条　給食実施機関ごとに給食担当官1人を置く．ただし，給食施設が二つ以上あるときは，必要に応じそれぞれの給食担当官の補助者を置くことができる．

2　給食担当官及び給食担当補助者は，給食実施機関の長が命ずる．

3　給食担当官は，給食計画の作成，調理及び配食並びにこれに伴う糧食，給食用器材，食堂，調理室及び食庫等の管理事務，会計事務及び作業管理事務について給食

実施機関の長を補佐する．

第8条　給食実施機関の長は，訓令第5条3項に定める，栄養士の資格を有する者を栄養担当官に命ずることのできないときは，当分の間，海曹給養課程を終了した自衛官をもってこれに充てることができる．

5.5.2　刑務所での給食

　刑務所や拘置所，そのほか刑事施設で出される食事のうち，主食の米には政府備蓄米の前年度余剰分を用い，米7：麦3と決まっている．職員用の食堂では，受刑者が調理人として働く．これは刑務作業の一つである．受刑者の食事では，主食とは別に，おかず代（菜代）が定められている．菜代は国家予算であり，勝手に決めることはできない．また菜代は，地域ごとに物価が違うため刑務所によってばらつきはあるが，おおむね1日350～450円程度であり，この予算で3食のおかずを賄う．

　献立は，月1回，受刑者を交えた「献立会議」を開き，決定する．おもな献立は，主食のほか，朝：みそ汁などの汁物，おかず1品，漬け物類，納豆やのりなど味付け品，昼：汁物（カレーやシチューを含む），おかず2～3品，漬け物類，夜：汁物（カレーやシチューを含む），おかず2～3品，漬け物類の場合が多い．主食に米飯以外のもの（パンなど）が出るのは月6～7回程度で，土日祭日が多い．献立例としては，次のようである．

- 飯（米7，麦3），肉じゃが，さばの塩焼き，マカロニサラダ，漬物
- マーガリン入りコッペパン，卵スープ，マカロニサラダ，ジャム，牛乳
- かまぼこ2枚入りのうどん，飯（米7，麦3），ポテトサラダ
- 飯（米7，麦3），みそ汁，ハンバーグ，ちくわの煮物，漬物
- 飯（米7，麦3），みそ汁，まぐろフレーク，金時豆
- 飯（米7，麦3），みそ汁，桜えび，いかなご，さんま缶

　栄養面については，1日1000食以上出す刑務所には，管理栄養士を置くことが義務付けられている．「献立会議」には管理栄養士も出席し，栄養面と嗜好も含めて，受刑者の健康維持のための職務を果たしている．

CHAPTER 6 EBN 事例からみた栄養経済学

6.1 生活習慣病と栄養経済

　生活習慣病は，不健全な生活の積み重ねによって内臓脂肪型肥満となり，これが原因となって引き起こされるが，適度な運動，バランスのとれた食生活，禁煙を実践すれば予防することができる．この生活習慣病の予防は国家的な取組みとして行われ，国民のほとんどが重要性を認識している．しかし，生活習慣病は自覚症状がなく進行することから，予防に真剣に取り組んでいる人は少ないのが現状である．また，誰でも成人期を過ぎれば，生活習慣病の発症も含めた健康度は確実に低下していくが，日々の生活のなかではその低下を実感しにくいために，現実的な問題としてとらえられず楽観視しがちである．

　しかし，そのような楽観視のツケはすでに現れている．その一例が国民医療費の増大である．2008（平成 20）年度の医療費は 34 兆円を超え，医療費問題は連日ニュースでも取り上げられている．これまで医療分野に経済性をもち込むことに違和感を覚える国民が多かったわが国でも，もはや医療にも経済的視点からの議論は避けられない状況になっている．

　一方，生活習慣病の予防・治療における**栄養・食事療法**の効果は認められているが，薬剤に比べその効果は明確にしにくいところがある．しかし，医療費が限られた資源となってしまった現在では，費用が少なくてすむ栄養・食事療法は**費用対効果**（cost-effective）に優れた方法として見直す時期にきており，わが国におけるエビデンスが求められている．

　現在，**費用対効果分析**（cost-effective analysis）がなされていないことの弊害が顕著な例として，健康食品に関する費用がある．通院中の 2 型糖尿病の直接非医療費についての 2006（平成 18）年の調査によれば，最も費用がかかっているのが健康食品費で，1 カ月平均 4420〜6970 円と直接非医療費の 45% を占め，直接医療費の半額とほぼ同じ金額が費やされている．また，生活習慣病への関心が高まったことで，特定保健用食品を含めた機能性食品市場が拡大しており，2009（平成 21）年度の特定保健用食品の市場規模は約 5500 億円，いわゆる健康・美容食品といったものを含めると 1 兆円を超える巨大マーケットとなっている．これらの食品を多くの人が利用していると思われるが，生活習慣病の患

者は増加している．このような状況は世界的にも見られ，世界銀行は機能性食品の価格設定のあいまいさを問題視しており，機能性食品分野にも費用対効果分析が行われるべきである．

6.1.1 栄養・食事療法の経済的評価の困難さ

これまで，栄養・食事療法の経済効果に関する報告がなされなかった要因として，次の3点が考えられる．

① 栄養・食事療法が「食品」や「食事提供」という一般的な経済概念で論じられる分野と，**医療経済**という経済学のなかでも独立した分野の異なる経済的側面をもつ点があげられる．医療も商品・サービスの提供という点から見れば，レストランやスーパーでの食品の提供と同じといえるが，医療には表6.1に示すように一般の商品・サービスにはない特殊な性質がある．このような二つの経済的側面で動いているため，評価がきわめて複雑になる．

② 栄養・食事療法は薬に比べ効果に速効性がないため評価がしにくく，長期間の観察が必要となる場合が多いという点があげられる．

③ 食品や食事の選択要因の多さにある．疾患に対する治療方法や薬剤の選択は，限られた選択肢のなかから行われる．他方，現代のような食品があふれている状況での食品選択は，栄養素の補給（疾病予防や治癒目的），価格，利便性，嗜好性のほかに流行や文化的背景，食習慣などさまざまな要因が影響しており，食事内容の多様性をもたらす．たとえば図6.1のように，食事において重視する点が性別・年代別で異なっている．このように多様な対象者の解析は容易ではないことから，**栄養経済学的評価**がこれまで行われてこ

表6.1 医療経済の一般経済との違い

観点	違い
需要	患者と医療者の情報格差 代替効果がない 需要の自然発生性 需要に価格や所得が影響しない
供給	費用逓減産業 （需要と供給の関連で決まる価格では赤字になり，経営が成り立たない産業） 公共サービス性
生産	専門職の必要性 （医師や看護師など代替の利かない専門職が不可欠）
マーケット	需要とアウトカムの不確実性 マーケットの地域性

牛越博文，『医療経済学入門』，岩波書店（2009），p.5より改変．

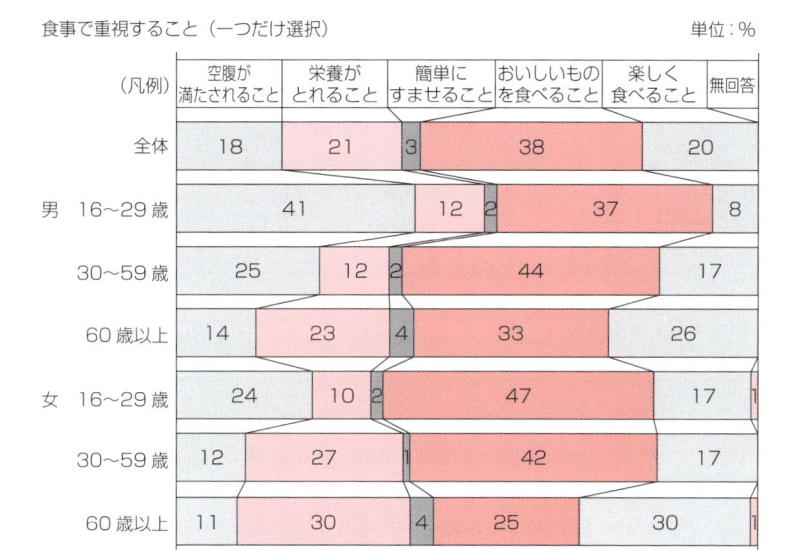

図 6.1 性・年代別の食事の選択要因

食事にあたって重視することを五つの選択肢から一つ選んだ回答．NHK放送文化研究所，「食生活に関する世論調査」(2006年) より．

なかったと考えられる．

　栄養経済学では食事や食生活全体を評価するため，対象者の属性も考慮しなければならない．治療効果や薬剤効果の評価では人種差が見られる場合もあるので慎重に行わなければならないが，欧米でのデータをわが国での治療方針の参考として使用することが多い．しかし，食生活は土地柄を強く反映していることから，他国のデータの利用が難しく，わが国で調査研究が行われる必要がある．

6.1.2 生活習慣病対策における栄養経済学的エビデンス

　残念ながら，栄養経済学的視点で生活習慣病予防について検討された報告はまだない．そこで，糖尿病の予防プログラムの費用対効果分析についての報告と，栄養素を充足させる食事を一般経済学的視点でとらえた報告を紹介する．

(1) 職域における糖尿病予防プログラムの費用対効果分析[*1]

　機器製造業の工場（従業員3000人規模）に勤務の従業員を対象とした健康教育教室の効果評価と費用対効果分析を行った．

　健康診断により耐糖能障害と判明した112名を対象とし，強制的にライフスタイルを変更させる**強制指導プログラム参加者群**，個人の自主管理に任せ学習援助を行う**自主指導プ**

[*1] 平 貢秀，武藤孝司，荒尾 孝，「職域における糖尿病予防プログラムの費用対効果分析」，産業医学ジャーナル，22, 72 (1999).

表 6.2 各評価時点における各プログラムの費用対効果分析

	総費用 A（円）	参加者数 B（人）	参加者1人あ たりの費用 C＝A/B（円）	改善人 員数 D（人）	改善人員割合 E＝D/B（％）	費用効果比 改善者1人あたりの費用 F＝A/D＝C/E（円/人）
6カ月						
強制指導プログラム群	2,844,810	40	71,121	29	72.5%	98,098
自主指導プログラム群	812,591	63	12,898	39	61.9%	20,836
12カ月						
強制指導プログラム群	2,844,840	40	71,121	27	67.5%	105,364
自主指導プログラム群	1,042,693	63	16,551	26	41.3%	40,104
18カ月						
強制指導プログラム群	2,844,840	40	71,121	22	55.0%	129,311
自主指導プログラム群	1,272,796	63	20,203	25	39.7%	50,912

プログラム参加者群，プログラム介入を行わない**コントロール群**の3群を設けた．

効果の指標として，プログラム開始時点から22カ月まで6カ月ごとに採血を行い，HbA1c 0.2％以上低下した者を改善効果ありとした．費用計算は，直接費として指導者の人件費，教材費（テキストブック，印刷物，歩数計，栄養指導の弁当代），間接費として就業時間内に実施したときの参加者の労働損失に見合う賃金とした．

効果分析において，強制指導プログラム群では，コントロール群と比較してHbA1c改善効果者の割合が介入18カ月後まで有意に高かったが，自主指導プログラム群では，コントロール群と比較して改善人数割合に有意差が認められたのは介入後6カ月目までであった．

費用対効果分析では，どの評価時点においても改善者1人あたりの費用として2.5～4.5倍自主指導プログラム群のほうが強制指導プログラム群より優れていた（表6.2）．妥当性を増すために割引きと感受性分析（分析したいアウトプットをいくつかの変数に分け，その変数がアウトプットにどのような影響をもたらすかを調べる方法）も行ったが，ともに自主指導プログラムのほうが強制指導プログラムより優れていた．また，改善人員割合を変動させて感受性分析を行っても，すべての評価時点で自主指導プログラムのほうが優れていた．

結論として，どちらのプログラムも介入後6カ月時点をピークに改善人員割合が低下し始める．したがって，どのような介入を行うかは，1年以内に興味を引くものが必要になる．効果そのものは強制指導プログラム群のほうが大きいことを考えると，介入の手法として，初めに短期強制指導プログラムを行った後で自主指導プログラムを継続させるのがよい．

この報告は，栄養指導も含めた糖尿病予防プログラムの評価であるが，プログラムの内容を変化させて栄養指導強化プログラムと従来プログラムとの比較などを行えば，栄養・食事療法における経済評価の報告となる．また指導介入の時機について，参加者の行動を経済学的に分析することも必要である．

表 6.3　栄養成分と食料価格のみで提案された最低費用メニュー

		1970 年	1980 年	1990 年	2000 年
1人1日あたりの食費（円）		135	269	337	407
メニュー（100 g）	小麦粉	1.92	1.27	1.63	2.34
	じゃがいも	5.79	5.36	6.09	8.53
	大豆	1.98	2.68	2.12	0.41
	緑黄色野菜	1.27	0.42	0.42	0.39
	鶏卵	—	—	0.31	0.77
	チーズ	—	—	—	0.58

（2）食生活における栄養・経済合理性の一考察[*2]

　この報告は疾病との関連性は述べておらず，戦後の食生活が「栄養・経済合理性」をいかに実現してきたかを調べている．日本では高齢者の増加に伴って経済成長が鈍化し，社会福祉給付が負担に比べ低下していく．毎日の食費が社会福祉給付に大きく影響していることから，文化性を失わずに適切な栄養を最低費用で確保できるメニューの開発が急務とする点に，この報告の着想がある．ここでは線形計画法（いくつかの一次不等式および一次式を満たす変数のなかで，ある一次式を最小化または最大化する値を求める方法）を用いて，「栄養成分」と「食料価格」を具体的資料とし，PFC バランスと食品群（報告者たちは食習慣としている）を制限条件として，これらの考慮すべき条件を最もよく満たす「合理的メニュー」の提案を試みている．

　「栄養成分」と「食料価格」のみで導き出された「最低費用メニュー」は表 6.3 のようになる．この結果は実際の食料消費からあまりにもかけ離れており，実用性のないものであった．そこで栄養成分を 44 種に増やすとともに，PFC 比と「食習慣（食品群）」も制限条件として加えて合理的メニューを求め，実際の食料消費（**食料需給値**）と比較検討した（表 6.4）．両者が一致していれば実際の食料消費は合理性を備えていると判断できるし，合理的メニューも正常なメニューとみなされる．一致しなければ，栄養に関する情報がほぼ正しいと仮定すると，不一致の原因は食習慣か食料価格によると考えられる．食料消費実測値（食料需給値）と合理的メニューとの隔たりは**乖離係数**で表すことができる．

　乖離係数が著しく低くなったメニュー③が，この報告において合理性基準が最も貫徹された状況といえる．また，食生活の変化とともに摂取する食品が変わることも考えられるので，メニュー③のたんぱく質源を魚介類ではなく肉類から摂取するとして計算した場合がメニュー④である．メニュー④も食料消費実測値とかなり近いが，米は過剰に，砂糖は過少になっている点が問題であった．

　今後の課題として，採用する栄養成分の相互関係，食料価格の相対関係，食習慣におけ

[*2] 是唯康彦，三浦洋子，「食生活における栄養・経済合理性の一考察」，季刊家計経済研究，63, 51 (2004).

表6.4 合理的メニューと実際の食料消費との比較

| | メニュー① | | | メニュー② | | メニュー③ | | メニュー④ | |
| | 食料小売価格 +栄養成分44種 | | | メニュー① +PFC比 | | メニュー② +食品群 | | ③のたんぱく質基準を魚介類→肉類 | |
	計算値(A)	実績値(B)	A/B(%)	計算値(A)	A/B(%)	計算値(A)	A/B(%)	計算値(A)	A/B(%)
米（g）	156.1	185.4	84.2	132.7	71.6	219.2	118.2	246.0	132.7
その他の穀類（g）	99.7	146.5	68.0	185.0	126.3	146.5	100.0	151.7	103.6
いも類（g）	198.2	83.2	238.2	122.0	146.6	58.7	70.5	80.0	96.1
豆類（g）	30.7	29.0	105.9	13.5	46.6	23.9	82.5	24.8	85.6
野菜・海藻類（g）	363.5	283.0	128.4	296.6	104.8	302.2	106.8	268.6	94.9
果実（g）	0.0	113.8	0.0	0.0	0.0	98.8	86.8	108.4	95.3
肉類（g）	77.9	78.8	98.9	64.5	81.9	72.8	92.4	75.0	95.2
鶏卵（g）	106.7	46.6	229.0	135.2	290.2	47.1	101.0	44.5	95.5
牛乳・乳製品（g）	201.7	258.2	78.1	176.1	68.2	234.0	90.6	247.9	96.0
魚介類（g）	94.6	101.3	93.4	74.9	74.0	92.1	91.0	96.4	95.2
砂糖類（g）	93.3	55.4	168.4	92.8	167.6	46.6	84.2	32.5	58.7
油脂類（g）	43.5	41.7	104.3	39.6	95.2	41.6	99.8	43.7	104.9
乖離係数			0.670		0.732		0.125		0.165
1人1日食料費（円）	658.4	679.7	96.9	578.8	85.2	606.5	89.2	675.4	99.4
【家族調査】食料費（円）	658.4	820.0	80.3	578.8	70.6	606.5	74.0	675.4	82.4

＊2の表を改変.

る適切な食品の組合せなどを研究し，さまざまな環境下における「合理化メニュー」の開発と，個別消費者へ応用方法を提案することがあげられる．

6.1.3 今後のエビデンスの必要性

「正しい食事」，「よい食事」とはいったいどんなものであろうか？ 食料が十分にない場合は，栄養不足にならないための食事が「よい食事」であろう．しかし，現代の日本のように食料が豊富に手に入る国では「よい食事」の定義が難しい．したがって，できるだけ多くの人を対象とした「よい食事」の提案ができれば理想であるが，まずはさまざまな視点から「エビデンスに基づいた」「よい食事」を提案するのが現実的であろう．

単一の栄養素の摂取量と疾病との関係は，薬剤と疾病との関係とほぼ同じである．実際には栄養素をそれぞれ摂取するわけではないから，その栄養素を含む食品をどのように摂取するか提案しなくてはならない．これまでに得られた栄養素摂取量と疾病の関係をもとに，より費用対効果に優れた食品・献立を提案する能力が必要である．それには，食品それぞれに関する知識（食品学），栄養素と疾病のかかわりについての知識（栄養学，臨床栄養学），食品・食事を経済的視点からとらえる能力（経済学，統計学），また机上の空論にならないよう活用できる能力（調理学），食行動を規定する要因を分析する能力（行動学）を兼ね備えなければならない．これらすべての基礎的内容が網羅された教育を受けている

栄養士・管理栄養士は，今後この分野の専門家として活躍が期待される．

6.2　周術期医療

　栄養不良がある場合，手術後の合併症発生率や死亡率は高くなる．消化器外科手術のなかでも食道がん切除や膵頭十二指腸切除は侵襲が大きく，術後も経口摂取できない期間が長い．また，術前から食欲不振や通過障害が存在し，栄養不良に陥っている患者も少なからず存在する．したがって**周術期**（術前と術後を含めた期間）の栄養管理のおもな目標は，飢餓を避け，たんぱく質不足状態を最小限にして筋肉や免疫能を維持することにある．

　経腸ルートを使った免疫賦活成分の積極的な投与による術後の感染症の減少や在院日数の短縮が報告され，さまざまな機能性成分を強化した栄養剤も開発されている．またNST（栄養サポートチーム）による栄養管理やクリニカルパスの導入は，合併症の発生率の低下など治療成績の向上のみならず，経済的アウトカム向上への寄与が大きい．そのため，これらの手法を導入する施設が増えている．

6.2.1　術前栄養管理

　術前栄養管理は術後に比べ軽視されがちであるが，術後合併症の予防の観点などから，むしろ術後より重要である．一般に健康時体重から10％以上の減少があれば中等度以上の栄養障害があるとされ，栄養管理の適応となるが，このような患者ではビタミンなどの微量栄養素が不足していることも多い．大腸がん待機手術例を対象とした免疫賦活成分の投与では，術前のみの投与と術前術後の投与との効果に差がないことから，費用対効果の面から術前投与のみを推奨する報告がある．また，術前の免疫賦活成分の投与の有効性は，肝切除患者などでも多数報告され，コンプライアンスも良好である．

6.2.2　術後栄養管理

　術後は手術による侵襲で代謝が亢進し，安静時エネルギー消費量が増大している．必要エネルギー量は，生体的反応として供給される内因性エネルギーと栄養・食事療法から供給される外因性エネルギーによって充足される（図6.2）．術後早期には，ストレスホルモンやサイトカインの産生により内因性供給が増大していることから，栄養・食事療法のみで必要量を賄おうとすると過剰エネルギー供給（overfeeding）に陥る．栄養アセスメントを的確に行い，代謝変動を把握する必要がある．

　術後経口摂取ができない場合は**静脈栄養**（parenteral nutrition: PN）で栄養素を供給するが，できるだけ早期に**経腸栄養**（enteral nutrition: EN），経口栄養への移行を目指す．ESPENガイドラインでは「外科診療において，1〜3日以内に通常食摂取が可能となる強化回復プログラムによる栄養管理が望ましい．従来のような強制栄養療法はほとんど必要なく，その恩恵にあずかっている患者はごくわずかである」としている．一方，手術に

第6章　EBN事例からみた栄養経済学

図 6.2　侵襲下でのエネルギー供給

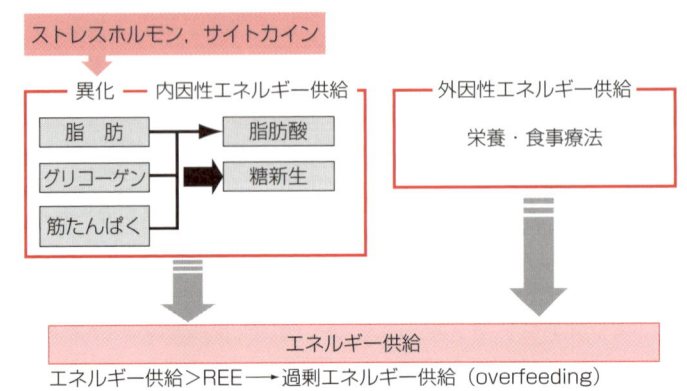

REEは安静時エネルギー消費量．
寺島秀夫ほか，「周術期を含め侵襲下におけるエネルギー投与に関する理論的考え方〜既存のエネルギー投与量算定法からの脱却〜」，静脈経腸栄養，24 (5)，19 (2009)，図1．

よって変化した消化管に患者が適応するには6カ月程度必要である．多くの手術で入院期間は数週間程度であることから，退院後に栄養状態を低下させないための栄養ケアも重要である．

6.2.3　周術期の栄養経済学的エビデンス

ESPENガイドラインにもあるように，消化器手術後の栄養管理では，PNやENといった強制栄養療法から通常食の積極的な摂取による栄養供給への移行が行われる．周術期に特化したものではないが，PN，ENおよび食品による栄養・食事療法の医療費を比較した報告[*3]を紹介する．

表 6.5　各栄養・食事療法の費用比較（試算）

製剤	薬価・価格/日	管理料/日	器材費/日	食事療養費/日
TPN製剤（キット）A	3223	1400	700	−2170
TPN製剤（組合せ）B	2424	1400	700	−2170
成分栄養剤C	2741	600	250	−2170
半消化態栄養剤（医薬品）D	1185	600	100	−2170
半消化態栄養剤（医薬品）E	1650	600	100	−2170
半消化態栄養剤（食品）F	1250	0	100	350

単位はすべて円．TPNは2号液相当とし，ビタミン剤・微量元素製剤を加えた．
1カ月請求額増にはカテーテル挿入料 (14,000円) を加算している．ENは1500 kcal/日で試算．
食事療養費は，管理栄養士が勤務し，食堂が設置されているとして試算．Fの場合には特別食：350円が加算される．
利潤＝管理料−器材費で計算．薬価差と食事の利益は算定していない．
竹山廣光ほか，「栄養療法における経費節減効果」，静脈経腸栄養，17 (4)，23 (2002)．

[*3] 竹山廣光ほか，「栄養療法による経費節減効果」，静脈経腸栄養，17 (4)，23 (2002)．

表 6.6　TPN と PPN の費用比較（試算）

製剤	薬価/日	管理料/日	器材費/日	1 週間施行した場合		2 週間施行した場合	
				請求額	利潤	請求額	利潤
TPN 製剤（キット）	3223	1400	700	46,361	4900	78,722	9800
PPN 製剤	3449	950	400	31,033	3850	61,826	7700

単位はすべて円．TPN は 2 号液相当とし，カテーテル挿入料（14,000 円）を加算している．
PPN は 2000 mL/日とし，留置針（240 円）を加算している．すべてにビタミン剤・微量元素製剤を加えた．
利潤＝管理料−器材費，とした．
竹山廣光ほか，「栄養療法における経費節減効果」，静脈経腸栄養，17（4），23（2002）．

　この報告では，各栄養・食事療法についての費用が比較されている．表 6.5 と表 6.6 に示す〔いずれも 2002（平成 14）年当時〕．

　キット製剤の薬価は 1 日分が 2500 円で，従来品より 700 円高価であるが，調剤時間の短縮や製剤汚染の低減などのメリットがある．ドイツにおける試算では，従来品を使用した TPN コストは 2729 マルク/日であったが，キット製剤の使用により管理費や人件費が削減され，2324 マルク/日にコストダウンできたとしている．

6.2.4　今後のエビデンスの必要性

　各施設で使用している製剤や食品などの直接的な費用に関する報告は多いが，管理費，人件費，感染防止対策費などを試算し，それぞれの施設の現状に合わせた利用が検討されるべきである．2010（平成 22）年の診療報酬改定において **NST 加算** が新設されたが，これを算定していない施設も多く，その理由として最も多いのは採算がとれないということである．周術期では栄養アセスメントがとくに重要となる．栄養アセスメントにかかる人件費に関するエビデンスは，今後の医療報酬の改定の基礎資料としても重要である．また，消化器術後では，退院後の家庭での食事はこれまでと大きく異なる場合が多く，家庭でのケアが必要となる．したがって，術後の家庭での栄養ケアに関するエビデンスが求められる．

6.3　高齢者の医療と介護

　2009（平成 21）年のわが国の高齢者人口（65 歳以上）は過去最高の 2901 万人（高齢化率 22.7％）で，世界のどの国もこれまで経験したことのない高齢社会を迎えている．このような高齢化の状況は今後も続くと予想され，2035 年には国民の 3 人に 1 人，2055 年には 2.5 人に 1 人が高齢者と推測されている（図 6.3）．2010（平成 22）年には国民所得の 25％ が社会保障費で，その 70％ が高齢者関連給付金となっており，年々増大する費用をいかに確保するかが最大の課題となっている．

　また，総医療費の相対危険度（relative risk）の 2 位が年齢（RR＝2.60）となっている．

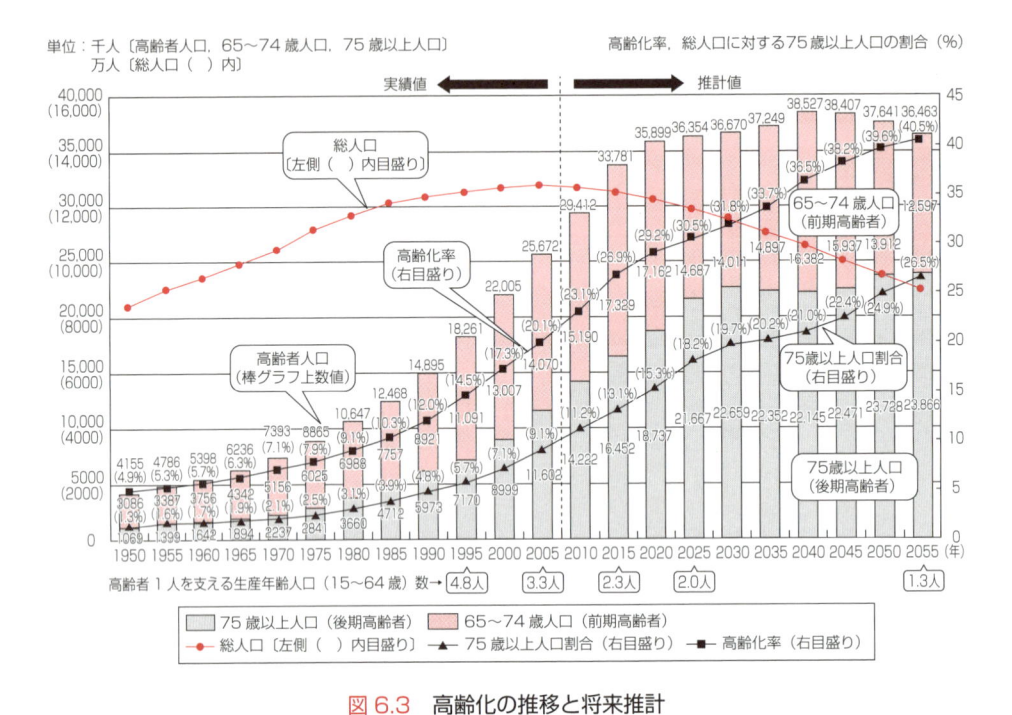

第6章 EBN事例からみた栄養経済学

図6.3 高齢化の推移と将来推計

資料：国立社会保障・人口問題研究所「日本の将来推計人口（平成18年12月推計）」の出生中位・死亡中位仮定による推計結果．『平成23年版高齢社会白書』，内閣府，図1-1-4．

すなわち高齢化が，感染症やがんなど他の因子より医療費を増大させるリスクが高いということである．したがって，さまざまな疾病において医療費削減を考えるよりも，高齢者の医療や介護の効率化を図ることのほうが医療費削減への寄与が大きいということである．他方，高齢者の日常生活では，健康状態がよいほど日常生活全般の満足度が高く，高齢者の健康状態をいかに保つかという課題は，高齢者自身のQOLの面からもたいへん重要であろう．

6.3.1 高齢者の食生活

個人差は大きいが，高齢期はとくに疾患がなくても加齢とともに生理機能が低下して，次のような変化が現れる．①歯牙の脱落・咀嚼力の低下，②消化吸収機能の低下，③味覚の低下，④嚥下機能の低下が見られる．歯の治療が必要になるとともに，調理についても一手間，二手間必要になり，選択する食品の幅が狭まりやすい．食習慣が保守的になりがちで，生活のリズムが乱れやすいことも，好ましい食生活を送るうえで妨げとなる．さらに，高齢者の食生活に影響を与える要因として，収入・経済的援助の状況や家族の有無など社会的要因もあげられる．図6.4に高齢者が食生活について気になる点を示した．

高齢者の栄養状態に関する問題でよく見られるのは低栄養と嚥下障害である．地域在宅

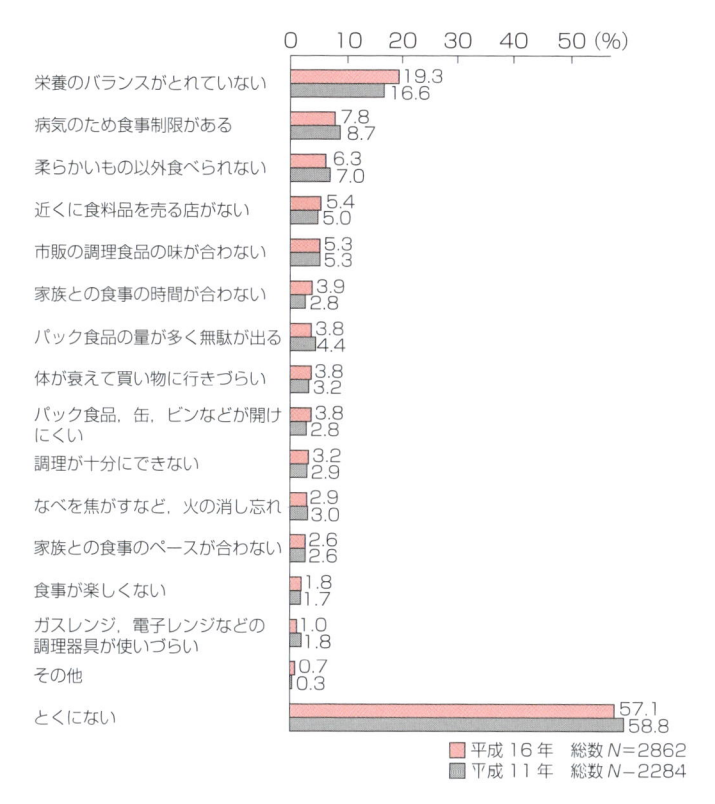

図 6.4　高齢者が食生活について気になる点
14 問，複数回答可．『平成 16 年度高齢者の日常生活に関する意識調査』，内閣府，図 14.

高齢者における血清アルブミン値 3.8 g/dL 未満の割合は 7.1％ と高く，同時に低コレステロール血症や貧血状態でもあった．半数以上の高齢者は自分の栄養状態に問題がないと考えており，無自覚のうちに低栄養状態にある場合も多いことがわかる．栄養状態の低下は日常生活活動の低下や感染症の誘発をもたらすため，高齢者の健康の維持のためには早い時期からの栄養管理が重要である．

6.3.2　高齢期の栄養経済学的エビデンス

　高齢期の食生活についての研究は，食嗜好や栄養素の過不足評価に関する内容が多い．高齢者の増加に伴う医療費の増加を抑制するには，食事や栄養素の提供についても経済的視点から議論しなくてはならない．とくに高齢期に関しては，治療費の削減を検討するよりも予防的視点からの栄養経済学研究に力を入れる必要があるだろう．現在のところ，栄養経済学的視点から見た高齢期の疾病予防に関する研究は皆無であるため，この項では，高齢入院患者に対する管理栄養士の栄養ケアが医療費に与える影響を検討した結果を紹介する．

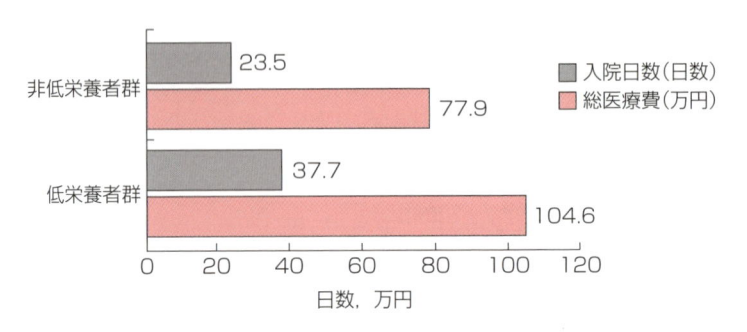

図 6.5 ロジスティック回帰モデルによる栄養状態別の平均入院日数および総医療費

(非低栄養者群：入院日数 23.5、総医療費 77.9 万円／低栄養者群：入院日数 37.7、総医療費 104.6 万円)

(1) 低栄養

　低栄養患者に対する栄養ケアについて，ロジスティック回帰モデル（ある事象の有無と要因の関係を解析する）を用いた報告[*4]を紹介する．調査対象として 1017 名の入院患者の評価を行ったところ，血清アルブミン値 3.5 g/dL 以下の低栄養患者群入院日数は非低栄養患者群に比べ 1.6 倍と有意に長く，総医療費は 34.4% 増加した（図 6.5）．加齢とともに低栄養患者群の割合は増加し，総医療費が増加しやすい傾向にあった．

　また，75 歳以上の肺炎患者で低栄養状態にある入院患者に管理栄養士が嚥下評価を行い，嚥下レベルに合わせて段階的に嚥下食を提供し栄養状態を改善すれば，総医療費を 1 人あたり 52.5 万円低減でき，9 名の嚥下障害患者の低栄養状態を改善すれば管理栄養士年間給与に相当する経済効果をもたらすことが明らかになった．低栄養状態を減らすように計画された食事を提供すれば，わが国の総医療費を 2 割程度削減できると見積もられた．

(2) 嚥下障害

　咀嚼・嚥下障害は食物の摂取を困難にする．したがって，嚥下障害を改善する食事を提供すれば，食物摂取量を増加させて栄養状態の改善も見込める．医療施設での嚥下食の提供に関する 2008（平成 20）年の調査では，約 70% の施設で嚥下食が提供されており，その提供のために 80% の施設が特別な食材を使用していた．嚥下食の提供にかかる食材費，人件費などは一般食より 1 人あたり約 450 円/日のコスト増であった．真空調理システムの導入によって食材費や人件費を抑える試みもされているので，嚥下障害患者への栄養ケアのシステム化による治療効果と費用削減効果のエビデンスが待たれるところである．

6.3.3　今後のエビデンスの必要性

　高齢期の栄養ケアに関するエビデンスは，各栄養ケアの治療効果についてもまだ少ない状況である．また，高齢者の増加割合が，提供できる医療ケア量を上回ると推測されるこ

[*4] 金谷節子,「低栄養患者の栄養ケアによる医療経済効果」, 健康プロデュース雑誌, 創刊号, 49 (2007).

とから，医療ケアを必要としない高齢者の割合を増加させる予防的観点から食生活を提案するエビデンスが，急ぎ求められている．

近年，在宅高齢者向けの食品や食材市場が拡大し，その市場規模は約966億円で，前年比110％となっている．このような食品を摂取している在宅高齢者の栄養ケア・マネジメントについてもエビデンスが必要である．

6.4 小児疾患

小児（0〜14歳）の患者数は73万人で，患者総数の約9％を占める〔2008（平成20）年〕．この時期はとくに救急受診率が高く，急病発生頻度は成人1に対して小児6，乳幼児は12となっている．小児の入院受療率は，0歳児を除くと他の年齢階級に比べ低く，平均入院日数も短い．外来受療率は低くないが，再診/初診比は2.0以下で，小児では慢性患者が少ないことが特徴である．

しかし，小児期の肥満は将来の生活習慣病の発生リスクを高めることや，1歳児の10人に1人，3歳児の20人に1人，学童の50〜100人に1人が食物アレルギーを起こすと報告されている．これらは栄養ケアが欠かせない疾患である．

6.4.1 小児期の食生活

小児期は発育・発達をしているという特徴がある．小児期の栄養生理は，① 基礎代謝が成人に比べて高く，活動性の高い生活と絶え間ない発育に合ったエネルギーや栄養素が必要となる，② 栄養の過不足や質的な偏りの影響を受けやすく，成長障害や発達障害につながりやすい，③ 乳幼児期は消化吸収機能が未発達，という特徴がある．そのため小児疾患における栄養ケアは，成人と違い，疾病に合わせた栄養ケアだけでなく，発達段階に応じた栄養生理を考慮した栄養ケアが必要になる．

小児期は同時に食習慣や食嗜好が形成される時期でもある．食を通じて家族とのかかわり，仲間や地域とのかかわりを深め，「食べる力」を豊かに育むことができるよう支援しなくてはならない．

6.4.2 小児疾患における栄養経済学的エビデンス

現在のところ，小児疾患を栄養経済学的視点から研究した報告はない．小児期の栄養が成人期の疾患の発症のリスクに影響を及ぼすという報告はなされているが，長期の調査が必要になることから，その栄養経済学的評価がきわめて難しい．成人期には栄養ケア効果が疾病の治癒状況に対応しているため，ケア効果を評価しやすいが，小児期はそれに加えて，成長に与える影響も考慮しなくてはならない．この点が研究を複雑にし，小児疾患の栄養経済学的エビデンスが見られないことの一因となっているのであろう．この項では，食物アレルギー対応給食についての経済的評価と食物アレルギー原因物質除去食品の価格

第6章 EBN事例からみた栄養経済学

> 栄養士は，患者が「健康的な」「安心できる」「楽しい」食生活を営むための支援をする
> その支援は，医師の診断・指示に基づくものである

【患者】
① 「健康的な」食生活
　　除去食中でも，代替食品から必要な栄養素を摂取する
② 「安心できる」食生活
　　食物アレルギーの正しい知識を習得し，誤食のない食生活を送る
③ 「楽しい」食生活
　　食物アレルギーに関する悩みを軽減・解消しながら豊かな暮らしを送る

【管理栄養士】
食物アレルギーの栄養指導
患者個別の食生活支援など

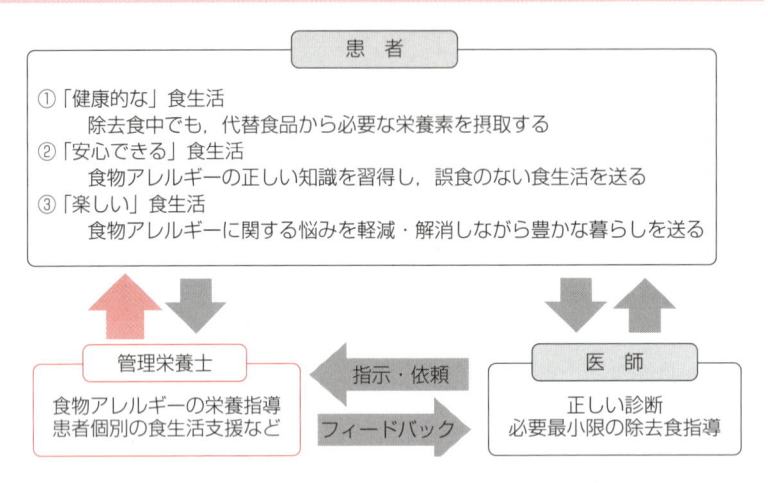

指示・依頼
フィードバック

【医師】
正しい診断
必要最小限の除去食指導

図 6.6　食物アレルギーにおける栄養指導の目的
主任研究者：今井孝成，『厚生労働科学研究班による食物アレルギーの栄養指導の手引き 2008』，p.2 より．

比較を紹介する．

　食物アレルギーにおける栄養ケアは，正しい診断に基づいた必要最小限の原因物質の除去が原則であり，除去食物ごとに不足しやすい栄養素がある場合には，それを補う工夫が必要となる．図6.6に食物アレルギーにおける栄養指導の目的を示す．

　発育期にある小児が食物を除去することで発育不良を来したとの報告もされており，代替食を含めた適切な栄養ケアが重要である．また患者ごとに原因食物が異なり，それが複数の場合もある．さらに，原因食物でも加熱加工されていれば摂取できることもあるなど程度差もあり，患者のアレルギーの程度に合わせた栄養ケアが必要である．

　わが国では，食物アレルギーの原因食物となっている7品（卵，乳，小麦，えび，かに，落花生，そば）の表示が義務づけられ，また18品について表示が推奨されている．ごく微量の原因食品の混入でも重篤な症状が出現する場合があり，別製品を同一の製造ラインでつくる場合などはコンタミネーションの可能性を考慮しなくてはならない．食物アレルギー患者用の病者用食品や表示が義務／推奨されている食物アレルギー原因食物25品をまったく使用しない製造ラインで製造している除去食品は，製造コストが当然高くなる．実際，食物アレルギー児をもつ家庭では約4割が経済的負担を感じている．除去食品と除去の行われていない食品の価格を表6.7に比較した．同等品と比較した場合，除去食品は約1.03倍から12倍高価格となっていた．

　また，保育所給食における食物アレルギー対応食の導入が調理作業や食材料費に及ぼす影響を検討した報告がある．アレルギー対応食をすべて手づくりした場合は，普通食と比

表6.7 食物アレルギー用代替食品と一般食品の価格比較

食物アレルギー用代替食品			一般食品			一般食品価格に対する代替食品価格(%)
除去食物	商品名	価格（円）	商品名	価格（円）		
卵，乳，小麦，大豆	純米しょうゆ	1 L	1305	しょうゆ	1 L	368	355
	こめのみそ	500 g	863	麦味噌	500 g	499	173
	キヌアみそ	500 g	1019	麦味噌	500 g	499	204
	ノンエッグマヨネーズ	70 g	480	マヨネーズ	70 g	40	1200
	化学調味料無添加のブイヨン	28 g	210	野菜ブイヨン	28 g	126	167
	ホワイトソルガム粉（小麦の代替品）	500 g	473	薄力小麦粉	500 g	140	338
	きびめん	200 g	378	スパゲティ	200 g	128	295
	ホワイトソルガムのマカロニ	200 g	499	マカロニ	200 g	150	333
	米パン	2本	1365	フランスパン	2本	198	689
	カレールウ	68 g	262	インスタントカレールウ	68 g	60	437
	あわのクッキー	62 g	389	クッキー	62 g	120	324
卵，乳，小麦，そば，落花生，えび，かに	ロースハム	52 g	219	ロースハム	52 g	180	122
	ベーコン	55 g	219	ベーコン	55 g	179	122
	ミートボール	65 g	179	ミートボール	65 g	117	153
	あらびきウインナー	85 g	219	あらびきウインナー	85 g	192	114
牛乳アレルギー用ミルク	ミルフィー HP	850 g	2700	育児用調製粉乳 A	850 g	2630	103
	エレメンタルフォーミュラ	850 g	2900	A	850 g	2630	110
	MA-mi	850 g	3100	B	850 g	2600	119
	ニュー MA-1	850 g	3500	B	850 g	2600	135

食物アレルギー代替食品および一般食品は，H市内スーパーで購入または通信販売で購入時の価格．
一般食品の価格は，食物アレルギー代替食品と同じ内容量あたりの価格に換算してある．

べて調理作業時間が7〜45%増，食材費は0〜6%増となった．対応食に市販アレルギー除去食品を一部使用した場合，調理作業時間は1〜32%減，食材料費は6〜16%増となった（表6.8）．

食物アレルギー対応食は，限定された食材のなかで栄養素の不足がない献立を作成・提供しなくてはならない，専門性の高い業務である．モデル献立データベースの開発も進められており，エビデンスが増えることで経済的視点からも効率のよい食物アレルギー用代替食の提供が可能となるだろう．

6.4.3 今後のエビデンスの必要性

小児疾患に関する研究では，疾患の発症機序や治療・薬剤効果に関するものや，患児と

第6章 EBN事例からみた栄養経済学

表6.8 アレルギー対応食をすべて手づくりした場合と市販アレルギー除去食品を一部使用した場合との比較

		手づくり対応		一部市販アレルギー用食品使用	
		調理作業時間	食材料費	調理作業時間	食材料費
献立A	主食＋主菜	111	100	―	―
	副菜	106	101	100	112
	汁物	―	―	―	―
	おやつ	122	128	92	155
	合計	107	106	101	113
献立B	主食	―	―	―	―
	主菜	126	102	107	104
	副菜	―	―	―	―
	汁物	112	107	―	―
	おやつ	131	90	95	231
	合計	116	101	103	116
献立C	主食	875	98	269	224
	主菜	125	99	―	―
	副菜	153	95	―	―
	汁物	105	106	―	―
	おやつ	119	99	―	―
	合計	145	100	132	109

数値は普通食のみ50食の場合を100％としたときの割合（％）．―はアレルギー対応を必要としない料理．寺元あい，久保田恵，栄養学雑誌，68，388（2010）の表を一部改変．

家族（とくに母親）の関係性に関するものは多いが，栄養ケア，なかでも栄養経済学的研究は皆無である．小児期の栄養状態は成人後の疾病発症と関連するという報告が多数されている．小児期の食物アレルギーによる原因食品の除去・栄養状態が，その後の成長過程で発症する疾患や食生活に影響を与えるのかなど，小児期の栄養ケアの評価をその時点だけで行うのではなく，長期的な視点でとらえることが必要である．また，小児期の栄養状態は養育者の取組みによるところが大きく，栄養ケアの介入に対して比較的受け入れがよいことから，児の疾患の栄養ケアを実施するときに，家族全体の栄養状態の改善も行える可能性が高い．したがって，小児期の栄養ケアに対する栄養経済学的効果として，対象児だけでなく，その家族も含めた評価についても興味深いデータが得られると考えられる．

CHAPTER 7 健康増進の経済学と栄養経済学

7.1 健康増進の経済学
7.1.1 健康に対する意識

　人の健康状態はさまざまに評価されているが，多くの人々の意識のうえでは，おそらく図7.1に示すように「半健康」の状態であろう．一般に健康であるか否かの判断は個人の主観に基づいており，元気で働くことや学校へ通うことなど日常の生活がとくに支障なく行えることが目安になっている．細菌やウイルスなどの感染症に罹り，発熱，頭痛，腹痛，下痢，嘔吐など明らかな自覚症状が見られる場合に，初めて病気であることを認めるのである．

　しかし，近年急増している肥満，高血圧，糖尿病，脂質異常症，心疾患などの生活習慣病は，よほど重症化しない限り自覚症状は見られない．また，高齢者や慢性疾患罹患者に認められる低栄養状態についても，同様に重症化しない限り認知されない．社内検診や住民健診などの定期検査の結果から，自身の健康状態は知らされているが，これといった自覚症状が見られないため捨てておかれるのであろう．自覚症状のないことが「今日の健康

健康	半健康	病気
心も体も健やかで，元気に日常生活がエンジョイできる状態	自覚症状はないが，健診などの検査値には変化が認められる状態，あるいは全身倦怠感など多少の自覚症状は認められるが，日常生活に支障を感じていない状態	自覚症状があり，日常生活に支障が見られ，検査値にも異常が認められる状態

　　　　　　　　　　　　　　　　　　　　　　　　生活習慣病の発症・進展 →

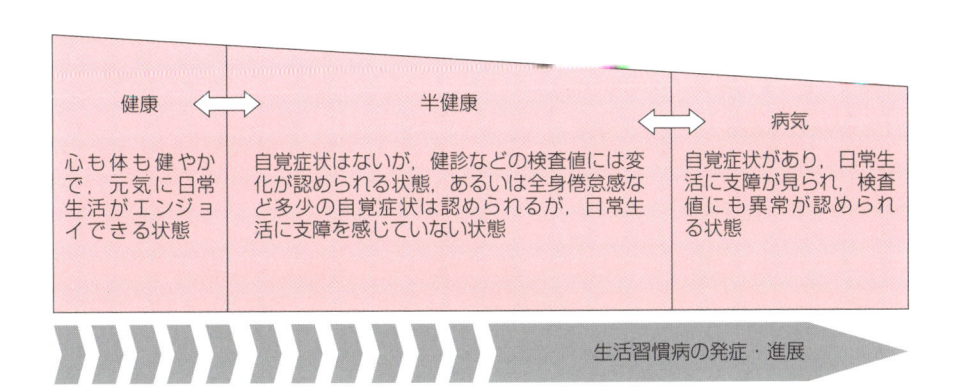

図7.1　ヒトの意識から見た健康状態の概念図

第 7 章 健康増進の経済学と栄養経済学

＝明日の健康」を保証しているという意識になるのである．今日 1 日仕事や家事などが支障なく行えたことは，明日 1 日を保証しているわけではないが，明日についても同様に支障なく行えると考え，この意識は 1 カ月後も 1 年後も同様と考えているのである．

一般に手軽に誰にでもわかる健康の指標として，日々の体重計測が行われている．日々の生活活動度と食事摂取量，いわゆる摂取エネルギー量と消費エネルギー量が適正であるか否かの判断は，体重を測定し標準体重との増減量を知ることである．健康指標として用いられている体重は，身長と体重から BMI（body mass index，**体格指標**．22 を望ましい値としている）を算出し，これを標準体重として評価する．

7.1.2 食事摂取基準と生活習慣病

成人が日々摂取している食事量が適正であるかを判断するためには，図 7.2 の **日本人の食事摂取基準（2015 年版）** に示されているとおり，不足のリスクと過剰のリスクの交点で体重の変化がない状態，つまり摂取エネルギー量と消費エネルギー量のバランス（収支）が保たれている状態であるかを見る．

生活習慣病 は，遺伝因子などの内的因子に，食生活，運動不足，ストレス，飲酒，喫煙などの環境要因が加わって発症すると考えられている．内臓脂肪型肥満，高血圧，脂質異常症，高血糖など複数の代謝異常（**メタボリックシンドローム**）が大きな要因とされている．生活習慣病の現状は，糖尿病の有病者 890 万人／予備群 1320 万人〔2007（平成 19）年厚生労働省調査〕，高血圧症の有病者 3500 万人／予備群 2000 万人，脂質異常症の有病

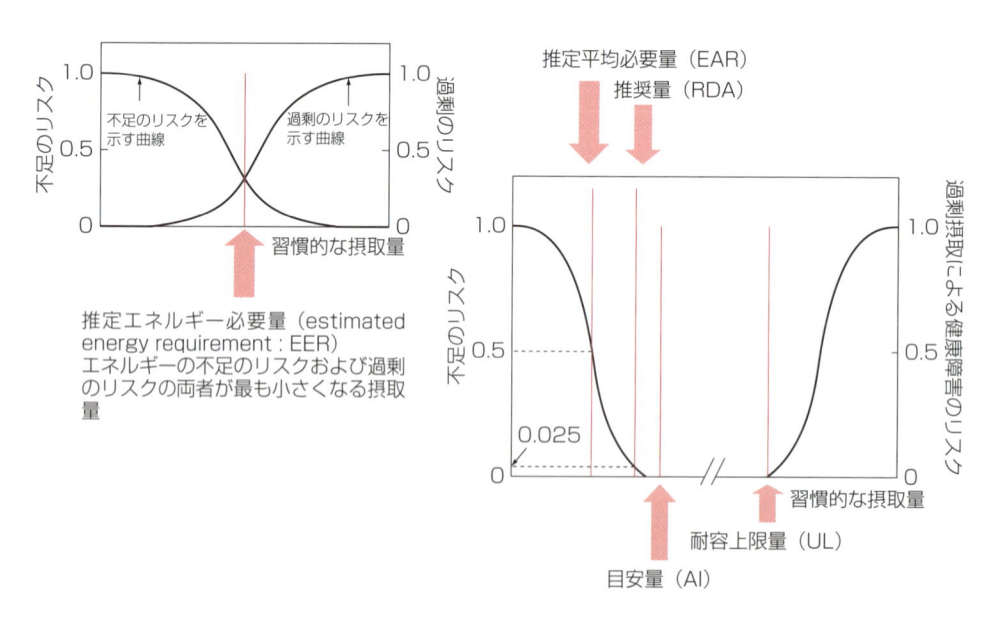

図 7.2 食事摂取基準
「日本人の食事摂取基準（2015 年版）」より．

者3000万人と推測されている.

また，2009（平成21）年度の特定健康診査・特定保健指導の実施状況（厚生労働省報告）は，特定健康診査の対象者は約5220万人，受診者は約2115万人，特定保健指導の対象者になった割合は18.5%（391万人），そのうち特定保健指導を受講した者の割合は13.0%（51万人）であった．内臓脂肪症候群（メタボリックシンドローム）の該当者の割合は14.4%，内臓脂肪症候群予備群者の割合は12.3%であった．

これらの罹患者は，日々の生活習慣を改善しない限り，脳出血，脳梗塞などの脳血管疾患，心筋梗塞や狭心症などの虚血性心疾患，糖尿病の進展による合併症の出現や増悪から，壊疽，失明，人工透析などに進展する可能性が非常に高く，QOLを大きく損なうこととなる．生活習慣病の重症化と合併症の増加は，病状悪化に伴って生活機能が低下し，長期にわたって日常生活に支障を来す原因となる．また高齢者の低栄養状態と体力低下は，寝たきり者の増加につながり，その介護も必要となる．患者やその家族のQOLの低下のほか，医療費や介護費が増大し，家計を圧迫することにもなる．これらのことから，生活習慣病の発症阻止あるいは重症化予防を図るためには，患者を取り巻いている社会環境要因あるいは生活環境要因のなかから問題点を見つけ，患者自らの生活習慣を改善することが重要である．日々の消費エネルギーを増大させるとともに，心身機能の活性化，運動習慣の徹底と，適正な摂取エネルギー量と栄養素のバランスを考えるなどの食生活を構築することが必要である．

7.1.3 栄養食事指導と患者の意識

医療機関での管理栄養士の業務は，入院時の栄養評価に基づく適切な栄養補給法・補給量の決定，治療食の提供（入院時食事療養Ⅰ・Ⅱ）と，患者の栄養状態の把握，疾病のコントロール状況に応じた栄養食事指導など臨床栄養管理全般にわたっている．栄養食事指導では，生活習慣病をはじめとする慢性疾患罹患者に対し，個人あるいは集団で栄養食事指導が行われる．国立大学病院における栄養食事指導実施数の状況は，表7.1に示すとおり糖尿病，脂質異常症，高血圧症，腎疾患など生活習慣病にかかわるものが多くなっている．

栄養食事指導や運動指導は日々の食事や日常生活動作に対するものであり，あまりに日常茶飯事（習慣的）であるがために，往々にして，何をどのように改善すればよいのか本人には見当もつかない．そのため新たな習慣をつくることは多くの人で行われていない．面談時には「わかりました．今日から頑張ってやります」などと，十分に理解したようであっても，いざ日常にもどったときに，何から手をつけたらよいのかわからず，自覚症状もないため1日延ばしの状態となり，次回の診察日を迎えることになる．しかも，その診察日の検査で検査値が大きく変動していなければ安心する．こういったことを繰り返しているのが現実であろう．疾病コントロールの評価基準として用いられている検査は，疾病により異なってはいるが，同一疾病にあっては定型の検査が多く，検査値についても患者

第 7 章　健康増進の経済学と栄養経済学

表 7.1　国立大学法人附属病院栄養食事指導件数（平成 22 年度）

食種		個別指導					集団指導				
		入院		外来		計	入院		外来		計
		加算	非加算	加算	非加算		加算	非加算	加算	非加算	
一般治療食（一般食）	常食		2,473		393	2,866		12		168	180
	軟食		764		32	796		3			3
	流動食		218		19	237					0
	計		3,455		444	3,899		15		168	183
特別治療食（特別食）	口腔・咽頭・食道疾患食	51	1,007	11	108	1,177	12	27	4	47	90
	胃・腸疾患食	1,492	892	538	85	3,007	14	1	1	21	37
	肝・胆疾患食	871	513	1,791	106	3,281	82	11	37	2	132
	膵臓疾患食	418	148	161	15	742	1				1
	心臓疾患食	2,432	416	1,164	54	4,066	726	48	8		782
	高血圧症食	935	320	1,396	73	2,724	149	36	19	9	213
	腎臓疾患食	4,329	753	7,966	355	13,403	457	66	237	118	878
	貧血症食	55	65	216	13	349	101	5	86	6	198
	糖尿病食	11,141	2,521	23,766	853	38,281	4,850	4,378	860	1,042	11,130
	肥満症食	324	136	2,813	585	3,858	3	24	64	101	192
	脂質異常症食	605	144	3,509	217	4,475	15	4	45	3	67
	痛風食	27	15	125	14	181					0
	先天性代謝異常食	29	50	151	56	286		3			3
	妊娠高血圧症候群食	47	17	62	11	137		6		210	216
	アレルギー食	56	108	148	83	395	2	1	1		4
	食欲不振症食	15	1,642	30	180	1,867					0
	治療乳		23	1		24					0
	術後食	3,398	707	898	112	5,115	131	12		1	144
	検査食	21	17	7	183	228					0
	無菌食	49	308	3	3	363					0
	経管栄養食	29	650	5	6	690					0
	濃厚流動食	1	106		2	109					0
	乳児期食		55	2	13	70		70			70
	離乳期食	3	61	7	50	121				18	18
	幼児期食	11	74	2	32	119		1			1
	その他	332	6,079	283	444	7,138	35	51	35	1,359	1,480
	計	26,671	16,827	45,055	3,653	92,206	6,578	4,734	1,406	2,938	15,656
	合計	26,671	20,282	45,055	4,097	96,105	6,578	4,749	1,406	3,106	15,839

文部科学省，大学病院年報より抜粋．

に対する説明は行われているため，かえって不十分な知識による勝手な自己判断が生まれがちである．検査結果が前回と同様か，数値が少しでも改善していれば，それが**強化因子**となってセルフケア行動に影響を及ぼしてしまう．たとえば，慢性疾患で入院し，療養のための教育を受けて退院した患者のケースでは，周囲から快気祝いと称して誘われるまま飲食をしても，その1食でただちに病状が悪化することはほとんどないため，つい誘われるまま飲食を繰り返すことも多く見受けられる．栄養食事指導内容を十分理解している患者であっても，同様に飲食の誘惑を断りきれないでいる．このような食行動はなぜ起こるのか，栄養食事指導によるモチベーションを維持させる有効な方法や，プロチャスカの5段階の**行動変容段階モデル**などを用いた**行動科学療法**による教育を行っているが，患者はなかなか応えてくれない．

　そこで，これらの事象を具体的な経済的事象としてとらえ，定式化された問題に置き換えるとともに，経済的手法を使って解析し，有用な結果・定理として説明できるよう，**行動経済学**の手法を用いて解析することが必要である．人々は，ある事象が起こったとき，合理的とはいえない行動をとることがよく見られる．このような一見非合理な人間の行動に対して，一定の法則性を見出し，行動の癖や傾向を明らかにするのが行動経済学である．すなわち行動経済学とは，ある事象が起こったときに従来の経済学では十分に説明できない社会現象や経済行動を，喜怒哀楽や好悪，不安，自信過剰，後悔といった感情的な要素も組み合わせて判断することによって実証的にとらえることを目的とした新しい経済学の概念である．行動経済学は，それぞれの事象に合わせて，時間上の選択（割引効用理論），不確実性下の選択（プロスペクト理論），ヒューリスティクス，フレーミング効果およびアンカリング効果などを用いて実証されている．

7.2　医療経済学と行動経済学
7.2.1　栄養食事指導（栄養・食事療法）の不確実性

　近年，**根拠に基づいた医療**（evidence based medicine: EBM）の必要性が認識され，それぞれの疾病の治療成績を可能な限り科学的に検証して，その成果に基づいて個々の患者の治療が行われている．しかし，個人が抱えている疾病は一様ではなく，個々の病態や病状は複雑であることから，これらのEBMだけでは解決できないケースも多く存在していることが明らかになってきた．これが**医学の不確実性**である．医学はいまだ発展途上にあるので，個人に対する確実性を保証することはできない．科学的な意味において完成された部分はあるが，個々のケースについてはまったく保証できないのである．ハイテク機器が導入され，新たな知見が明らかにされてはいるが，それは数ある病状の一部分あるいは一側面にすぎないのであって，患者の相対的な予後を確実にするものではない．患者は医師を信頼し，疾病の治療や予後などについての判断をすべて医師に委ねることで，自らの無用な不安を軽減でき，それがよい結果に結びつくはずである．

第7章 健康増進の経済学と栄養経済学

医学の不確実性とは，医療者以外の人から見て疾病の治療に確実な効果が期待できるものと，ほとんど期待できないものとに明確に区分されている．つまり，ある疾病に対して「治るか治らないか」という二者択一を求めている患者とその家族がいる一方，治療する医療者から見れば治療の効果は確率的な問題であり，またその判断には時間経過が深くかかわっているという「現場感覚」がある．一般的な判断では，外傷や感染症など急性疾患については，手術，処置，投薬などの医療行為によって，ある程度の日時は要するが治癒するものである．一方，高血圧，糖尿病，脂質異常症などの生活習慣病（慢性疾患）は自覚症状もなく，病気であるとは考えにくく，日常生活に大きな支障を及ぼすことも少ないので病識に欠けがちである．症例をあげて考えてみよう．

【症例1】 42歳男性．生来健康．8年前（34歳時），定期検診で初めて尿糖陽性を指摘されたが，自覚症状はなく体調もよかったので放置していた．その後，検診のたびに尿糖陽性で受診を勧められたが受診しなかった．3カ月前より自覚症状が出現し，85 kgあった体重が75 kgとなり10 kgも減少したことから，「がんではないか」と不安になり受診した．

【症例2】 58歳男性．生来健康．10年前（48歳時），生命保険加入時に尿糖陽性を指摘されたが放置していた．7年前（51歳時）に口渇が強くなって近医受診したところ，糖尿病と診断された．栄養・食事療法を指導されるも「自分にはできない」と通院3カ月で中断した．最近「やせ」に気づいて来院した．

症例1および2ともに生来健康であり，長年病気とは縁がない生活を過ごしてきた．今回，急激な体重減少を来し自分はがんではないかと思い，受診してきたのである．2人とも健康診断時に指摘されていたことと今回の体重減少は別であると考えていた．実際の診察では，医師は問診により患者の話を聞き，具体的な症状やがんの発症にかかわる生活習慣について情報を収集し，この情報と身体所見を合わせ，がんである確率を主観的に決める．この主観的確率が高ければ，精密検査や専門医を紹介することになる．

初診時に問診や身体所見だけで判断できない疾病は多く，医師は主観的確率に基づいて血液検査やMRI，CTなどの検査を行う．一般に，検査の結果から判断できることは，図7.3に示すとおり四つに分けられる．この図は**ベイズの定理**とよばれ，事前に推定した確

検査結果 \ がんの有無	あり	なし
異常値	真陽性	偽陽性
基準値	偽陰性	真陰性

図7.3 検査の精度（ベイズの定理）

率が，実際に起きた出来事か否かという経験をもとに，事後確率へと改訂していくという確率ルールを記述したものである．

検査の目的は病気（がん）を見逃さないことであり，病気（がん）でない人を病気（がん）に仕立てないことである．検査が陽性であったとき，実際にがんがある場合は**真陽性**（がんに罹っている）と判断され，検査が陰性であったときに，がんがない場合は**真陰性**と判断される．検査で異常値を示してもがんでない場合，あるいは陰性であってもがんに罹っている場合があり，それらの確率を実際の統計から推測するために，検査精度の指標として**感度**（sensitivity）と**特異度**（specificity）が用いられる．感度は**真陽性／（真陽性＋偽陰性）**で表され，特異度は，**真陰性／（偽陽性＋真陰性）**で表される．検査の結果が新しい情報として問診や触診に加わり，診察時の主観的確率を修正してくれる．この主観的確率を高めるためには，検査の精度と検査結果を正しく解釈することが必要である．

7.2.2 医療サービスと経済学

患者に対する医療サービス（診療行為）には，次の三つの特徴がある．

① 患者と医療従事者（医師をはじめとするすべての職種を含む）との間に，傷病やその治療に関する知識や技術の修得など，情報収集に大きな差が見られる．治療は診療契約であり，通常の経済学では「もの（財）」の「売買」・「取引」にあたって両者はその「もの」に関して十分な知識・技術をもっているが，医療では提供する側の医療者とサービスを受ける患者とに前述の差が認められる．その結果，医療分野における市場の取引では，買い手（患者および家族）の権利が阻害される可能性が高いと考えられ，市場として成り立ちにくい分野である．

② 傷病の発症とその治療経過について不確実性が存在している．傷病はいつ発症するか予測が困難であるとともに，個人によって病状・病態は異なり，すべてがテーラーメイドの治療となることや，治療・再発の繰返しなど日々の経過にも不確実性が伴っている．とくに慢性疾患にあっては画一的な治療を行うことはできない．

③ 医療保健行政や福祉行政などの役割が存在する．たとえば，ある個人がインフルエンザに罹ると，他者に対するワクチン接種などの保健医療サービスが提供され，当事者以外の人々にも予防の意識が高まり，周囲の人々の感染リスクが低下する．また，病気で苦しんでいる人が経済的理由で治療を受けられないことは，福祉行政の役割にとって望ましい状態ではないと考えられ，これは慈善や博愛主義につながるものである．

これらの大きく三つの前提のもとで，多くの医療経済学の研究テーマが発展してきた．医療を提供する側（病医院の医療関係者）と医療の提供を受ける人（病んでいる人）とに分け，それぞれの治療（施術）行動，受療側の受診行動，保健医療分野における予防や治療サービスに必要な財源の確保，医療経済に対する評価，医療機関の経営，医療関連産業の経営分析などが行われてきた．

7.2.3 栄養食事指導（栄養・食事療法）と経済学

「食事を摂取すること」（栄養・食事療法）は疾病治療の第一義的基本であるが，栄養・食事療法は前述したように医療従事者と疾病罹患者との間に知識や技術の大きな差があり，患者は栄養・食事療法という商品を有効に利用できる状況に立ち入っていないと考えられる．生活習慣病は静かに進行していくので，いつ症状が再発し増悪していくのか予測が困難であり，緩解・再燃の繰返しなど経過にも不確実性が伴い，医療の不確実性と同様，栄養・食事療法についても不確実性が伴っていると考えられる．また，日々忠実な栄養・食事療法を行っていたにもかかわらず，不幸にも合併症が出現してしまった患者も見受けられるなど，医療は不公平である．

栄養・食事療法の良否から疾病のコントロール状況を判断するためには，身体所見の有無，疾病に関連する検査値の変動，患者の病状・病態の変化などのほか，**栄養・食事療法の実施度**を用いることになる．この栄養・食事療法の実施度は，個人に処方された必要な栄養量が日々の食事摂取において遵守されていることが前提である．実際問題として食事摂取状況の把握は，肥満者においては過少申告することが，また痩せの者では過大申告することが報告されている．このように栄養・食事療法の良否は食事記録法に基づいて評価されるため，なんらかの食事調査が必要であり，前回指導時の指摘内容の遵守度によって治療の経緯を予測するという対処療法である．たとえば図7.4に示したように，糖尿病患者が栄養食事指導を受講し，今晩から栄養・食事療法を始めようと思ったところ，友人からいつものディナーの誘いがあった．「栄養・食事療法を行わなければならないので」と断ろうとしたが，友人から「1食くらい食べても大丈夫」といわれ，「1日くらい延ばしてもいいか」と思いディナーに出かけてしまった．誘惑に負けて食べてしまった後から，栄養・食事療法が気になり始め，「今度こそ誘いを断らなければ」と思うのである．このように3カ月先の**将来価値**は，目前の将来価値より低く見積もられることになる．さらに今までの経験から，ただちに病状に反映するとは考えにくいことも加わる．

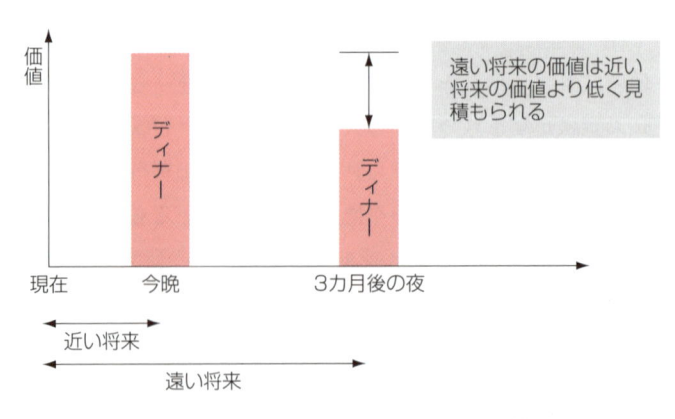

図 7.4 今晩のディナーのほうが魅力的

7.2.4 価値の評価

　一般に人は，自分の満足度を満たしてくれるもの，価値の高いものを選択する．慢性疾患の場合，栄養・食事療法を行って疾病コントロールをよくすることは遠い将来のことであるため，安定した病状を確保するという価値はそれほど高く感じられない．このような現象は図 7.5 に示すとおりで，遠い将来の出来事の価値が近い将来の価値と比べて，どの程度低く見積もられるかは**時間割引率**で表される．日常的には「食事会」に出かけることよりも病状の安定のために「栄養・食事療法」の価値のほうが高いのであるが，親しい仲間から食事会に誘われたときには「栄養・食事療法」よりも「食事会」に出かけることの価値のほうが高くなり，選好の逆転が起こる．

　このような価値の逆転が起こる理由は，近い将来から遠い将来にかけて時間割引率が徐々に小さくなる**双曲線型**を示すからであり（図 7.6），時間割引率が徐々に小さくなることは，将来よりも現在を重視することである．

　たとえば「今日の 10,000 円と 1 年後の 11,000 円のどちらかを選べ」といわれたら，どちらを選ぶだろう．多少金額が低くとも（−1000 円），1 年間待つより今日の 10,000 円を選ぶかもしれない．このように今日を重視することを**現在重視の時間選好**という．これとは別に，10 年後の 10,000 円と 11 年後の 11,000 円のどちらかを選ぶ場合には，待っている時間にそれほど大きな差はないと考え，少しでも金額の多いほうを選ぶのである．

　選好の逆転を防ぐためには，**自己監視法**（セルフモニタリング）を用いて自らの考え方やとらえ方に縛りをかけることが必要である．このような制約を設けなければ療養行動を実施できない患者は多い．最も大切なのは，自制心を養うことと意志を曲げないという信念であ

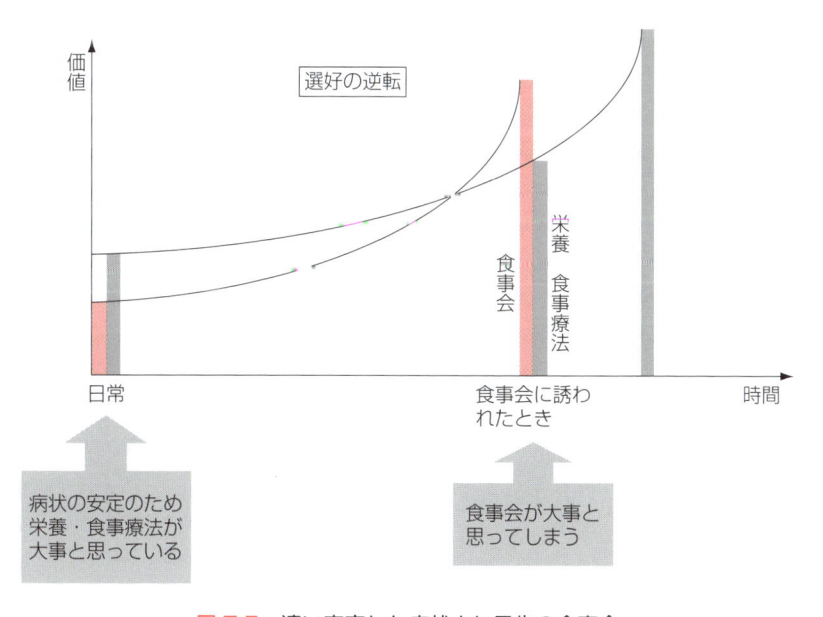

図 7.5　遠い安定した病状より目先の食事会

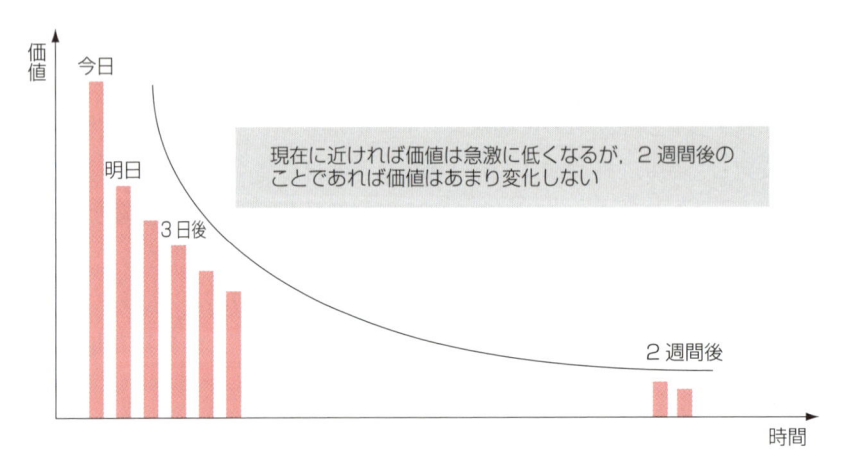

図 7.6　時間割引率の双曲線

る．これを守るためには自らルールを科すことである．たとえば「夕食後は飲食しない」，「甘いものは身近に置かない」，「飲酒は 1 日おきにする」など具体的な目標を決める．これらの目標は 1 日 1 日守っていくことで確かなものとなり，自らの選択は拘束を受けることになる．

7.2.5　行動経済学を用いた患者意識の分析

　行動経済学にはヒューリスティクス（heuristics）と呼ばれる簡便な問題解決法がある．ヒューリスティクスとは，人の合理性には限界があり，問題解決のためさまざまな選択肢を探ることやその選択肢を見つけることには時間と費用が必要となることから，簡便な問題解決法を用いて，最適ではなくとも満足のできる選択肢を選ぶことである．単純にある規則に当てはめるという行為であり，課題となっていることに対してさまざまな角度から検討し，慎重に判断を下すという体系的な思考と対比して用いられる．たとえば，ある食品が某有名会社から販売されている．あれほど有名な会社が販売しているものならば，その食品は「健康によい」に違いない，といったような判断である．ヒューリスティクスには，次に示す三つの代表的なものがある．

(1) 代表性ヒューリスティクス

　人が物事を判断する場合に，論理や確率といったルールに従わず，血液型によって A 型の人は……，B 型は……，AB 型は……，O 型は……というように，誤っている情報とは知りながら，どれくらい典型的であるかという基準に依存してしまうことである．このように典型的なイメージは自分が創造する作業であり，一度創造してしまうと，初期のイメージが強すぎて再び創造することは難しくなる．

(2) 想起しやすさ（availability）ヒューリスティクス

　人が判断する場合に，頭に思い浮かびやすい例や記憶の鮮明さに過度に依存してい

とである．特徴的な患者，癖のある患者など指導者の記憶に残りやすい症例や，栄養食事指導時における特異的な出来事などが記憶にある患者との面談が，他の患者との面談に影響を及ぼすことがある．このように日常生活の行動は，統計的数値とは無関係に経験に基づいていることが多い．

(3) 係留（anchor）ヒューリスティクス

人が判断する場合に，思い込みやデマなど特定の情報や数値に依存し，なかなか変更できないことである．栄養・食事療法を必要とする患者の多くは，日常の生活，とくに食生活について「なんとかしなければ」という意識は強いが，実際に何をすればよいのか，はっきりした目標をあげられず，簡便な健康食品に走ってしまう例が典型的である．係留ヒューリスティクスは，事前に推定した確率を，実際に出来事が起きたか否かという経験をもとに事後確率へと改訂していくという確率ルールについて記述したものであり，前述したベイズの定理である．しかし実際には，人は確率判断において，この定理には従わないことがよく知られている．

7.3 栄養経済学

7.3.1 栄養食事指導の効果判定と経済学

人は，日常摂取している食物によって自らの健康を維持している．この食物を摂取するために日々の生活行動が行われており，このなかの食行動に関する諸問題を扱う経済学の応用分野として，医療経済学にならって**栄養経済学**（仮称）と名づけられた．慢性疾患や傷病の治療の基本は栄養・食事療法，運動療法，薬物療法であるといわれているが，これらの療法にも医学の不確実性と同様，療養指導が効果的な時期と停滞する時期があり，あるいはさまざまな理由によって十分な療養行動ができず，悪化してしまうなどの治療経過を繰り返している．いわゆる療養行動に対する**コンプライアンス**（compliance, 医療者の指示を遵守すること），**アドヒアランス**（adherence, 治療過程に積極的に参加すること）の是非が問われることになる．このような不確実性があるため，患者が選択する合理的な療養行動には限界があると考えられる．

人は自らが生きるためには，動植物など他者を食物として摂取しなければならない．外部から摂取された食物は体内において消化吸収という過程を経て，それぞれ必要な分子や原子にまで分解され，代謝され，利用されている．これを**栄養**（営養）という．人は，これらの栄養素を日々食物から適切に補給するための行動（**食行動**）をとっている．この食行動は人類の長い歴史のなかで脈々と受け継がれ，現在も行われている現象であり，一見して合理的に食糧を摂取し必要な栄養素を確保してきたといえる．これらの食行動は，人が天候異変や戦争などによる食糧不足という問題をもヒューリスティクスという簡便な解決法を用いて，最適な方法ではなくともほどほどに満足できる選択肢の発見に努力した結果である．いつの時代にも，食糧の確保は必ずしも合理的に行われてきたとはいえない．

たとえば，信仰に伴う禁忌食品，食性による禁忌食品の存在，あるいは有毒の「ふぐ」や「きのこ」，見た目の悪い「なまこ」，「ほや」，「ツバメの巣」などが珍味として重宝されていることなども合理的な食行動とは考えにくい．しかし，長い歴史のなかで食性が維持され，これが慣習，習慣となって経験則として伝えられてきたのである．したがって，食生活は非常に保守的な分野であるといえる．

7.3.2　現代人の食生活と栄養・食事療法

　現代人の食生活は，いつでも，どこでも，どんなものでも自由に選択でき，一見合理的に行われている．健常者の食事摂取量は「日本人の食事摂取基準」に示されているとおり，栄養必要量は下限値から上限値まで幅が広く，個人に適応させる要件についても性，年齢，体格，活動量などの要因がかかわっている．一方，生活習慣病罹患者にあっては，各学会が策定している治療指針を参考に，医師が患者の体格，病期，病状や病態などのデータを参考にエネルギー量，三大栄養素（たんぱく質，脂質，炭水化物）の質や量を処方する．ただし，病態時の栄養代謝，すなわちたんぱく質，脂質および糖質の体内代謝やその動態は不安定になっており，明確な必要量を示すことは困難である．

　栄養・食事療法は，医師の指示した栄養必要量に従って，患者に最適な栄養ケアプランを立案し，食事を提供するものである．また，食事の摂取状況を定期的に観察し，病期，病状，病態の変化との関連に配慮するなどのモニタリングを行い，必要に応じてフィードバックしてケアプランを見直すことも必要である．このような実態を理解したうえで，患者に対する療養指導の成果を明らかにし，その方法論（**EBN**: evidence based nutrition）に従って個々人の指導・教育を行っていこうと考えられている．

7.3.3　慢性疾患と療養行動

　慢性疾患罹患者は，療養行動，とくに栄養・食事療法をどのように考えているであろうか．図7.7に慢性疾患罹患者の栄養・食事療法行動についての模式図を示した．

　ステージ1では，疾病罹患による日常生活上の阻害要因やQOLの低下に関する情報，あるいは健康回復による社会貢献などの環境要因が「栄養・食事療法を実施するという決意」にどのように影響しているのかを分析する．

　ステージ2では，効果的な栄養・食事療法を構築するための方法を提示し，患者の生活スタイルに合致した方法を選択するように指導・教育する．

　そしてステージ3では，継続した栄養・食事療法の実施を決定づけている因子が何であるか，どのような影響を与えているのかを詳細に分析する．患者は医師から疾病の特徴や治療方法を説明され，自ら選択した治療方法に従って療養行動をとる．すなわち栄養・食事療法，運動療法，薬物療法であり，これらは生活習慣病の治療にとって欠かせない．しかし，一向によくならない病状に根負けしてしまうのか，それぞれの療養行動についてコ

7.3 栄養経済学

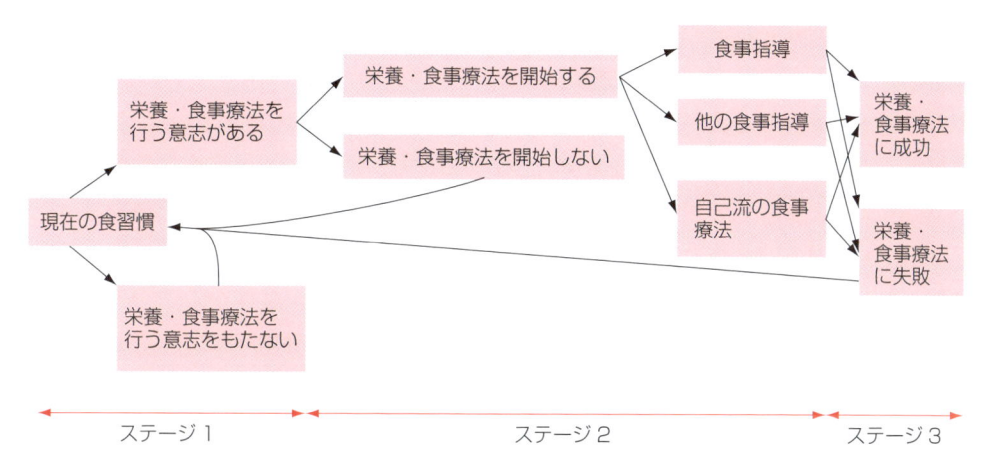

図 7.7 慢性疾患罹患者の栄養・食事療法行動

ンプライアンス（アドヒアランス）は低くなり，モチベーションも下がる一方である．次の症例で考えてみよう．

【症例3】　49 歳男性．身長 171.5 cm，体重 68.5 kg，BMI 23.3 kg/m^2，喫煙 10 本/日．血圧 149/95 mmHg，HbA1c（JDS 値）6.6%．

糖尿病合併症：とくになし．降圧薬（－）．

75 g OGTT の結果

	前	30 分	60 分	120 分
PG (mg/dL)	126	258	285	215
IRI (µU/mL)	10.1	44.2	—	55.1

現在の処方：アマリール 1 mg，0.5T，B．

栄養・食事療法：指示エネルギー 1600 kcal，たんぱく質 69 g，食塩制限 10 g 未満．

　この症例は，直近の健康診断で血糖高値を指摘され，受診した病院において糖負荷試験を実施し，糖尿病と診断された患者である．現在の状態であれば栄養・食事療法と運動療法によって血糖コントロールが可能であり，本人の「なんとか治したい」という意志も強いことから（ステージ1：栄養・食事療法を行う意志がある），栄養・食事療法と運動療法（1日 20 ～ 30 分の歩行）を習慣づけることによって，血糖コントロールは十分可能であると判断された．仕事はデスクワーク，通勤は車，日々の食事時間は夕食が遅くなり（21 ～ 22 時），少量ではあるがビールを毎日飲んでいる（350 mL 缶 1 缶）患者である．

　この症例の療養指導上の問題点と，それに対する医療者の指導・教育内容は次のとおりである．

① 健診にて血糖高値を指摘され，その後の精密検査の結果，糖尿病と診断されているが，まだ糖尿病と認めていない（ステージ2：栄養・食事療法を開始しない）．→ 疾病（糖尿病）

の特徴と栄養・食事療法，運動療法および薬物療法など療養の必要性と血糖コントロールの重要性について説明し，十分に理解させる．

　②生活が仕事優先であり（帰宅時間が22時以降のこともたびたびある），自分の病気より仕事（組織構成員であること）を大事にしている（ステージ2：療養行動を開始しない）．→健康に対する価値観を理解させ，自分が健康であって仕事ができることを納得させる．

　③仕事はデスクワークであり，車通勤のため運動はほとんどしていない（ステージ2：療養行動を開始しない）．→日常的に身体を動かすことにより，身体各部において糖質代謝が円滑に行われ，高血糖の改善が図れることを理解させる．運動は簡単にできる歩行とし，1日に約20分，60 m/分の速度で歩くよう勧めるとともに，その歩数を記録させる．

　④アルコールはビール（350 mLか500 mL）を毎日夕食時に，焼酎やワインを週1回ほど飲んでいる（ステージ2：栄養・食事療法を開始しない）．→アルコールは，休肝日を設けるとともに，量を減らす（500 mLから350 mLへ）よう努力させる．

　⑤昼食は毎日，妻がつくる弁当であるが，妻には病気のことは話していないこともあって，また子どもの弁当に合わせているため，レトルト食品やチルド食品が多い（ステージ2：栄養・食事療法を開始しない）．→糖尿病であることを妻に話し，弁当のおかずについて子どもたちと違ったものとし，とくに野菜類を加え，揚げ物やレトルト食品を控えるよう妻や家族の理解を得る．仕事が遅くなるときには，18時頃に間食として果物（バナナ）やパンを1単位ほど補食し，夕食の主食を1単位（50 g）減らすよう指導する．

　しかし結果として，ステージ2から逆もどりして現在の食習慣のまま，一向に療養行動に移っていかない状況である．

　このような患者に対して，患者のコンプライアンスを高めるために指導者が考慮しなければならないことは，①原因追求よりは「何ができそうか，どうすればできそうか」という問題解決であり，②自律や自己管理を目標とした「スキルの訓練を通じて自己管理力をアップする自己学習や体験を組み込み，③指導・教育に終始するのではなく，温かい支援や励ましを行い，④能力に合わせて少しずつ「単純に，簡便に，行いやすく，明快に」を心がけることである．コンプライアンスを高めるための具体策は表7.2に示したとおりである．

　経済学では，人は何かを選択すると，他の何かをあきらめなければならないという状況下で行動するものと考えられている．血糖コントロールをよくしようとジョギングを始めた人は，1日のうちジョギングする時間を30分と決めなければならないため，他の何か（たとえばテレビを見る時間）を削らなければならない．糖尿病の栄養・食事療法を行うためには，従来の食生活習慣を見直し，糖尿病治療のために指示されたエネルギー量の食事に変えなければならない．あるいは，食後血糖の上昇を抑えるためインスリンを食前30分前までに注射しなければならないことと，血糖の上昇によるコントロール不良，糖尿病の悪化を心配する．このように血糖コントロールの結果とテレビを見ることの間，従来の食

表 7.2 コンプライアンスを高めるための具体策

1. 関心がどこにあるかを見つける
2. 問題を具体的にとらえて，言葉で表す
3. 理解力に合わせて（確認しながら）情報を伝える
4. 価値観や，変化への心の準備を尊重する
5. 努力で得られる効果と，その代価を理解させる
6. 生活全体を視野に入れてアプローチする
7. 努力し，80% 達成可能な目標にする（失敗しないように）
8. 難しければより細かく，小さな段階から少しずつ
9. できているところ，努力しているところを見つけだす
10. 宿題は具体的に，記録は必ずチェック

生活と治療のための栄養・食事療法との間，あるいはインスリン注射の有無と疾病の悪化との間に**トレードオフ**の関係が成り立っている．選択が必要なのは**資源**（時間）の**希少性**（scarcity）に起因しており（30 分/24 時間），ある資源（時間）が人の欲望を満たすほど十分に存在しない場合，その資源（時間）は希少である．希少性が存在すると，資源（時間）の代替的な使用をめぐって**選択**が必要となる．

7.4 生活習慣の改善と費用対効果
7.4.1 費用対効果

費用対効果とは，投資した資金に対して得られる利益の割合（return on investment: ROI）である．新聞，雑誌，インターネットなどに広告を掲載した場合に，その広告に要したコストが，実際の商品販売数の増や問合せ件数，資料請求件数の増など，どれだけの成果を上げ利益につながったのか，広告の効果を明確にするための指標である．

ある病気に罹った人にとっての費用対効果とは，治療に要した費用に対して得られる**健康回復度**である．すなわち日常生活がスムーズに行える身体状況への回復であり，従来の生活にもどることである．風邪やインフルエンザなどに感染した場合は短期間の健康障害であり，治療費と健康回復を考えると容易に理解できるであろう．医院を受診して初診料のほか処置料，検査料，注射料や薬料などに要した金額を支払う場合や，市販薬の購入（費用）によって回復する場合もある．いずれにしても，病気の回復に要した費用に対して健康を回復し，日常生活が送れるようになることが利益の割合である．

しかし，生活習慣病などの慢性疾患においては，必ず治癒するということではなく，生涯にわたって疾病を適切にコントロールすることで病状の進展を防止し，合併症の出現を抑えることになるから，治療に対する費用対効果について的確に示すことは難しい．とくに自覚症状もなく，日常生活に大きな障害もない状況が長期間に及ぶことも影響している．生活習慣病の治療にとって合理的な選択肢は栄養・食事療法，運動療法，薬物療法であるが，これらのうちどれかを選んでも疾病は治癒するわけではなく，疾病をコントロールできるにすぎないのである．

表 7.3　合理的な意思決定の要素

1. 目的（行動の具体的な目標・目的）
   数学的なモデルでは目的関数，消費者では満足度（効用）の最大化，企業では利潤の最大化が目的である
2. 手段（目的達成のための手段）
   数学的なモデルでは道具，操作変数，選択変数などである．意思決定者が選ぶもの，あるいは意思決定者が変えることのできるもの，という意味合いがある
3. 与件（意思決定の環境あるいはその要素）
   意思決定に際して影響を及ぼす因子である．意思決定者に与えられたもの，あるいは意思決定に際して固定されたもの，という意味合いがある

表 7.4　合理的行動の特徴

1. 論理的思考に基づく
2. 望む目的を達成する
3. メリットとデメリットの両方を認識する

7.4.2　合理的選択

　経済学では，人は合理的な選択をするものと仮定しているが，個人に必要な知識・技術や情報が少ない場合，地域の慣習（慣行）などの制約，地域や組織での対人関係の有無，情報の処理や計算能力などの複数要因によりさまざまな影響を受け，常に理想的な選択ができるとは限らない．これらの制約の範囲内で，可能な限り合理的な選択を目指しているのである．**合理的な**意思決定の要素を表 7.3 に，**合理的行動**（rational behavior）の特徴を表 7.4 にそれぞれ示す．

7.4.3　慢性疾患罹患者に対する費用便益

　慢性疾患罹患者は，医療者の不確実性のもとで十分な情報を得ているとは考えにくく，得られた情報を役立てられる知識や技術も不十分である．このような状況にあって患者が合理的な判断ができるとは考えにくく，治療の方法や手段を誤らないよう選択を誘導することも必要である．これが**リバタリアン・パターナリズム**（libertarian paternalism）という立場の方法論である．リバタリアンとは，第三者の権利を侵さない限り，各個人の自由を最大限尊重すべきであるという考え方である．一方，パターナリズムとは，医師のように強い立場にある者が，患者のように弱い立場にある者の利益になるようにと，本人の意志とは無関係に治療行動に介入・干渉することが許されるという考え方である．この両者を合わせたリバタリアン・パターナリズムとは，人々の合理性が限定的である場合，ある程度までは手助けするが，それ以外は自由にさせる，あるいは選択の余地を残したまま，望ましい方向へ導いていくという立場である．

　行動経済学では，人の合理性は多くの場合限定的であり，後から悔やむような整合性に

欠ける行動をとると考えられている．患者は疾病の治療に関して，医療者などから得られた情報をもとに合理的な意思決定をするのであるが，その意思決定にはさまざまな要素が関与している．家族や家庭のこと，仕事や学校のこと，対人関係や地域・社会での役割など多くの因子が相互に作用するため，いろいろなことに迷い，なかなか意思決定ができない．自らの療養行動を明確に示すことができない場合が多いのである．どのようなことが自らの意思決定に影響を与えているのか，冷静に判断することが必要である．このように患者の治療行動選択には多くの背景が伴うため，慢性疾患罹患者に対する費用便益分析は実施困難だと考えられる．

7.4.4　慢性疾患罹患者の機会費用

　経済学では，失われた価値も費用であると考えられており，これを**機会費用**（opportunity cost）の概念とよんでいる．ある行動の機会費用とは，その行動を選択したために本来行うはずであった行動を放棄するときの，その放棄した行動の価値のことである．たとえば，朝起きて急に体調が悪くなり，近医を受診することになった場合に，その治療行為に要した自分の時間を，本来行うはずであった仕事の打合せ（商談）に使った場合に発生すると考えられる価値は諦めざるをえない．その諦めざるをえない価値が，治療行為に使った時間の機会費用となるのである．

　具体的な例としては，ある人（1日働くと1万円を稼ぐ）が1日をトレッキングに費やす場合の機会費用を考えてみると，この人が1日トレッキングに出かけた場合には，当然働いた場合に得られる1万円の収入は失われるので，その1日の時間の機会費用は1万円となる．機会費用のほか，トレッキングに出かけるために要する服装，靴，帽子などの被服費，交通費，飲食費などの金銭的な出費が含まれる．一般に使われている意味での金銭的費用は，機会費用を金銭に置き換えたものである．しかし，すべてのことが金銭で計れるわけではなく，計ることが困難な価値もある．

　また**インセンティブ**（incentive）とは，人の意欲を引き出すために外部から与える刺激のことであり，ある目的を達成するため自発的に行動を引き起こすような要素や力を意味している．すなわち，「やる気を起こさせるもの」と「行動へと駆り立てるもの」の二つを意味している．インセンティブは「意欲刺激」，「動機」，「誘因」，「報奨金」などの訳語で使われることもある．営業マンの給料を歩合制にして業績と密接に関連させると，給料（業績）を上げようとするインセンティブが強く働くということである．人はさまざまなインセンティブに反応しているが，実際の行動分析において自主的な行動に強い影響力をもっていると思われるものは金銭的インセンティブである．このことを十分に理解したうえで，人々の行動を変えるアプローチとしてのインセンティブを考えなければならない．慢性疾患罹患者における個人のセルフケア行動は，健常者と同様，個人を取り巻いている環境要因や個人の内的（心理的）要因によって影響を受けるが，それに加えて検査結果や

自覚症状，合併症の出現など強化要因によっても大きく左右される．セルフケア行動は健康の維持・増進にとって基本的なものであり，個人の生命や健康，安寧を維持するために自らが積極的に活動するものである．人がよりよく生活するということは，いかに自己統制（コントロール）がとれているかと関連しており，自らの意思決定の範囲が拡大され，その人らしい生活が維持できるということでもある．とくに，慢性疾患罹患者にとって食行動を変えるためのインセンティブとは何であるかを把握できれば，疾病のコントロールはよくなり，病気の進展・増悪は防ぐことができる．

7.5 栄養食事指導の技術評価の原則
7.5.1 栄養食事指導の技術と患者の意識

生活習慣病など慢性疾患の増加が著しい今日，人々の多くはその予防あるいは治療のために食行動を変えようとしている．しかし，実際の生活の場において療養行動目標を立て，それを実行できている人は少ないのが現実である．今まで，とくに気にかけることもなく習慣的に生活（食事や日常活動・運動）していたことが，大きく災いしていると考えられる．一方，すでに慢性疾患で長期の療養生活を過ごしてきた患者も多く，表 7.1（平成 22 年度国立大学法人附属病院栄養食事指導件数）に示したとおり，多くの患者が栄養指導を受けている．日常の食事記録をはじめ日常の食生活や日常活動・運動の状況について，管理栄養士をはじめ多くの医療者から指導・教育を受けているが，治療の改善は自覚されているのであろうか．また，「このような療養指導時の情報はどのように活用されているのか」，「医療者の指導教育の技術や媒体の使用は適正か」，「指導教育法に一定の基準は設けられているのか」，「どのような言葉遣いが患者をやる気にさせるのか」といった療養指導の方法，あるいは「その技術についてはどのように評価すればよいのか」等々多くが未解決のまま，担当医療者の知識や技術および経験則に従って評価されているのである．

人は十人十色とか無くて七癖といわれているように，さまざまな癖や習慣，習性をもっている．人の食習慣を一生で考えてみると，図 7.8 に示すように，生まれてすぐにお乳を栄養源として育ち，その後離乳食を経て固形食へと移行していく．成長とともに食べ物は成人が食べているものと同じようなものへと変化し，その変化は保育園や幼稚園から小学校，中学校，高校，大学へと進むに従って周囲の影響を強く受けることになる．また，社会人となってからもさまざまな影響を受け，とくに結婚によって新たな習慣が育成されるものと考えられる．このように食習慣は成長，発達などの内的因子と気候，風土，地域などの環境因子および伝統，慣習，家系，家族構成など社会的因子による影響が大きい．そして，いったんできあがった習慣はなかなか是正できるものではなく，よほどのこと（疾病罹患，居住環境の急激な変化）がない限り変えることは難しく，とくに 40 歳を超えてからの食習慣の変更（栄養・食事療法）は大きな負担となる．

生活習慣病は，住民健診や社内検診，人間ドックなどで指摘されるケースが多いが，自

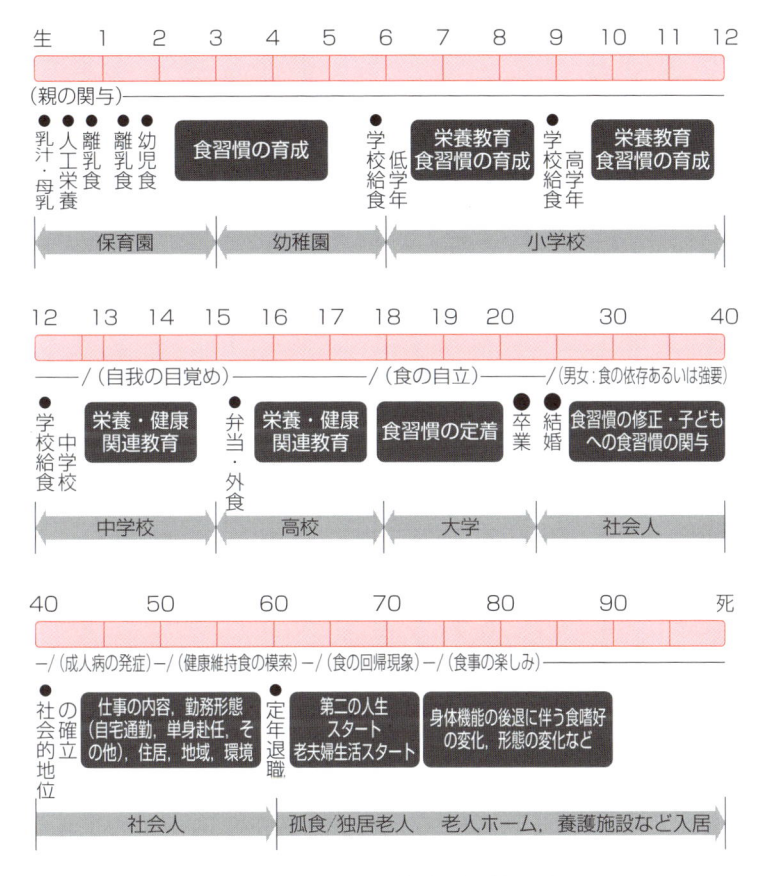

図7.8 食生活に及ぼす社会環境の影響

覚症状もないことから実際に病医院を受診する人は少ない．その原因として，組織内での地位があげられる．多くの人が管理職として社内における重要なポストにつき，一番活躍している時期であり，自分の健康より仕事を優先するという意識が強く，また疾病に対する認識が甘く，実際に自覚症状もないなど軽く考えがちである．家庭にあっては子どもの受験など，わが身より子どもに目がいく時期と重なるため，自分の健康より子どものことを優先するという意識が強く，また疾病に対する認識も甘く，実際に自覚症状もないことなどが影響している．その期間を過ぎ，ようやく自分に目を向けられるようになった時期（病医院を受診したとき）には病状はかなり進んだ状態となっており，早急な治療が求められ，厳格な療養生活が必要となるのである．

7.5.2 効果的な栄養教育のポイント

効果的な栄養教育を行うためには，患者のニーズ，疾病の実態・特徴，個人の特質や特性を考えた教育カリキュラムを作成し，それに基づいて計画的に進めることが必要である．

また，患者の治療あるいは療養の状況を的確に把握し，個人の能力や実態に応じた具体的で実践的な教育を行う必要があることから，栄養・食事療法に対する個人の興味を高めることも求められる．これによって患者の関心を引き出すとともに実践意欲を高め，継続的に繰り返し根気強く行うことで，セルフケア行動に結びつけることもできる．さらに地域，学校，職場，家庭などで患者とかかわっているキーパーソン的役割を担っている者にも働きかけ，連携を深める活動を行う．
　一方，患者が栄養・食事療法を始めるにあたって，考慮しなければならないことは次のとおりである．

① 栄養・食事療法を実践するための知識・技術を患者はどの程度把握しているのか．
② これらの知識・技術が不足している場合には，どのような食行動をとっているのか．
③ 疾病に関する知識不足がもたらす食習慣とはどのような食行動か．
④ 食品，調理，料理など食べることに対する無関心はどこからきているのか．
⑤ 食べることに関する知識・技術の不足とはどのようなことか．
⑥ 食の簡便化・多様化による価値観の変化は，食行動変容にどのような影響を与えているのか．
⑦ 継続的な療養指導の必要性と疾病コントロールとの関係はあるのか．
⑧ 食習慣や生活習慣の改善の必要性は理解されているのか．
⑨ 療養行動の認識不足と食行動変容との関係にはどのようなことがあるのか．
⑩ その他，社会環境要因（家庭，地域社会，学校，職場など）や社会の人々の考え方や価値観に問題はないのか．

　このように療養行動を始めるにあたって，さまざまな問題をクリアしなければならないが，療養行動に関する動機づけのパターンには個人の置かれた時代背景が大きくかかわり，それに社会的・経済的背景が加わっていると考えられる．とくに物質的報酬を前提とした動機づけには，それに適合する社会的・経済的諸条件が整っていることが重要である．一方，心理学における定義に従えば，動機あるいはモチベーションは，個人に内在する達成観の強さや意欲を意味している．このような達成意欲は，年少期の体験を通じて形成されるもので，個人の人格の一部をつくっている比較的安定した属性といわれている．家庭における教育，しつけ，子育ての習慣が，達成意欲の形成に大きな影響力をもつと考えられている．すなわちモチベーションは個人が身につけているものであり，その個人のさまざまな行動に対し，独立して心理的な影響力をもっているものである．また個人は，社会的な規範，価値，あるいは宗教などの文化的要因に影響されるとともに，社会の構造によって抑圧されたり刺激されたりする．

7.5.3 栄養教育の計画

栄養教育とは，正しい情報を提供することにより，患者がそれを正しく理解し，納得したうえで自己決定を行い，自らが自立して実践できるよう教育することである．そのためには，疾病罹患による栄養摂取量に対するリスクの改善に必要な知識や技術を習得させるとともに，適切な生活習慣へと日常の行動を変容させる方法について具体的に計画しなければならない．とくに，慢性疾患罹患者にとって栄養摂取（食習慣）や食事様式などを含む日常の生活習慣の改善は，行動科学療法に基づいて行うことにより，療養指導の重要性への認識や実行力に対する自信を深めることに役立つのである．

慢性疾患罹患者に対する栄養教育は生涯にわたって行われるものであるから，療養指導では最終目標を明確に示すことが重要である．その最終目標に対して長期計画，中期計画，短期計画と徐々に現実に近づけ，この1カ月間でどのようなことを行うことが治療につながっていくのかを理解させる．そのために栄養教育にあたっては，1カ月で1kgの減量とか，1日30分の歩行，1食の主食の量は150g，間食をしない，あるいは1日の食事時間を一定にする，など患者に対する療養教育の目標を明確にする．定期的な体重計測とその記録，歩行の速度（60 m/分）と距離（3～4 km），1日24時間のタイムスタディによる日常生活活動の把握，3日間の食事記録など，患者が自主的な目標設定をするのに必要な選択肢（情報）を，実践教育の内容と方法に応じて複数提案できるよう，また患者自らが決めやすい内容について検討する．患者自らが実施できるよう必要な知識や技術を並行して教育することにより，日常の生活行動と関連づけて実施できるよう配慮する．患者がある期間実施した療養行動やその内容と体重の変動や検査値の変化などを把握し，行動変容との関係を評価するための評価内容について企画し決定する．療養のための短期計画や中・長期計画に基づいて，何から始め，どのように教育するか，具体的な項目をあげて，カリキュラムを作成する．これが図7.9に示す**栄養教育のマネジメントサイクル**である．

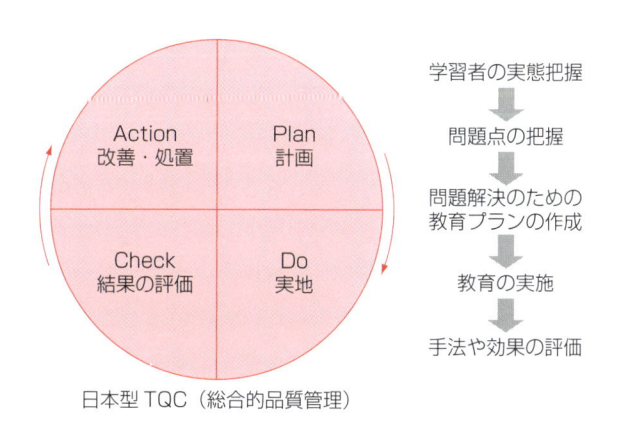

図7.9 栄養教育のマネジメントサイクル

7.5.4 情報の活用

　管理栄養士が行った栄養食事指導によって，疾病コントロールはどのように変化したのであろうか．医療の不確実性のなかで，はたして治療効果は上がったといえるのであろうか．栄養食事指導の効果判定は，非常に多くの因子が複雑に交絡しているため容易ではない．効果判定は次に示した方法によって行われる．

① 対象者の療養指導（治療）にあたって，どのような課題があったかを明確にする．
② その課題に関連する文献（調査・研究報告）を系統的に収集する．
③ その文献の妥当性や信頼性を客観的に評価する．
④ 得られた結論を対象者に適用できるか判断する．
⑤ 対象者の実施結果と学術的な情報とを交え，新たな目標を決める．

　現在までのところ，ヒトを対象とした栄養学の研究は，評価が難しく明確な結果を得にくい（とくに生体内での栄養素の代謝，疾病による異常な代謝のメカニズムと動的パラメータの指標などが得にくい）ことから，管理栄養士が行う技術評価については今後の課題である．これを **EBN**（evidence based nutrition）に基づいた**栄養教育**といい，① 対象者のさまざまな状況に応じるためには信頼性の高い科学的な研究結果が不可欠であること，② 対象者の権利意識の高まりから医療情報の開示，臨床判断の根拠の明示が求められていること，③ IT（information technology）の発達によって情報の検索・収集が容易になり，正しい情報の判断が困難になったことで，管理栄養士にとっても必須になってきている．

　効果判定を行うための評価デザインについて，いくつかの方法を述べる．

（1）無作為化比較試験（RCT）

　ランダマイズド・コントロール・トライアル（randomized controlled trial: RCT）は，社会学などで用いられているランダム・サンプリング（random sampling. 無作為抽出法，任意抽出法）の一手法であり，母集団の一つ一つの要素を標本として抽出するか否かを一定の確率法則に従った手段で選ぶ抽出法である．たとえば，ある疾病に有効な薬か否かを見分けるには，その薬を使わない場合に比べて，疾病を有している患者に使ったほうがよく効くことを確かめなければならない．そのためには調査時点で患者を，無作為割り付け法により公平に二つの群に分けることが必要である．

　また，薬を使った人と使わない人のどちらであるかが研究者や被験者にわかってしまうと，症状の出現や薬の効果判定に影響を及ぼすので，それが起こらないよう，第三者であるコントローラーを置いて管理するという二重盲検法である．要するに，試験に直接参加している人には誰が何を使っているのかわからない状況であり，さらに試験中は，研究者の判断により登録者を削除したりグループ分けを変えたりせずに，最初に登録した患者全員を検討の対象としなければならない．

（2）コホート研究の応用

コホート研究（cohort study）は疫学研究における一つの方法であり，たとえば，ある薬（血圧降下薬）を飲んでいる集団と飲んでいない集団〔プラセボ（偽薬）を与えることもある〕に分類し，両者を比較分析して，その因果関係を調べる方法である．コホート研究には**前向きコホート研究**（prospective cohort study）と**後ろ向きコホート研究**（retrospective cohort study）の2種類がある．

前者は単に前向き研究とよばれることもあり，ある時期の多数の健康人集団を対象として疾病の要因となる因子（たとえば喫煙，飲酒，食生活，生化学的検査値など）を調査し，その後，この集団を一定期間追跡調査し，疾病に罹患する人を確認し，その発症との因果関係を分析し実態を明らかにするものである．この研究は，多人数の集団（数万〜数十万人）を長期間（5〜20年間）にわたって追跡調査することになるため，多大の時間，多くの労力と費用を必要とする．

一方，後者の後ろ向き研究は，すでに結果がわかっていることについて事後にその状況を調査するものであり，特定の集団を追跡調査することで疾病との因果関係を確認する．事故の発生により汚染物質が拡散した場合など，従事者への暴露状況を調査し，その集団における特定疾病の発症との関連性を調べることに用いられている．

（3）介入研究

介入研究は，研究者が対象者の栄養改善を積極的に行い，その効果を調べることである．RCTを用い，栄養改善の効果を確かめたい事柄（栄養・食事指導やサプリメントの投与，特定の食物繊維の増量など）を積極的に行うグループと，一般的な栄養食事指導やプラセボ（偽薬）を用いるグループ（対象群）とに分けて追跡調査し，その有効性を比較・検討する．

（4）症例対照研究の応用

症例対照研究（case-control study）は，ある疾病に罹患した患者群と，その患者群と性，年齢，社会生活環境などが類似している対照群を設定し，両者の比較・解析を行う方法である．比較・解析は過去の生活歴に焦点を絞って行われるため後ろ向き研究であり，疾病を発症した事実を前提とし，なぜ起こったのかという過去の事象について解析する．生活習慣病に罹患した患者について，疾病を発症した要因をさまざまな角度から調査し，年代，職業，社会生活習慣など同じような状況にあれば，ハイリスク群として積極的支援などにより適切に指導することで，危険因子を除去あるいは軽減することに応用されている．

（5）事例評価（個別評価）

対象者の性，年齢，体格，主訴，既往症，現病歴，治療期間などの情報から栄養アセスメントを行い，栄養管理上の問題点を抽出し，その改善のためのケアプランを立案し，実施後の成果について個別に評価することである．栄養ケアマネジメント（NCM）を実施した結果について，個人を対象として個別に評価する．

CHAPTER 8 生活習慣病の栄養経済

8.1 糖尿病の基礎知識
8.1.1 糖尿病の患者数

　厚生労働省の「平成20年患者調査の概要」によれば，2008（平成20）年10月時点の糖尿病の治療患者数（定期受診者数）は237万1000人と推計されている．性別では男性約131万人，女性約106万人と，男性に多い傾向である．

　この数値は2005（平成17）年の調査時の246万9000人より9万8000人少なく，糖尿病は減少傾向であるように一見思われる．しかし，この数値はあくまでも推計であり，さまざまな要因によって影響を受けていることが考えられる（表8.1）．

　とくに入院患者全体（歯科診療所を除く）で，糖尿病と高血圧症の病歴をもつ患者はそれぞれ約16％と約27％となっているが，主傷病名（入院のきっかけとなる傷病名）とし

表8.1　糖尿病患者の年次推移

年次	推計患者数（単位：千人）			受療率（人口10万対）		総患者数（単位：千人）
	総数	入院	外来	入院	外来	
昭和59年	143.1	35.8	107.3	30	89	—
昭和62年	156.2	38.2	118.1	31	97	—
平成2年	198.6	44.7	153.8	36	124	1494
平成5年	198.6	42.8	155.7	34	125	1565
平成8年	237.4	42.6	194.9	34	155	2175
平成11年	226.0	40.7	185.3	32	146	2115
平成14年	219.9	34.1	185.8	27	146	2284
平成17年	232.7	30.3	202.4	24	158	2469
平成20年	214.2	26.2	188.0	20	147	2371
平成23年	232.4	23.9	208.5	19	166	2700

推計患者数：調査当日（各年10月）に，病院，一般診療所で受診した患者の推計数．千人単位で表計算している．数値は単位未満を四捨五入しているため，内訳の合計が合わない場合もある．
受療率：推計患者数を人口で除して10万対で表した数．
厚生労働省，平成20年患者調査（疾病分類編）2. 傷病別年次推移表より．

ての入院は，両疾患を合わせても入院患者全体の約2％にすぎず，脳卒中や心臓病などで入院する患者が主傷病以外の疾患としてもっていることがわかった．また，外来（歯科診療所を除く）においても同様に，外来患者全体のうち糖尿病罹患者は約9％，高血圧症罹患者は約22％となっており，主傷病名で治療している患者は両者を合わせて約14％で，いかに他の傷病とのかかわりが大きいか理解できる．年齢別に見ると35歳以上から増加の傾向を示している．

「平成19年度厚生労働省国民健康・栄養調査」の推計糖尿病患者890万人からすると，2008（平成20）年に医療機関で定期受診を行っている患者（237万1000人）は全体の1/4ほどということになる．したがって，医療機関での定期受診が必要な糖尿病が疑われる者は約652万9000人と考えられ，糖尿病を否定できない約1320万人を合わせると，合計約2210万人が糖尿病予防もしくは治療の対象として考えられる．

8.1.2 糖尿病の概念

糖尿病（diabetes mellitus）は，インスリン作用の不足による慢性高血糖を主徴とし，種々の特徴的な代謝異常を伴う疾患群である．その発症には遺伝因子と環境因子がともに関与する．代謝異常の長期間にわたる持続は，特有の合併症を来しやすく，動脈硬化も促進する．代謝異常の程度によって，無症状からケトアシドーシスや昏睡に至る幅広い病態を示す．

8.1.3 分 類

糖代謝異常の分類は成因分類を主体とし，インスリン作用不足の程度に基づく病態（病期）を併記する．成因は，（Ⅰ）1型，（Ⅱ）2型，（Ⅲ）その他の特定の機序，疾患によるもの，（Ⅳ）妊娠糖尿病に分類されている．1型は発症機序として膵β細胞破壊を特徴とし，2型は，インスリン分泌低下とインスリン感受性の低下（インスリン抵抗性）の両者が発症にかかわっている．Ⅲは遺伝因子として遺伝子異常が同定されたものと，他の疾患や病態に伴うものとに大別する．Ⅳは妊娠中に耐糖能異常が現れたものである．

病態（病期）では，インスリン作用不足によって起こる高血糖の程度や病態に応じて，正常領域，境界領域，糖尿病領域に分ける．糖尿病領域は，インスリン不要，高血糖是正にインスリン必要，生存のためにインスリン必要，に区分する．前2者はインスリン非依存状態，後者はインスリン依存状態とよぶ．病態区分については，インスリン作用不足の進行や治療による改善などで，区分される領域が変化する．

8.1.4 診 断
(1) 糖代謝異常の判定区分

糖尿病の診断には慢性高血糖の確認が不可欠である．糖代謝の判定区分は血糖値を用いた場合，**糖尿病型**（① 空腹時血糖≧126 mg/dL または② 75 g経口糖負荷試験（OGTT）2

時間値≧200 mg/dL，あるいは③随時血糖値≧200 mg/dL），**正常型**（空腹時血糖値＜110 mg/dL，かつ OGTT 2 時間値＜140 mg/dL），**境界型**（糖尿病型でも正常型でもないもの）に分ける．2010 年の改訂では，上記の血糖値に加えて HbA1c をより積極的に診断基準に取り入れることとした．すなわち，④〔国際基準値：NGSP（National Glycohemoglobin Standardization Program）〕≧6.5％ の場合も糖尿型と判定する．ただし，HbA1c（NGSP）（％）は従来の Japan Diabetes Society（JDS）で表された HbA1c（JDS 値）（％）に 0.4％ を加えた値で表記するとしたが，2011 年 10 月 1 日付けで国際標準値（NGSP）と JDS 値の関係が確定したことから，2012 年 4 月 1 日以降は NGSP 値を用いて診断することとなり，NGSP 値で標記された HbA1c は「HbA1c（NGSP）」，従来の JDS 値は HbA1c（JDS）と標記される．

境界型は米国糖尿病学会（ADA）や WHO の空腹時血糖異常（impaired fasting glucose: IFG）と耐糖能障害（impaired glucose tolerance: IGT）とを合わせたものに一致し，糖尿病型に移行する率が高い．境界型は糖尿病特有の合併症は少ないが，動脈硬化症の危険は正常型よりも大きい．HbA1c（NGSP 値）が 6.0〜6.4％〔HbA1c（JDS 値）が 5.6〜6.0％〕の場合は，糖尿病の疑いを否定できず，また HbA1c（NGSP 値）が 5.6〜5.9％〔HbA1c（JDS 値）が 5.2〜5.5％〕の場合も含めて，現在糖尿病でなくとも将来糖尿病の発症リスクが高いグループと考えられる．

(2) 臨床診断

(a) 初回検査で，上記の①〜④のいずれかを認めた場合は，「糖尿病型」と判定する．別の日に再検査を行い，再び「糖尿病型」が確認されれば糖尿病と診断する．ただし，HbA1c のみの反復検査による診断は不可とする．また，血糖値と HbA1c が同一採血で糖尿病型を示すこと（①〜③のいずれかと④）が確認されれば，初回検査だけでも糖尿病と診断する．HbA1c を利用する場合には，血糖値が糖尿病型を示すこと（①〜③のいずれか）が糖尿病の診断に必須である．糖尿病が疑われる場合には，血糖値による検査と同時に HbA1c を測定することを原則とする．

(b) 血糖値が糖尿病型（①〜③のいずれか）を示し，かつ次のいずれかの条件が満たされた場合は，初回検査だけでも糖尿病と診断できる．

- 糖尿病の典型的症状（口渇，多飲，多尿，体重減少）の存在．
- 確実な糖尿病網膜症の存在．

(c) 過去において上記 (a) ないし (b) の条件が満たされていたことが確認できる場合は，現在の検査結果にかかわらず，糖尿病と診断するか，糖尿病の疑いをもって対応する．

(d) 診断が確定しない場合には，患者を追跡し，時期をおいて再検査する．

(e) 糖尿病の臨床診断に際しては，糖尿病の有無のみならず，成因分類，代謝異常の程度，合併症などについても把握するよう努める．

図 8.1 に糖尿病診断のフローチャートを示す．

第8章 生活習慣病の栄養経済

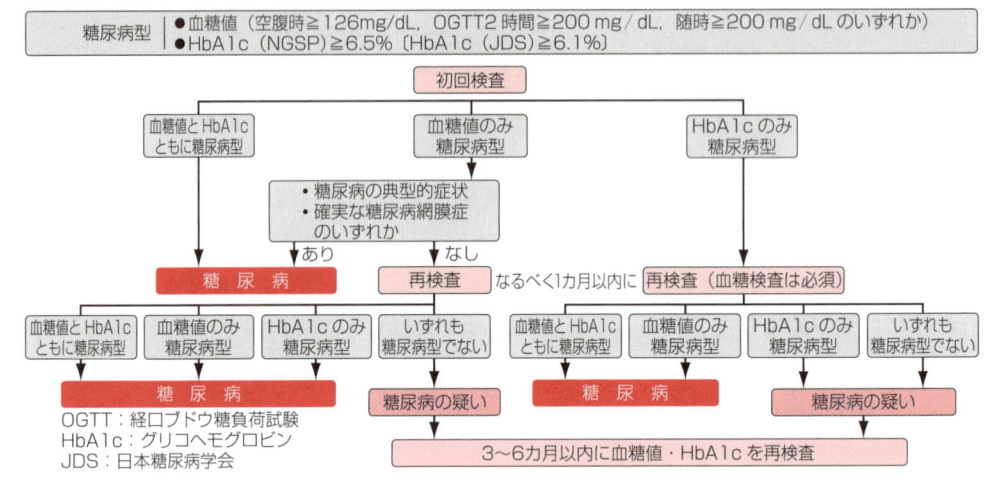

図 8.1 糖尿病の臨床診断のフローチャート

糖尿病型：
- 血糖値（空腹時≧126mg/dL, OGTT2時間≧200 mg/dL, 随時≧200 mg/dL のいずれか）
- HbA1c (NGSP)≧6.5%〔HbA1c (JDS)≧6.1%〕

初回検査
- 血糖値とHbA1cともに糖尿病型 → 糖尿病
- 血糖値のみ糖尿病型
  - 糖尿病の典型的症状・確実な糖尿病網膜症のいずれか あり → 糖尿病
  - なし → なるべく1カ月以内に再検査
- HbA1cのみ糖尿病型 → 再検査（血糖検査は必須）

再検査後：
- 血糖値とHbA1cともに糖尿病型 → 糖尿病
- 血糖値のみ糖尿病型 → 糖尿病
- HbA1cのみ糖尿病型 → 糖尿病
- いずれも糖尿病型でない → 糖尿病の疑い

3〜6カ月以内に血糖値・HbA1cを再検査

OGTT：経口ブドウ糖負荷試験
HbA1c：グリコヘモグロビン
JDS：日本糖尿病学会

日本糖尿病学会編,『糖尿病治療ガイド 2012-2013』, 文光堂（2012），p. 20 より.

（3）疫学調査

糖尿病の頻度推定を目的とする場合は，1回の検査だけによる「糖尿病型」の判定を「糖尿病」と読み替えてもよい．この場合，HbA1c（NGSP）≧6.5%〔HbA1c（JDS）≧6.1%〕であれば「糖尿病」として扱う．

（4）検 診

糖尿病を見逃さないことが重要で，スクリーニングには血糖値を表す指標のみならず，家族歴や肥満などの臨床情報を参考にする．

（5）妊娠糖尿病

妊娠中に発見される糖代謝異常（hyperglycemic disorders in pregnancy）には，妊娠糖尿病（gestational diabetes mellitus: GDM）と糖尿病の2種類がある．妊娠糖尿病は，75 g OGTT において次の基準を1点以上満たした場合に診断する．

① 空腹時血糖値 ≧ 92 mg/dL
② 1時間値 ≧ 180 mg/dL
③ 2時間値 ≧ 153 mg/dL

ただし，上記の「臨床診断」において糖尿病と診断されるものは妊娠糖尿病から除外する．

8.1.5 糖尿病の治療

（1）糖尿病治療の考え方

糖尿病の治療は，高血糖の状態を回避して血糖値を正常な範囲内に保つ，つまり血糖のコントロールを適正に行うことである．1型糖尿病，2型糖尿病のどちらの場合においても，

血糖コントロールの方法は栄養・食事療法，運動療法，薬物療法の3療法であり，最も基本となるものは栄養・食事療法である．生活習慣の乱れから起こる2型糖尿病の場合，早期であれば，栄養・食事療法と運動療法によって十分なコントロールが可能であり，コントロール不良により症状が進行することによって薬物療法が必要となる．また，現在薬物療法を実施している場合であっても，栄養・食事療法と運動療法を厳守することで薬物療法を回避できることもある．

(2) 栄養・食事療法
(a) エネルギー量の設定
自分に必要な適正エネルギー量を決める．1日の適正エネルギー量は，肥満や病状（合併症の有無など）より医師の指示を必要とするが，目安としては次のとおりである．

総エネルギー量 = 標準体重 × 仕事別消費エネルギー（標準体重あたり）

標準体重（kg）= 身長（m）× 身長（m）× 22

仕事別消費エネルギー（標準体重あたり）
① 25～30 kcal　軽労作（デスクワークがおもな人，主婦など）
② 30～35 kcal　普通の労作（立ち仕事が多い職業）
③ 35 kcal～　　重い労作（力仕事が多い職業）

(b) 食事のバランス
食事のバランスは，主食（炭水化物とたんぱく質），主菜（たんぱく質と脂肪），副菜1・2（根菜と葉菜の野菜：ビタミン，ミネラル）+ デザート（果物：ビタミン，糖分）で構成することによって，まんべんなく必要な栄養素を摂ることができる．また，エネルギー量の計算や献立の作成にあたっては管理栄養士による栄養食事指導を受けることが重要であるが，簡易的に80 kcalを1単位として計算する方法が解説されている日本糖尿病学会編『糖尿病食事療法のための食品交換表』を利用することが一般的である．

図8.2にバランスのよい食事，図8.3に食品交換表を示す．

(c) 食事摂取のタイミング
食事を摂ることによって血糖値は上昇する．食事の質や量のコントロールも大事であるが，1日3食の食事時間を一定にすることで，血糖値の上昇するタイミングを規則正しくコントロールすることは，急激な血糖値の上昇を抑えるためにも重要である．

(3) 運動療法
運動療法を行う場合は，栄養・食事療法を行う場合と同様に医師の指導が必要である．基本となる運動療法について次に示す．

(a) 一人でできる運動を選び，毎日決まった量を実施する．
毎日実施することから，場所を選ばず，いつでもどこでも行える運動を選択する．また，毎日が無理であっても，2日に1回は行う．

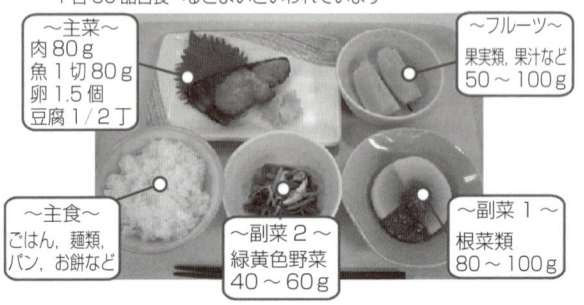

図 8.2　バランスのよい食事とは

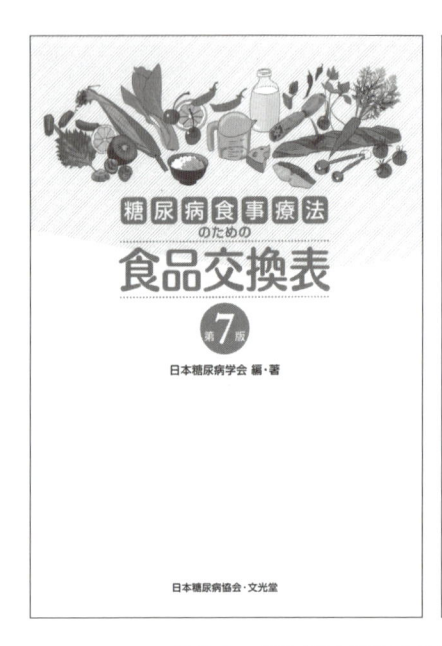

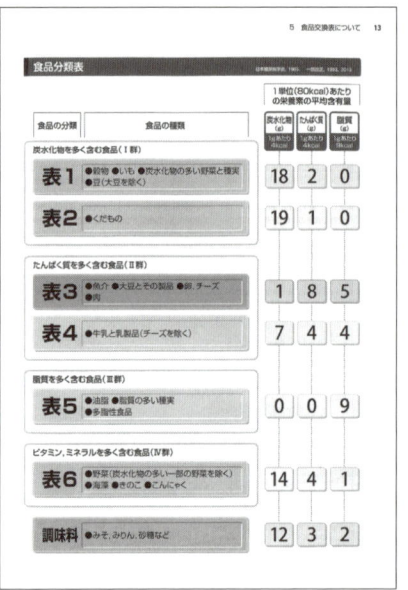

図 8.3　『糖尿病食事療法のための食品交換表 第 7 版』

日本糖尿病学会編：糖尿病食事療法のための食品交換表　第 7 版，表紙，p13，日本糖尿病協会／文光堂，2013 年より引用．

(b) ウォームアップとクールダウンを必ず行う．

　運動は 1 日 30 分を目安とするが，2 回に分けてもかまわない．運動を行うときは，ゆっくりとスピードを上げる（ウォームアップ）．また，終了時にはゆっくりスピードを落とす（クールダウン）．ウォーキングをする場合，1 回 15 ～ 20 分，1 日 1 万歩を目安とする．

(c) 運動の強さは，きつすぎず，楽すぎず．

　「少し汗ばみ，隣の人と楽に会話ができる程度」が運動の目安となる．運動後に疲労が

残らないよう注意する．
(d) 食後1～2時間後に実施する．

食後の血糖値上昇を抑えることができる．
(e) 運動日誌をつける．

運動の習慣を身につけると同時に，運動によって体調が悪くなることを防ぐためにも，記録をとることは重要である．

(4) 薬物療法

(a) 薬物療法の考え方

2型糖尿病の適正な血糖コントロールの維持において，栄養・食事療法と運動療法が不十分な場合には薬物療法を行う．栄養・食事療法と運動療法が適切に実施できず薬物療法を実施することは，合併症の促進につながることに留意する．

また，進行した2型糖尿病や1型糖尿病では，自身のインスリン分泌に期待ができないことから，インスリン療法となる．

(b) 経口血糖降下薬

① **スルホニル尿素薬（SU剤）** ダオニール，オイグルコン，グリミクロン，アマリールなど．膵臓からのインスリンの分泌を促進し，血糖値を下げる．インスリン分泌が不足している場合には使用せず，インスリンの分泌を促進する血糖降下薬の長期の服用によって膵臓の働きが衰え，効力が下がる場合（二次無効）には，インスリン療法への切り替えが必要となる．食前，食後に服用．

② **速効型インスリン分泌促進薬** スターシス，ファスティック．①と同様にインスリンの分泌を促し，血糖値を下げる．吸収が早く速効性であり，食後に服用する．

③ **ビグアナイド薬** メルビン，メデジット，ジベストBなど．消化管からの糖吸収を抑制したり肝臓での糖産生などを改善したりして，血糖値を下げる．食前，食後に服用．

④ **α-グルコシダーゼ阻害薬** ベイスン，グルコバイ．小腸での糖の吸収を遅らせることにより，高血糖を抑える薬剤である．単独で服用している場合には低血糖はまれであるが，他の血糖降下薬との服用による低血糖の場合は，必ずブドウ糖を摂取する．必ず食前に服用．

⑤ **インスリン抵抗性改善薬** アクトス．インスリンに対する感受性が鈍いこと（インスリン抵抗性）から起こる高血糖を改善する．1日1回，朝食前または朝食後に服用．

(c) インスリン療法

インスリンは，効果が現れる時間と作用の持続時間の違いによって次のように分類される．また，血糖のコントロール状況によって組み合わせて使用する場合がある．

① **速効型インスリン製剤** 食事の30分前に注射することで，食事による血糖値の上昇を抑える．

② **中間型インスリン製剤** 基礎インスリン（24時間を通して分泌される一定量のインス

第 8 章 生活習慣病の栄養経済

リン）を補充する．
③ **混合型インスリン製剤** 超速効型または速効型と中間型を血糖コントロールに必要な比率で混合したもの．
④ **持効型インスリン製剤** 基礎インスリン（24 時間を通して分泌される一定量のインスリン）を補充する．
⑤ **超速効型インスリン製剤** 食事の直前に注射することで食事による血糖上昇を抑える．

8.2 糖尿病医療費の現状
8.2.1 国民医療費の状況

2008（平成 20）年度の国民医療費は 34 兆 8084 億円で，前年度の 34 兆 1360 億円に比べ 6725 億円，2.0％ の増加となっている．

人口 1 人あたりの国民医療費は 27 万 2600 円で，前年度の 26 万 7200 円に比べ 2.0％ 増加している．国民医療費の国民所得に対する比率は 9.90％（前年度 9.02％）となっている．図 8.4 と表 8.2 に国民医療費と対国民所得比の年次推移を示す．

糖尿病の医療費は 1 兆 1893 億円であり，前年度の 1 兆 1471 億円に比べ 422 億円の増加となり，医療費全体の 3.4％ を占めている．おもな傷病別に見た医療費は，悪性新生物（がん）2 兆 8571 億円，高血圧性疾患 1 兆 8518 億円，脳血管疾患 1 兆 5514 億円，糸球体疾患，腎尿細管間質性疾患，および腎不全 1 兆 3233 億円，虚血性心疾患 7538 億円であった．図 8.5 に，おもな傷病別一般診療医療費を示す．

また，2009（平成 21）年の死亡総数のうち，糖尿病は 1 万 3987 人であり，その内訳は

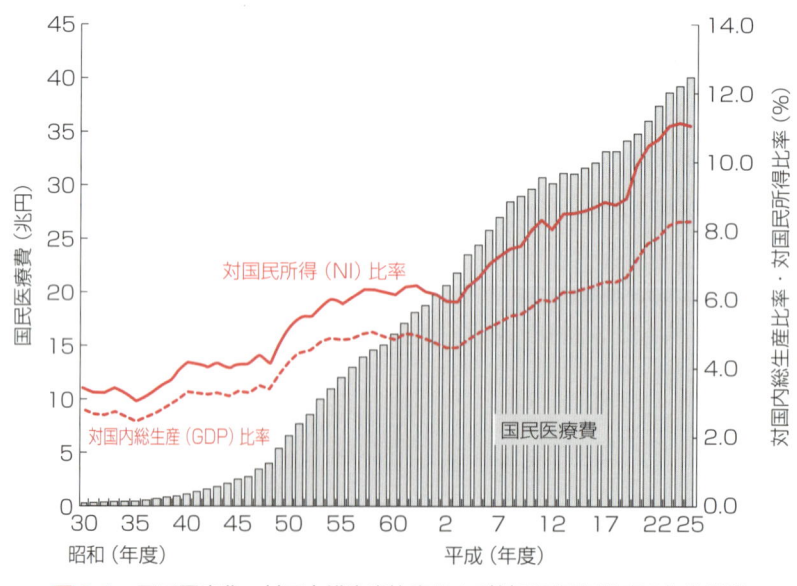

図 8.4 国民医療費・対国内総生産比率および対国民所得比率の年次推移

8.2 糖尿病医療費の現状

表 8.2 国民医療費と国民所得の年次推移

年次	国民医療費 (億円)	対前年度増減率(%)	人口1人あたり国民医療費 (千円)	対前年度増減率(%)	国民所得 (億円)	対前年度増減率(%)	国民医療費の国民所得に対する比率(%)
昭和29年度	2152	—	2.4	—	—	—	—
30	2388	11.0	2.7	12.5	69,733	—	3.42
40	11,224	19.5	11.4	17.5	268,270	11.5	4.18
50	64,779	20.4	57.9	19.1	1,239,907	10.2	5.22
60	160,159	6.1	132.3	5.4	2,605,599	7.2	6.15
61	170,690	6.6	140.3	6.0	2,679,415	2.8	6.37
62	180,759	5.9	147.8	5.3	2,810,998	4.9	6.43
63	187,554	3.8	152.8	3.4	3,027,101	7.7	6.20
平成元年度	197,290	5.2	160.1	4.8	3,208,020	6.0	6.15
2	206,074	4.5	166.7	4.1	3,468,929	8.1	5.94
3	218,260	5.9	176.0	5.6	3,689,316	6.4	5.92
4	234,784	7.6	188.7	7.2	3,660,072	△ 0.8	6.41
5	243,631	3.8	195.3	3.5	3,653,760	△ 0.2	6.67
6	257,908	5.9	206.3	5.6	3,667,524	0.4	7.03
7	269,577	4.5	214.7	4.1	3,707,727	1.1	7.27
8	284,542	5.6	226.1	5.3	3,809,122	2.7	7.47
9	289,149	1.6	229.2	1.4	3,822,681	0.4	7.56
10	295,823	2.3	233.9	2.1	3,693,715	△ 3.4	8.01
11	307,019	3.8	242.3	3.6	3,687,817	△ 0.2	8.33
12	301,418	△ 1.8	237.5	△ 2.0	37,518,63	1.7	8.03
13	310,998	3.2	244.3	2.9	3,667,838	△ 2.2	8.48
14	309,507	△ 0.5	242.9	△ 0.6	3,638,901	△ 0.8	8.51
15	315,375	1.9	247.1	1.7	3,681,009	1.2	8.57
16	321,111	1.8	251.5	1.8	3,701,166	0.5	8.68
17	331,289	3.2	259.3	3.1	3,741,251	1.1	8.86
18	331,276	△ 0.0	259.3	△ 0.0	3,781,903	1.1	8.76
19	341,360	3.0	267.2	3.0	3,812,392	0.8	8.95
20	348,084	2.0	272.6	2.0	3,550,380	△ 6.9	9.80
21	360,067	3.4	282.4	3.6	3,443,848	△ 3.0	10.46
22	374,202	3.9	292.2	3.5	3,527,028	2.4	10.61
23	385,850	3.1	301.9	3.3	3,495,971	△ 0.9	11.04
24	392,117	1.6	307.5	1.9	3,519,578	0.7	11.14
25	400,610	2.2	314.7	2.3	3,620,550	2.9	11.06

注1) 平成12年4月から介護保険制度が開始されたことに伴い,従来国民医療費の対象となっていた費用のうち介護保険の費用に移行したものがあるが,これらは平成12年度以降,国民医療費に含まれていない.
注2) 国内総生産(GDP)及び国民所得(NI)は,内閣府「国民経済計算」による.なお,平成23,24年度については,再推計が行われた数値を使用している.

第 8 章　生活習慣病の栄養経済

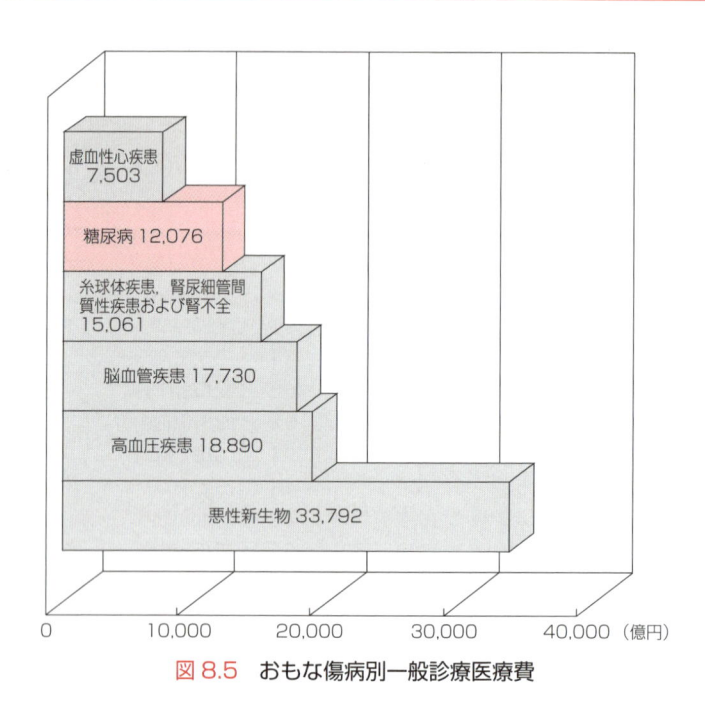

```
虚血性心疾患 7,503
糖尿病 12,076
糸球体疾患, 腎尿細管間
質性疾患および腎不全 15,061
脳血管疾患 17,730
高血圧疾患 18,890
悪性新生物 33,792
```
0　　10,000　　20,000　　30,000　　40,000（億円）

図 8.5　おもな傷病別一般診療医療費

男性 7399 人，女性 6588 人であった．死因の順位は，男女合計では 10 位までに入らなかったものの，女性の死因では 9 位であった．しかし，この統計のなかには，糖尿病が基礎疾患となって発症の頻度が高くなる心疾患や脳血管疾患などの死亡が含まれてはいない．

8.2.2　糖尿病性腎症と人工透析の現況

わが国の人工透析の患者数は毎年増加傾向にあり，新規に透析を開始した原疾患のうち糖尿病性腎症が最も多いという報告が日本透析医学会によってなされた．

日本透析医学会による「わが国の慢性透析療法の現況」での報告によると，2009（平成 21）年末時点における国内の透析人口は 29 万 675 人であり，前年の 2008（平成 20）年末より 8053 人増加している．この 1 年で新たに透析を開始した患者の原疾患を見ると，糖尿病性腎症が最も多く 1 万 6414 人であり，全体の 44.5％ を占めている（前年より 1.3％ 増加）．第 2 位は慢性糸球体腎炎で 8108 人（22.0％），第 3 位は高血圧と深くかかわる腎硬化症の 3936 人（10.7％），4 位は不明で 3929 人（10.6％）の順となっている．また，糖尿病性腎症による透析患者数は，透析人口全体で見た場合，9 万 8252 人（35.1％）となり，慢性糸球体腎炎の 10 万 5202 人（37.6％）との差は縮まる傾向にある．

人工透析の維持については，生命危機に対する最も重要な医療であるが，医療費の高騰はもとより，自己負担の増加や日々の生活における QOL の低下を招くものであり，適正な血糖コントロールの必要性がより大切であることが伺える．

8.2.3 糖尿病の治療費

(a) 合併症なし，食事・運動療法のみで管理

月1回の受診

外来診療料	70 点	
外来栄養食事指導料	130 点	
検査		
HbA1c	50 点	
LDL コレステロール	123 点	
静脈血採血	13 点	
検体検査管理加算（Ⅰ）	165 点……月1回の算定[*1]	
生化学的検査（Ⅰ）判断料	144 点……月1回の算定[*2]	
生化学的検査（Ⅱ）判断料	144 点……月1回の算定[*3]	
合計	839 点	386 点（＊1，2，3なし）
医療費	8390 円	3860 円（＊1，2，3なし）
自己負担3割	2517 円	1158 円（＊1，2，3なし）

(b) 合併症なし，食事・運動・薬物療法（血糖降下薬のみ）で管理

月1回の受診

① 外来診療料　　　　　　　　　　　70 点

外来栄養食事指導料	130 点	
検査		
HbA1c	50 点	
LDL コレステロール	123 点	
静脈血採血	13 点	
検体検査管理加算（Ⅰ）	165 点……月1回の算定[*1]	
生化学的検査（Ⅰ）判断料	144 点……月1回の算定[*2]	
生化学的検査（Ⅱ）判断料	144 点……月1回の算定[*3]	
外来処方箋料	68 点	

　メルビン錠 250 mg，3T，33 日
　セイブル錠 50 mg，2T，34 日

合計	907 点	454 点（＊1，2，3なし）
医療費	9070 円	4540 円（＊1，2，3なし）
自己負担3割	2721 円	1362 円（＊1，2，3なし）

② 投薬料

投薬基本料　　　　　　　　　　　40 点

調剤料

メルビン錠 250 mg，3T，30 日　　89 点
　　セイブル錠 50 mg，2T，34 日　　89 点
　薬学管理料　　　　　　　　　　　30 点
　薬剤料
　　メルビン錠 250 mg，3T，30 日　　99 点
　　セイブル錠 50 mg，2T，34 日　　340 点
　合計　　　　　　　　　　　　　687 点
　　投薬費　　　　　　　　　　　6870 円
　　自己負担 3 割　　　　　　　　2061 円
③ 医療費合計
　医療費　　　　　　15,940 円　　11,410 円（＊1，2，3 なし）
　自己負担 3 割　　　4782 円　　　3423 円（＊1，2，3 なし）

(c) 合併症なし，食事・運動・薬物療法（血糖降下薬＋インスリン）で管理
　月 1 回の受診
① 外来診療料　　　　　　　　　　70 点
　外来栄養食事指導料　　　　　　130 点
　検査
　　HbA1c　　　　　　　　　　　50 点
　　グルコース　　　　　　　　　11 点
　　静脈血採血　　　　　　　　　13 点
　　検体検査管理加算（Ⅰ）　　　165 点
　　生化学的検査（Ⅰ）判断料　　144 点
　在宅医療
　　在宅自己注射指導管理料　　　820 点
　　血糖自己測定器加算　　　　　860 点……月 60 回以上測定
　外来処方箋料　　　　　　　　　68 点
　長期投薬料加算　　　　　　　　65 点
　　メルビン錠 250 mg，3T，33 日
　　セイブル錠 50 mg，2T，34 日
　　ノボラピッド注フレックスペン 300 単位/1 調剤
　合計　　　　　　　　　　　　2396 点
　　医療費　　　　　　　　　23,960 円
　　自己負担 3 割　　　　　　7188 円
② 投薬料
　投薬基本料　　　　　　　　　　40 点

調剤料
　　メルビン錠 250 mg，3T，30 日　　　89 点
　　セイブル錠 50 mg，2T，34 日　　　89 点
　　ノボラピッド注フレックスペン 300 単位/1 調剤　　　26 点
薬学管理料　　　　　　　　　　　30 点
薬剤料
　　メルビン錠 250 mg，3T，30 日　　　99 点
　　セイブル錠 50 mg，2T，34 日　　　340 点
　　ノボラピッド注フレックスペン 300 単位/1 調剤　　　686 点
合計　　　　　　　　　　　　　1399 点
　　投薬費　　　　　　　　　　13,990 円
　　自己負担 3 割　　　　　　　 4197 円
③ 医療費合計
　　医療費　　　　　　　　　　37,950 円
　　自己負担 3 割　　　　　　　11,385 円

(d) 人工透析

　人工透析を受けるには，個人によってその額は異なるが，検査やシャント手術などを行うことから，1 カ月あたりの総医療費は約 40 万円〔人工透析が含まれるレセプト（2009 年 6 月診療分）の平均請求点数× 10 円．人工透析以外の治療に要した費用も含まれる〕といわれており，自己負担 3 割で 12 万円となる．ただし，同一月内で特定疾病療養受療証の手続きを行うことにより，1 カ月あたり 1 万円（所得段階によっては 2 万円）の自己負担となる．

(e) 医療費のまとめ

① 食事・運動療法のみの場合，薬剤料は不要となる．月額の医療費は約 1 万〜 1 万 3000 円程度となり，自己負担 3 割では約 3000 〜 3900 円となる．

② 投薬ありの場合，医療費は病状による投薬の種類や量によって異なる．また，病院の規模によって生活習慣病管理料の算定は異なるが，月額の医療費は約 1 万 5000 〜 2 万 5000 円程度となり，自己負担 3 割で 5000 〜 8000 円程度となる．

③ インスリンを自己注射で併用する場合は，自己注射に対して医師の指導・管理料が加えられ，また，自身で血糖値を測定して自己注射をすることが望まれるため，これに対する医師の指導・管理料も含まれる．このような場合の月額の医療費は約 3 万 8000 円程度であり，自己負担 3 割で約 1 万 1000 円となる．

④ 糖尿病が進行し，糖尿病性網膜症，神経障害による壊疽および糖尿病性腎症からの人工透析という病態の治療においては，高額医療費や特定疾病療養受療証の助成を受けて個人負担は軽減されるものの，医療費全体ではさらなる増額となる．

8.3 糖尿病医療費の経済分析
8.3.1 医療経済学の考え方

経済学は「需要」,「供給」,「市場」という考え方で成り立っているが,**医療経済学**もその三つの要素から成り立っている.医療という「市場」が何の規制もない自由診療であれば,病気を治したいという「需要」に対して良質の治療という「供給」が行われることは,腕のよい医師に患者が集まるということになり,患者はより高い対価を払ってでも診療を受けることになる.また薬においても同様に,この「需要」と「供給」によって,より治療効果の高い薬に対してその「需要」は高くなり,治療効果の高い薬の価格は高騰する.このように自由経済の下では医療費は高騰し,国民全体に公平に浸透しなくなる.

日本では,国民が安心して医療を受けられるよう**国民皆保険**の制度をもっている.この医療保険は国民の税金から拠出されており,すべての国民が病状の重症度にかかわらず,最高の医療サービスを常に求めるということになれば,保険基金は破綻することになる.したがって,限りある保険料をより公平に,効率よく使用する工夫が必要であり,市場経済よりも医療をどう規制していくかがカギとなる.医療経済学とは,医療サービスを提供する病院の運営方法,医療従事者の対価となる診療報酬額の設定や薬価の基準と新薬の開発などのバランスを考える学問である.

8.3.2 糖尿病医療による保険基金・家計費への圧迫

前述したように,2008(平成20)年度の国民医療費は34兆8084億円,人口1人あたりの国民医療費は27万2600円であり,国民所得に対する国民医療費の比率は9.9%,所得の1割が医療費に使われている.とくに糖尿病の医療費は1兆1893億円であり,医療費全体の3.4%を占めている.さらに糖尿病が疑われる人の約652万9000人が今後発症し,重症化の傾向をたどるということは,保険基金への大きな圧迫,また医療費による家計への圧迫が想像される.糖尿病は一つの疾患ではなく,心疾患,腎疾患および肝臓疾患などの基盤となる疾患であり,その合併症の発症はますます保険基金・家計費への圧迫につながる.とくに糖尿病は35～45歳の発症者が最も多いが,現在の生活環境から発症者の低年齢化が予想され,少子高齢社会の現実から医療費を支えることは非常に難しくなる.

45歳の発症から80歳までの寿命として,およそ35年間医療費を払い続けると推計すると,国民に対して自己負担3割とはいうものの,その医療費は膨大な金額となる.また,家計への圧迫を回避できる制度として,特定疾病療養受療証や高額医療費控除の制度があるが,国が抱える全体の医療費が減るわけではない.

8.4 糖尿病市場における経済分析
8.4.1 拡大する糖尿病市場

　厚生労働省による「平成20年患者調査」では，糖尿病の患者数は237万1000人とされている．2007（平成19）年度の国民健康・栄養調査での推計糖尿病患者は890万人とされているから，隠れ糖尿病患者は約650万人と推定される．また，糖尿病の可能性を否定できない人は約1320万人，糖尿病の予備軍も含めると約2210万人と見積もられる．このように糖尿病市場は拡大を続けており，今後もその傾向は続くと考えられる．

　その理由は，糖尿病の予防や適正な血糖コントロールの維持に欠かせない食習慣の改善が，現状ではうまく機能していないからである．糖尿病を含む生活習慣病の予防を推進し，国民医療費の増額にストップをかけるために特定健診と特定保健指導が進められているが，まだその成果は顕著には見えていない．また，治療として実施される栄養食事指導の件数についても，糖尿病に対してが最も多いにもかかわらず，患者数は増加している．糖尿病治療では適正な血糖コントロールが最も重要であることはいうまでもないが，血糖コントロールに対する患者の意識については，食生活の改善が余儀なくされるため，なかなか実行が伴わない．糖尿病の治療における栄養食事指導の有用性については，すでにさまざまな発表が行われている．しかし現実を見ると，継続性という点では，なかなか難しいのが現状である．

　とくに2型の糖尿病患者では，食生活の改善よりも，実際の生活状況を変更しないまま血糖コントロールを血糖降下薬に委ねることが中心となっている．その血糖降下薬については，低血糖のリスクの少ないα-グルコシダーゼ阻害薬やインスリン抵抗性改善薬の利用の増加，DPP-4阻害薬，GLP-1製剤などの新薬の開発が，その市場を広げる要因となっている．これらの状況は，適正なエネルギーコントロールを行わず薬剤に頼ることから，表面上の血糖コントロールに目が向けられ，実際には血糖降下薬の使用限界から，インスリン療法に移行する患者が増加することにもつながっている．また，インスリンを導入することによって自己血糖測定機器の市場が広がり，糖尿病予備群が増加して診断のための尿糖試験紙の需要が高まっていることも市場拡大の要因となっている．

　予防としての食生活を支える重要な食品市場も，特別用途食品の病者用食品許可基準型として規制されてきた「糖尿病食調整用組合せ食品」が「食事療法用宅配食品等栄養指針」の準拠型へ規制変更されたことから，外食産業への新規参入企業の増加が予測される．

　これらの市場概況の調査としては，矢野経済研究所による「糖尿病市場に関する調査結果2009」があり，2009（平成21）年度の糖尿病関連製品の市場規模は4179億7000万円と推定されている．前年度と比較して約5.9%の増加傾向を示しており，各製品別市場の概況については，治療市場は3233億5000万円（薬価ベース），検査診断市場は707億4000万円，予防（食品）市場は238億8000万円（後二者はメーカー出荷ベース）という調査結果が出されている．

8.4.2 患者教育と血糖管理の経済分析
(1) 栄養食事指導の重要性と課題
　2008（平成20）年度から実施された特定保健指導の実施状況について，厚生労働省の発表では，全国単位で30.8%であったと報告されている．増え続ける医療費の適正化を目的としたこの保健指導は，今後の展開を期待したいが，糖尿病における栄養食事指導の実態はどうであろうか．

　医療機関における栄養食事指導は，個人指導では，外来においては初回月2回算定できるというものの，実際は1カ月に1回の算定であり，入院においても1回の入院時に算定は2回まで，指導の間隔については7日間を空けることが算定要件となっている〔指導料は130点（1300円）〕．また指導内容については，実際の献立表を基本として指導することとあり，医師からの依頼とともに件数については，全体の指導件数のなかでも糖尿病に関する栄養食事指導がトップという施設が一般的であると考えられる．

　このような栄養食事指導の現実において，そのエビデンスは栄養食事指導歴が長いにもかかわらず，血糖降下薬の使用からインスリン治療への移行，また最終的に人工透析へ進む患者の増加を目の当たりにする栄養士は多い．栄養食事指導の推進について，再検討の時期にきているのではないかと考えざるをえない現実に直面している．

(2) 糖尿病における栄養食事指導の方法
　糖尿病の栄養食事指導を進めるにあたっては，厚生労働省によるもののほかに，日本栄養士会による指導マニュアルも存在している．糖尿病に関する管理栄養士の栄養・食事療法のみにとどまらず，厚生労働省が所管する糖尿病療養指導士による医師，看護師，薬剤師，検査技師などコアスタッフに対する糖尿病の改善に向けての行動についても記されている．糖尿病の治療は栄養・食事療法，運動療法，薬物療法の順で推進されるが，治療の基本は栄養・食事療法である．また栄養食事指導については，栄養食事指導学という学問的位置づけではなく，指導論（栄養教育論）という位置づけにあることも考えるべきことである．

(3) 栄養食事指導の転換期
　現在，栄養食事指導を適切に行えない場合は，宅配により家庭へ治療食が提供される．これが利用されるのは，栄養食事指導に対して患者自身が献立の作成や食品の計量などの行為を理解できない場合，また腎臓疾患を伴うようなたんぱく質の制限が必要な場合である．しかし，この宅配による治療食は高価であり，年金生活を送る家庭環境での利用には限界がある．実際に，エネルギー・塩分コントロール食を1食注文して夫婦2人で摂取している場合もあるという．疾病の治療・コントロールに対して厚生労働省は，特定保健用食品として基準を設け認可してきたが，その食品は認可を受けて販売に至るまでに多額の研究費を要するため，その販売額も高価であった．しかし，この特定保健用食品について，厚生労働省は2009（平成21）年4月，許可基準型から「食事療法用宅配食品等栄養指針」

という準拠型へ規制を変更し，大幅に規制を緩和した．次に，この指針を示す．

(4) 食事療法用宅配食品等栄養指針

1　目的
　本指針は，糖尿病や腎臓病等の食事療法に用いられる宅配食品等の適正な製造・販売方法等を定めて，事業者に対する指導指針とすることにより，当該食品が医学的・栄養学的に提供される事を目的とする．

2　適用の範囲
(1) 本指針が対象とする食事療法に用いられる宅配食品等とは，次に挙げる食品を指すものとする．
　　ア　糖尿病や腎臓病等の食事療法用として日々の献立表に基づき宅配される食品（以下「食事療法用宅配食品」という．）
　　イ　複数の食品を1日又は1回分を単位として在宅における糖尿病や腎臓病等の食事療法用として組み合わせた食品
(2) 本指針が対象とする事業者は，次のものとする．
　　ア　食事療法用宅配食品について利用者に献立表及び食材料を提供する事業者
　　イ　食事療法用宅配食品について利用者に献立表及び調理済食品を提供する事業者
　　ウ　ア又はイの事業者に献立を提供する事業者
　　エ　複数の食品を1日又は1回分を単位として在宅向け食事療法用として組み合わせた食品を提供する事業者

3　栄養基準
(1) 事業者は，適正な献立作成のため，1日の栄養基準を定めておくこと．また，1日に2食又は1食のみの提供を行う場合は，1日の栄養基準を定め，それぞれの栄養量等がその基準のほぼ3分の2又は3分の1となること．
(2) 栄養基準は，国内の関係学会等の食事療法を示すガイドライン等に基づいたものであること．

4　献立の作成
　食事療法用宅配食品等の献立は，以下の条件を満たしていること．
(1) 3の栄養基準に基づいて作成されていること．
(2) 栄養基準とその献立の栄養量等の差異は，次のとおりであること．
　　ア　熱量　　　栄養基準の±5% 以内
　　イ　たんぱく質及び脂質　栄養基準の±10% 以内
　　ウ　ナトリウム　　　栄養基準以下
　　エ　その他の栄養素　栄養基準以上
　　ただし，ア及びイについては，おおむね1週間の平均が栄養基準の値に等しくなるように配慮すること．
　　また，制限の必要な成分は栄養基準の値以下とすること．
(3) 食事療法が継続しやすいよう，変化に富んだ献立であること．
(4) 食品材料の種類は，次のとおりであること．
　　ア　1日30食品を目安にすること．
　　イ　特に制限のない場合は，野菜は1日当たり350 g 以上を，うち緑黄色野菜は1日当たり100 g 以上を目安とすること．
(5) 作成した献立は，事業者において献立表として次の事項を記載し，保管すること．
　　ア　献立名

イ　材料名，数量（可食部）及び調理等が必要なものについてはその方法
　　　ウ　個々の利用者に応じた栄養量等及び形態（きざみ等）に合わせるための調整方法
　　　エ　熱量，たんぱく質，脂質，炭水化物，ナトリウム，その他食事療法上重要となる成分の量
　　　　なお，前記の栄養素等については，食品成分表による栄養計算又は分析によって栄養量等を確認すること．
　　　　また，レトルトパウチ等の調理済食品を他社から購入して使用する場合は，当該食品の栄養成分表を取り寄せる等により栄養素等を確認すること．
　5　食品材料等の計量
（1）食材料を提供する事業者は，個々の食品について廃棄量を考慮して献立に基づく数量（可食部）を下回らない量を計量すること．
（2）調理済食品を提供する事業者は，献立表に基づき正確に計量すること．
　6　栄養管理体制
（1）栄養管理責任者の設置
　　　ア　事業者は，従事者のうちから管理栄養士等を栄養管理責任者として設置し，この者を中心とする栄養管理体制を確立すること．
　　　イ　栄養管理責任者は，栄養管理が適正に行われるように，利用者相談部門，献立作成部門及び加工部門等の指導，監督を行うこと．
（2）指導助言者の確保
　　　食事療法等について，必要に応じて適切な指導助言が受けられる医療機関又は医師を確保しておくこと．
（3）各部門の責任者等の設置
　　　ア　事業者は，その業務内容に応じて利用者相談部門，献立作成部門，加工部門等を設け，それぞれに責任者を配置すること．
　　　イ　利用者相談部門においては，次の業務を行うこと．
　　　　①　利用者からの質問に対して適切に対応すること．
　　　　②　必要に応じアンケート調査を実施する等利用者のニーズを把握すること．
　7　主治医との連携等
（1）利用予定者に対し，食事療法用宅配食品等の利用について主治医の事前了解を得るよう依頼すること．
（2）必要に応じて主治医と連携を図ること．
　8　情報提供
（1）利用者への情報提供
　　　利用者に献立表等を通じて次の事項を情報提供すること．
　　　ア　献立名
　　　イ　材料名，数量（可食部）及び調理等が必要なものについてはその方法
　　　ウ　個々の利用者に応じた栄養量等及び形態（きざみ等）に合わせるための調整方法
　　　エ　毎食及び1日の栄養素等の含量（熱量，たんぱく質，脂質，炭水化物，ナトリウム，その他食事療法上重要となる成分の量）
　　　オ　食品や食事療法に関する質問等のための連絡・相談先
　　　カ　1日に2食又は1食のみの提供を行う場合は，残りの食事で摂取すべき栄養量等とそれに適した食品例
　　　キ　取扱い上の注意事項

(2) 容器包装等の表示事項
　　ア　献立名を表示すること．
　　イ　病名や食事療法用食品である旨の表示を行わないこと．
(3) 広告を含むその他の表示
　　ア　健康増進法（平成14年法律第103号）第26条第1項及び第29条第1項に基づく病者用特別用途食品としての誤認を与えるような広告，その他の表示についてはしてはならないこと．
　　イ　健康増進法第32条の2で規制する虚偽又は誇大な広告はしてはならないこと．

9　帳簿の整理

　事業者は，実施献立表，栄養出納表及び在庫管理表を整備しておくこと．

10　その他

(1) 食品衛生法（昭和22年法律第233号），健康増進法その他の関係法令を遵守すること．
(2) 事業者は，該当食品が本指針に準じて提供されることを定期的に外部機関により確認する等，品質管理体制を確立することが望ましいこと．
(3) 健康増進法第32条の2で規制する虚偽又は誇大な表示がされていないか，必要に応じ，同法第32条の3第3項で準用する同法第27条の規定に基づく収去を行って確認する予定であること．

(5) 今後の栄養・食事療法の展開

　上記の「食事療法用宅配食品等栄養指針」に従えば，医療機関に入院して食事提供を受ける現状を，そのまま家庭に展開する内容と推察できる．正に薬事処方箋をもって調剤薬局へ出向き，薬剤の提供を受けるシステムを，そのまま食事提供に展開した内容である．つまり主治医との連携を適切にとり，食事指示箋（栄養処方箋）をもって食事を配食してもらうシステムであり，そのシステムのなかで栄養食事指導も展開されるのであろうか．また，栄養食事指導の実践ではなく，直接治療食を摂取させる展開を望んでいるのであろうか．実力行使そのものであると同時に，そうしなければならない現状なのかと考えさせられる．

　家庭へ直接に食事が提供される方法が推進されたり，そのような食品がコンビニエンスストアで販売されたりするのであろうか．このような現実から，セントラルキッチンをもつ大手企業がこれらビジネスをどのように展開し，価格をどれくらいに設定するのであろうか．栄養・食事療法の展開も大きな転換期にきている．

8.5　高血圧治療の費用効果

　わが国における国民医療費は漸増し，現在では総額約35兆円となり，対国民所得比は約10％に到達している（図8.4参照）．これは，医療水準が高まったことで救命率が高くなり，その後の継続治療者が増加していること，治療法の確立により薬剤によるコントロールが可能な疾患が増えたこと，平均寿命が伸びていることなど，さまざまな理由が考えられる．なかでも**高血圧**はさまざまな循環器関連疾患の発症要因であり，2008（平成20）年度の循環器関連疾患の患者数は796万7000人で，総患者数の27.9％を占めている（図

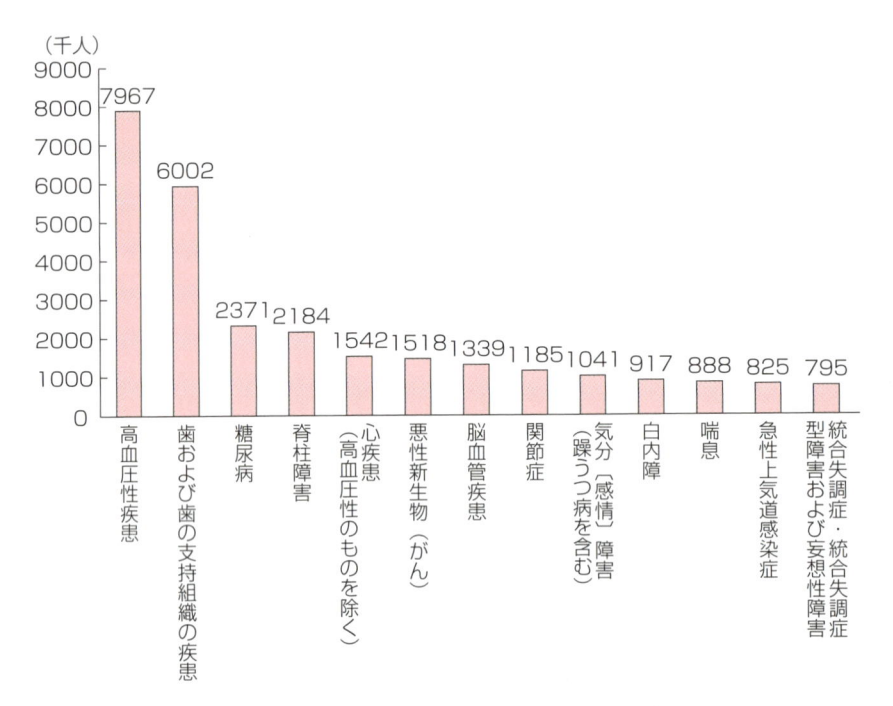

図 8.6　おもな傷病の総患者数（平成 20 年）
平成 22 年度我が国の保健統計，厚生労働省．

棒グラフの値（千人）：高血圧性疾患 7967，歯および歯の支持組織の疾患 6002，糖尿病 2371，脊柱障害 2184，心疾患（高血圧性のものを除く）1542，悪性新生物（がん）1518，脳血管疾患 1339，関節症 1185，気分（感情）障害（躁うつ病を含む）1041，白内障 917，喘息 888，急性上気道感染症 825，統合失調症・統合失調症型障害および妄想性障害 795．

8.6）．このことを考えると，高血圧の予防は重要課題であるが，同時に高血圧治療の効率化，低コスト化も考えなければならず，高血圧治療の費用効果について検討する必要がある．

8.5.1　高血圧治療について

　現時点で効果のある高血圧の治療法は，食習慣の改善を含めた**栄養・食事療法**，**運動療法**，**禁煙**と**降圧薬治療**である．栄養・食事療法と運動療法は，肥満の改善も含めた降圧効果を期待できる．

　これまでの栄養・食事療法による降圧効果に関する研究が，いくつか報告されている．減塩の降圧効果に関する研究によると，減塩 3 g/日前後で約 5 mmHg の有意な降圧作用が認められたとしている．また，野菜，果物，低脂肪乳製品などを中心とした食事（DASH食：Dietary Approaches to Stop Hypertension，食塩 9 g/日）摂取では，収縮期血圧で約 6 mmHg，拡張期血圧で約 3 mmHg の有意な降圧作用が認められたとしている．これを食塩 6 g/日の DASH 食にしたところ，収縮期血圧で約 7 mmHg，拡張期血圧で約 3.5 mmHg，食塩 3 g/日の DASH 食では収縮期血圧で約 9 mmHg，拡張期血圧で約 4.5 mmHg の降圧作用が認められている．このように高血圧患者に対して適切な栄養・食事療法を行うだけで，正常高値もしくは軽度の高血圧の改善が期待できる．

　運動や禁煙による降圧効果についても，数多くの研究により有効性が示されている．30

〜60分の有酸素運動を週3〜5日行うことで，収縮期血圧で4.5 mmHg，拡張期血圧で3.5 mmHgの降圧が期待できるとされている．また禁煙による降圧効果は，収縮期血圧で5 mmHg，拡張期血圧で3 mmHgの降圧が期待できるとされている．このような食生活習慣の改善による降圧効果を図8.7に示した．

生活習慣で血圧上昇に関係する事象として，夜更かし，徹夜などの恒常性を乱す生活により，カテコールアミンの分泌が亢進し，血圧上昇をもたらすことが注目されている．なかでも**睡眠時無呼吸症候群**は，これに関係が深く，生活習慣病の助長につながるとされている．睡眠時無呼吸症候群に対して持続性陽圧呼吸（CPAP）療法を行うことで，収縮期血圧で2.5 mmHg，拡張期血圧で2 mmHgの降圧が認められている．意識的に起床活動して夜更かし，徹夜などを改善することは，より大きな降圧作用が期待できるであろう．

一方で，高血圧治療に降圧薬も数多く利用されている．降圧薬には，Ca拮抗薬，ACE阻害薬，ARB（アンジオテンシンⅡ受容体拮抗薬），利尿薬，β遮断薬，α遮断薬がある．高血圧の発症原因は多岐にわたるため，また症状により薬効も異なるため，原因に合わせて単剤もしくは2種類以上の薬剤併用で治療が行われる．降圧を期待できる処方料あたりの価格は，利尿薬で1日10円，Ca拮抗薬，ACE阻害薬，利尿薬，β遮断薬，α遮断薬で90円前後，ARBは150円前後である．

近年，降圧薬のような強い薬効はもたないが，降圧が期待できるとされる特定保健用食品（サプリメント）も注目されるようになった．摂取目安量あたりの価格は，代表的な降圧薬の薬価と同程度の100〜200円/日程度である．医療機関における診療費用はかから

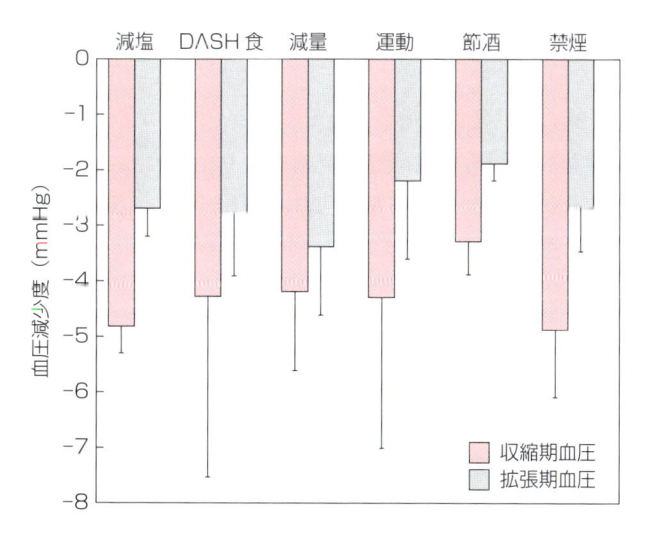

図8.7　生活習慣改善による降圧効果

日本高血圧学会治療ガイドライン作成委員会編，「高血圧治療ガイドライン2009」，ライフサイエンス出版（2009），p. 32，図4-1より抜粋・一部改変．

ないが，摂取することで確実な降圧効果や健康を保証するものではないので，どちらかというと予防効果を期待するものとして摂取すべきであろう．

これまで述べてきたように，現状ではさまざまな高血圧治療法が行われているが，**高血圧治療ガイドライン 2009** では，栄養・食事療法，運動，禁煙，さらには生活習慣の改善が正常高値やⅠ度高血圧を薬剤を用いずに正常化できることに期待できるとし，高血圧治療の第一段階に位置づけている．そして第二段階として薬剤治療が位置づけられている．

8.5.2 高血圧治療の費用対効果

高血圧治療は，高血圧治療ガイドライン 2009 で提唱されている**第一段階**（栄養・食事療法，運動，喫煙，生活習慣の改善）が第一選択となるが，現状では医師による第一段階の説明とともに**第二段階**の薬剤治療が選択されている．これは，服薬のほうが患者にとって容易な治療法であること，これまでの食生活習慣全般の改善が継続されにくいことが原因と考えられる．しかしながら，服薬は毎日必要で，数十年という長期間にわたることが想定される．一方，第一段階が達成されれば，継続に伴う労力はあるが薬剤費用はなくなり，薬剤による体への負担もなくなる．そのため，栄養食事指導料や生活習慣病管理料が必要であっても，管理栄養士による第一段階の対応，すなわち栄養指導の充実が重要である．

高血圧治療ガイドラインの第一段階が行われる場合，管理栄養士は栄養食事指導もしくは生活習慣病管理料における指導によって関与することになる．月 1 回の通院で 1 年間の医療費を算定すると，診察と栄養食事指導を受けた場合は約 10 万円，診察と服薬（Ca 拮抗薬のみ）の場合は約 12 万円である．仮に栄養食事指導により十分な行動変容が得られ，3 カ月ごとの通院となった場合は約 2.5 万円の医療費となる．実際は服薬と栄養食事指導が併用されることが多く，栄養食事指導は薬剤の増量や併用からの回避，もしくは薬効を高める手段として行われている．薬剤併用療法により 1 剤追加されると，200 〜 600 点/月が上乗せされ，これは栄養食事指導料の 130 点/月よりも高額となる．これを見ると，薬剤併用によって栄養食事改善と同じ降圧効果を見込むのであれば，栄養食事指導料のほうが安価であるように思えるが，それぞれの治療効果には差があるので，単純に金額を比較することはできない．

このことから，医療行為によって期待できる効果と費用の関係は，**費用対効果**として評価される．疾病治療の費用対効果分析とは，治療に要する資源とその結果を比較分析することにより，より効果的方法を見いだす医療経済学の手法である．高血圧を十分に予防・治療することが，心臓病，脳卒中や腎不全などの重篤な疾患を予防することにつながる．そこで高血圧の治療費は，重篤な疾患を予防するための重要な医療費であることがわかる．費用対効果分析とは，複数の治療法において，ある一定の効果を得るために必要な費用が，各方法でどの程度異なるかを比較するものであり，効果 1 単位あたりの費用，または費用

対効果分析単位あたりの効果として表される．高血圧治療においては 1 mmHg の降圧をもたらすのに必要な費用で表すことになる．

これまでに高血圧治療の降圧薬選択における費用対効果，予防医療における経済効果について検討されてきたが，高血圧治療のための栄養・食事療法における費用対効果についての報告はない．費用対効果を評価する場合は，ある一定の効果を得るために必要な費用として考えることになる．

仮に高血圧の栄養・食事指導（食事，運動，禁煙および生活習慣の見直し）のみで 10 mmHg の降圧作用があり，降圧薬単剤服用を 15 mmHg の降圧効果として考えた場合，血圧を 1 mmHg 下げるための費用を費用対効果として評価する．栄養・食事指導料は 1300 円，投薬料は 3040 円（処方料 42 点，調剤基本料 8 点，調剤料 9 点，薬剤料 Ca 拮抗剤 6 点×30 日処方，処方期間加算 65 点）であるので，それぞれの費用対効果は 130 円，202 円となる．仮に降圧薬単剤服用で 20 mmHg の降圧効果が見込めた場合でも，費用対効果は 152 円である．しかしながら，栄養・食事療法のみで大幅な降圧効果は期待できないため，薬剤との併用療法を行うことになる．単剤服薬療法でさらなる降圧効果を期待し，栄養・食事療法を組み合わせた場合，費用対効果は 130 円上乗せされ，薬剤併用で ARB（薬価 15 点，期待降圧 20 mmHg）を導入した場合，費用対効果は 225 円上乗せされる．上記の試算は，1 カ月あたりの費用対効果であるので，1 年あたり，生存期間あたりで検証することも有効である．

2008（平成 20）年におけるわが国の高血圧患者は 796 万 7000 人で，これにかかる医療費は一般診療医療費（25 兆 9595 億円）の 20.4% にあたる 5 兆 2980 億円であり，傷病分類別で最も高い．2009（平成 21）年の「平成 21 年地域保健医療基礎統計」によると約 800 万人，予備軍を含めると約 3000 万人いるとされる高血圧患者が，栄養・食事療法を成功させたとすれば，膨大な医療費の削減に有効であるといえよう．

ここまで，1 患者の 1 カ月あたりでの費用対効果について述べてきたが，高血圧治療の費用対効果の評価は，単に期間的な要因だけでなく，さらに細かな治療効果，治療費，さらには高血圧でもたらされる脳血管疾患や心血管疾患に必要となる治療費，さらには治療中の患者の QOL に至る多くの要因が評価対象となりうる．そのなかでも高血圧治療ガイドラインの第一段階に関する費用対効果については，十分な検討がなされず今日に至っている．そのため第一段階の費用対効果については，今後細分化して検証していく必要がある．

8.6 喫煙の経済分析

喫煙は，肺がんや虚血性心疾患をはじめとするさまざまな疾患の危険因子であり，多くの人々に健康障害をもたらしている．また，副流煙の吸引によっても同様に健康障害をもたらされることが明らかになり，喫煙者を取り巻く環境自体が問題となっている．そして，

第8章 生活習慣病の栄養経済

喫煙によってもたらされた健康障害の治療には，莫大な医療費がつぎ込まれることになり，一つの経済損失として扱われている．喫煙，たばこの経済損失として注目されるのが医療費の膨化であるが，それ以外にもさまざまな経済損失がある．労働力損失，火災損失やたばこに関係するゴミ処理はその代表である．このように，喫煙はさまざまな経済的損失を有しており，わが国においても，積極的な禁煙対策がとられるようになってきた．

一方で，たばこは経済効果においても重要な役割を担っている．たばこには高い税金が課せられているだけでなく，たばこ関連産業を維持することで，従業員やたばこ農家などの雇用を創出し，経済収益を生み出している．

このように，喫煙，たばこは経済的損失ばかりが目立つが，経済収益にも関与している．そのため，喫煙の経済分析を行うためには，経済的損失と経済収益の両方を評価しなければならない．

8.6.1 わが国における喫煙の現状

平成20年国民健康・栄養調査によると，日本人の喫煙率は21.8%であり，年々減少している．男性の喫煙率は36.8%であり，1995（平成7）年より減少し，2005（平成17）年度に初めて40%を下回った．年代別では40歳代が最も高く51.9%である．一方，女性の喫煙率は9.1%で，20歳代が14.3%，30歳代が18.0%と若年層で高い値を示している．この値は，1989（平成元）年より9〜12%の間を上下しながら漸増している（図8.8）．

日本人の喫煙率が減少している要因には，喫煙による健康障害の情報，喫煙場所の制限，たばこ税の増税による禁煙者の増加，禁煙テラピーの充実などが考えられる．1999（平成11）年に制定された健康増進法による禁煙の啓発により，喫煙率の減少はいっそう加速さ

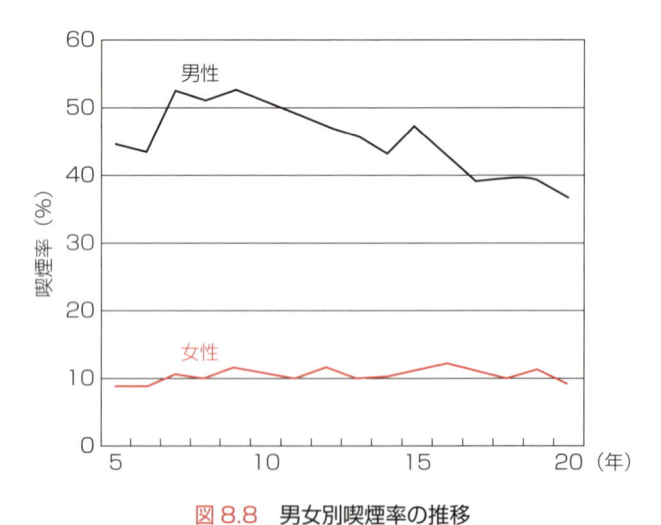

図8.8 男女別喫煙率の推移
平成20年国民健康・栄養調査結果および厚生労働省「国民栄養の現状」より作成．

れた.若年女性が他の年代に比較して喫煙率が高い理由は,女性の社会進出と収入増,ファッション性が関係しているのかもしれない.

8.6.2 たばこの経済的役割

たばこの経済的役割としては,たばこ税,たばこ生産・流通にかかわる経済効果があげられる.たばこには 5 種類の間接税が課せられている.**国たばこ税**,**地方たばこ税(都道府県たばこ税,市町村たばこ税)**,**たばこ特別税**,**消費税**の 5 種類である.国たばこ税は,日本専売公社が日本たばこ産業として民営化されたときに,専売交付金に代わって創設されたものである.地方たばこ税は,小売業者所在地の自治体が,小売業者に売り渡す卸売業者に課税するものである.たばこ特別税は,1998(平成 10)年から国鉄長期債務および国有林野事業の累積債務処理のために導入されたものである.たばこ税の内訳は図 8.9 に示すように,国たばこ税が 25.9%,地方たばこ税が 29.9%,たばこ特別税が 4.0%,消費税が 4.76% である.現在の日本におけるたばこ税による税収は,毎年 2 兆円ほどで推移している.

たばこは重要な税収源であるが,これ以外に日本たばこ産業の法人税,配当金,従業員の給与所得および農業生産高,たばこ関連産業の利益を考えると,たばこは年間およそ 3 兆円を超える経済収益を生み出している.

8.6.3 喫煙による社会的損失

喫煙における社会的損失を考える場合,**正の価値**(経済収益)と**負の価値**(経済損失)を区別して比較する必要がある.正と負の価値は,ある価値観のうえで成り立つものだか

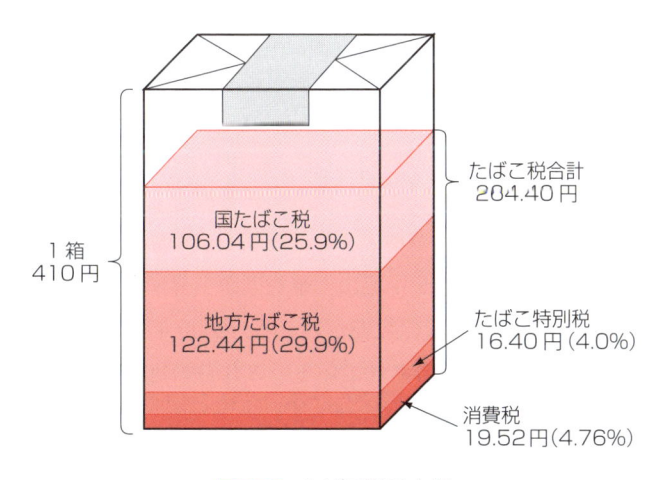

図 8.9 たばこ税の内訳

財務省,主な紙巻きたばこの税負担割合等より.
http://www.mof.go.jp/tax_policy/summary/consumption/129.htm

表8.3 たばこの価値

正の価値（経済収益）	負の価値（経済的損失）
たばこ税	医療損失
法人税	労働損失
配当金	早死による損失
労働者賃金	火災損失
たばこ農家利益	ゴミ処理
たばこ関連産業利益	検診費用
禁煙関連産業	たばこ教育
	研究費用

らである．たばこの正の価値，負の価値を表8.3に示す．

たばこのもつ正の価値は，たばこによる税収，たばこ関連産業やたばこ農家における雇用，賃金，利益の創出が中心である．一方，負の価値には，医療損失，労働損失，早死による損失および火災，ゴミ処理があげられる．

医療経済研究機構の2001（平成13）年度調査報告によると，喫煙による経済損失として，直接超過医療費が1兆2900億円，間接喫煙超過医療費が146億円，労働力損失が5兆8000億円，火災損失が2200億円とされている．また，2006（平成18）年度厚生労働省科学研究費補助金循環器疾患等生活習慣病対策総合事業「喫煙と禁煙の経済的影響」によると，喫煙による医療損失は約1兆3000億円，これに入院による医療費以外の損失，死亡損失，火災による財産損失と死亡・負傷の損失を合計した社会的損失の合計は約4兆9000億円と試算されている．労働力損失の評価額は推測値であり，さまざまな経済状況によって変動するが，おおむね3～8兆円とされている．負の価値におけるゴミ処理に関しては，捨てられたたばこの清掃費用として毎年約2000億円が使用されると試算されている．

8.6.4 喫煙と医療費

たばこに関する多くの医学的研究により，喫煙者は非喫煙者に比べて，各種がん，とくに口腔内がん，咽頭がん，肺がん，脳梗塞や心筋梗塞などの脳・心血管疾患，慢性閉塞性肺疾患（COPD）などの呼吸器疾患を中心に，罹患率が上昇することが示されてきた．その結果，平均余命の短縮や生存期間の短縮が起こる．2000年においては喫煙関連死が世界の総死亡の12%であることが報告されている．これらの点から，喫煙による健康被害の影響はきわめて大きいと推定される．

喫煙によって罹患率が上がる病気は，非喫煙者も罹患する病気でもある．このため，その疾患の医療費のうち，喫煙に関係している者のみに必要となる医療費が，喫煙による医療費損失，すなわち超過医療費となる．表8.4に示すように，2008（平成20）年における

表 8.4 平成 20 年度の医療費とたばこによる超過医療費の試算の内訳（単位：億円）

	平成 20 年度医療費[注1]	たばこによる超過医療費試算[注2]
全医療費	259,595	243,631
悪性新生物	28,572	3267
高血圧性疾患	18,518	2978
虚血性心疾患	7358	1719
脳血管疾患	15,513	926
慢性気管支炎	1678	102
喘息	3615	756
胃・十二指腸潰瘍	2697	1770
肝疾患	1988	723
計	79,939	12,241

注1）平成 20 年度の各疾患の医療費は総計．
注2）我が国におけるたばこによる超過医療費：1993 年試算，医療経済研究機構（1997）．

医療費総額は約 26 兆円であり，喫煙と関連する病気の医療費は約 8 兆円である．たばこによる超過医療費をはじめとする経済損失の研究で参考となった試算を見ると，たばこによる超過医療費は 1 兆 2241 億円であり，前項で示した報告も同様で，全医療費の 4 ～ 5％程度となっている．

8.6.5 禁煙の経済効果

喫煙者は非喫煙者に比べて，がん，循環器疾患，呼吸器疾患を中心に罹患率が上昇する．その結果として，平均余命の短縮や生存期間の減少が起こる．これがさまざまな社会的損失の原因となっている．そのため**禁煙**を行うことは，罹患率を低下させ，その結果として超過医療費の減少をもたらすと期待される．

一方で，禁煙によって罹患率が低下し寿命が長くなるため，生存期間の延長に伴って医療費（介護費）が増加することも予想される．また生存期間の延長は，延長に伴って増加する医療・介護費以外に，年金受給期間も延長することになる．喫煙と寿命に関する研究によると，50 年以上の継続喫煙者は，非喫煙者に比べて平均 10 年若くして死亡していた．この研究を流用すると，2009（平成 21）年度における男性喫煙率は 38.9％，女性喫煙率は 11.9％であるので，これらが完全に禁煙した場合，男性では約 3.9 年，女性では約 1.2 年程度平均寿命が伸びる可能性がある．2009（平成 21）年度の平均寿命は男性 80 歳，女性 86 歳である．65 歳から年金受給が始まるとすれば，年金受給期間は概算で男性 27％，女性 5.7％増加することになり，平均で約 16％である．厚生労働省における 2009（平成 21）年の年金総支給額は 50 兆 3000 億円であるので，完全禁煙が成功した場合，2009（平成 21）年度では約 8 兆円の年金支給額の増加という結果になる．生存期間の延長に伴う医療・介護費や年金支給額の増額を，社会的損失として一概に取り扱うことはできないが，

これらを検証するときには禁煙が影響する事象を幅広く考えていかなければならない．

　禁煙は，喫煙によってもたらされる経済収益にも影響を与える．禁煙により喫煙者数が減少し，たばこの販売量も減少する．たばこの販売本数は 1996（平成 8）年の 3483 億本から，2010（平成 22）年度の 2102 億本にまで減少を続けている．販売本数の減少に伴う税収減を抑制するために，わが国では 1998, 2003, 2006, 2011（平成 10, 15, 18, 23）年にたばこ税の税率が引き上げられた．税率を上昇させることによって販売価格も上昇するが，税収は四度の増税が行われたにもかかわらず約 2 兆円で推移している．喫煙者の禁煙・節煙を試みる一番の理由は，健康増進のためなのか，増税による販売価格の高騰で購入意欲が減衰したためなのかは不明である．しかしながら，たばこ税の増税は，税収の維持のためだけでなく，国民の健康増進，そして医療費削減にも貢献しているといえよう．

8.7　疾病と生活要因・社会要因

　生活習慣病に関連する疾患は，さまざまな要因によって引き起こされる．これらの要因は，**生活要因**，**社会要因**，**遺伝的要因**に大別される．それぞれの要因は単独でも発症を誘発させるが，複数の要因が関係することで発症を高めると考えられている（図 8.10）．これは，それぞれ異なったメカニズムが関係していること，それぞれの要因が他の要因によって成り立っていること，もしくは要因によって遺伝的要因が顕在化することに原因がある．

8.7.1　疾病と生活要因

　生活要因は生活習慣病の発症に関係が深い．代表的な生活要因には**食生活要因**，**生活環境要因**があげられる．

　食生活要因には食事量，食事成分，喫食方法，および食品や食事形態の選択が関係して

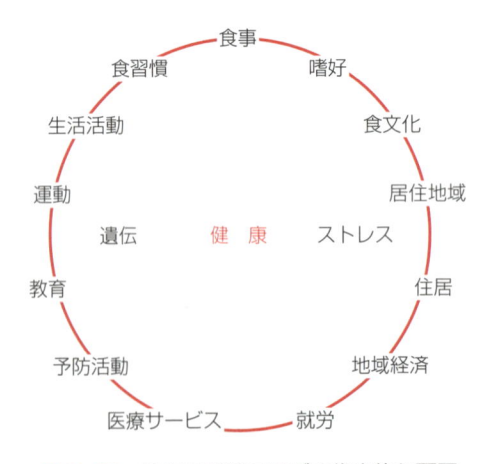

図 8.10　健康に影響を及ぼす代表的な要因

いる．**食事量における要因**には，必要エネルギー量を上回る過剰摂取，三食のバランス，間食を含めた食事回数が関係している．食後は食事由来の栄養成分が血液中に動員され，生活活動に必要な分は利用され，残りはグリコーゲンや中性脂肪として蓄積される．空腹時は，カテコールアミンやコルチゾールの働きにより，糖新生による血糖維持，遊離脂肪酸の動員および体たんぱく質異化亢進によるエネルギー供給が行われる．過剰摂取は脂肪蓄積と血清脂質上昇を亢進させる．欠食してエネルギー産生系が亢進した状態で過剰摂取してしまうと，さらにエネルギー蓄積が起こりやすい．つまり肥満になりやすくなる．朝食欠食が生活習慣病の原因となるといわれているのは，昼食摂取での余剰エネルギーと朝食欠食によるエネルギー産生系の亢進が相加的に働くからである．欠食によるエネルギー産生系の亢進が起こらなくても，間食を摂ることで余剰エネルギーが発生し，肥満を誘発することにつながるので，間食も必要エネルギー量の一部として取り扱わなければならない．

食事成分における要因には，三大栄養素である糖質，脂質，たんぱく質の摂取比率が深くかかわっている．糖質が過剰であれば，高血糖を誘発するだけでなく，肝臓における脂肪酸合成亢進による高中性脂肪血症，脂肪肝も誘発する．脂質が過剰であれば，食事由来の高中性脂肪血症や高コレステロール血症を誘発する．たんぱく質が過剰であれば，血中尿酸値の上昇を誘発するが，同時に脂質を摂取することにもなる．つまり，「日本人の食事摂取基準（2010年版）」で策定された三大栄養素の目標量と推奨量を参考にして，適正な摂取比率を心がける必要がある．また，食塩過剰摂取とカリウム摂取不足は高血圧や胃がんの発症率を高めるため，減塩を心がけ，野菜，果物を適量摂取することが望まれる．

一方で，**食事形態における要因**として，外食，中食，インスタント食の選択があげられる．外食は高エネルギー量であるだけでなく，高脂肪，塩分過剰，野菜・果実類不足というアンバランスな形態，もしくは炭水化物過剰となりやすい献立である．中食においても，野菜や味の薄い料理が少なく，揚げ物や味の濃い料理が多いので，適切な分量や料理の選択能力が必要になる．インスタント食は炭水化物中心で塩分が高いため，できるだけ選択は避けたい．一般論として，外食や中食は高エネルギー，塩分過剰であるだけでなく，価格も高いので，内食を心がけることが望ましい．栄養成分から見ると，最近の外・中食では健康志向が好まれることから，バランスのとれた食事という観点での選択の幅が広がってきた．価格面では，昼外食1回の価格は300～1000円，夕外食ならば2000円前後，中食は500～700円，インスタント食は100～250円前後である．一方，比較的バランスのとれた内食は300円前後である．金額面のみで考えた場合，300円前後での食事は内食，安価な外・中食，インスタント食が選択できる．それぞれの食形態における価格幅は企業努力もあるが，使用材料単価の違いが影響していると思われる．エネルギー1kcalあたりの価格を考えた場合，脂質が最も安く，炭水化物，たんぱく質の順となる．安価な外・中食は脂質と炭水化物が中心で，高価なたんぱく質や野菜が少なくなるのは必然の結果で

ある.さらに,外・内食には人件費をはじめとする諸経費が含まれていることを考えると,内食と金額を合わせようとすれば,必然的に高脂肪・高炭水化物の食事になってしまう.外・中食による要因を経済的な視点で考えると,バランスがとれた食事を摂取するためには相応のコストがかかり,安価な食事を選択する結果として生活習慣病の発症を来していると推論できる.

　生活環境要因としては,運動不足,生体リズムの乱れ,休養法が関係している.われわれの生活環境は近代化に伴い自動化され,利便性が高められ,身体を動かす機会が減ることで運動不足となっている.運動不足により,エネルギー利用の低下,骨格筋量の減少,心機能・呼吸器機能の低下,骨密度低下,インスリン抵抗性の亢進,HDLコレステロールの低下を引き起こし,生活習慣病を発症させる.そして,日常生活で備わった各種消化酵素・ホルモン分泌・栄養素代謝と食事摂取のリズムは,連動する生体リズム(サーカディアンリズム)を刻んでいるといわれており,この乱れが不要なエネルギー産生や過剰なエネルギー蓄積につながるとされている.最も多い生体リズムの乱れは,就寝時間の遅れ,仕事・勉学時間の超過に起因する食事時間と睡眠時間の乱れである.このような生体リズムの乱れは,さまざまなストレスを高めることになり,高められたストレスが交感神経系を刺激して血圧上昇やエネルギー産生系亢進をもたらす.ストレスを緩和する目的で休養する場合,事務職のような生活活動強度の低い活動が中心であれば,体動を中心とした積極的休養法が望ましいが,静養中心の消極的休養法を選択することで運動不足となり,生体リズムの補正に影響を及ぼしてしまう.日常から運動を実践し,体動を増やすことを心がけ,早寝早起きの就寝起床リズムを確立し,活動内容に合った休養法を選択することが大切である.

　生活習慣病発症における生活環境要因として,個人の嗜好に関する要因である喫煙と飲酒も考えておく必要がある.喫煙に関する要因は前項で詳しく説明したが,当然のことながら疾病要因として考えなければならない.生活習慣病が原因で発症する心疾患,脳血管疾患もしくはがんは,喫煙によって発症率を明らかに高める.また飲酒も,適量であれば生活習慣病発症を低下させるといわれているが,多量となれば発症率を高めることにつながる.

8.7.2　疾病と社会要因

　疾病に影響を及ぼす**社会要因**は複雑に関係している.社会的生活環境要因と健康水準の相互関係についての研究によると,総合的な健康水準に影響する要因には,保健・医療サービスに関連する要因,疾病予防健康推進活動の状況,地域経済の活性に関する要因,個人や世帯の経済状態,雇用状況・労働形態および就労状況,教育に関する要因,地域の居住環境,住んでいる住宅要因,都市空間の稠密度に関する要因などがあり,数多くの要因がかかわっているとされている.

（1）保健・医療サービス，地域経済における要因

　保健・医療サービスの充実は早期発見・早期治療を促し，疾病の重症化を防ぐことで医療費の節減につながる．特定健診・特定保健指導は，メタボリックシンドロームの早期改善につながるため，さらなる充実が求められる．軽症患者の受診率が高まり，医療費の高騰につながることも予想されるが，患者1人あたりの医療費という視点で見ると，重症化によって発症する心筋梗塞，脳梗塞，糖尿病性腎症などの高額かつ長期間必要となる医療費を格段に抑制できるに違いない．さらに予防活動の推進となれば，発症そのものを予防することになるので，医療費をはじめとする経済的・社会的損失を抑制することも可能である．

　また地域経済の活性化は，その地域自治に反映され，医療サービスの充実にもつながる．経済発展が見られる都市部の医療機関は，施設数，医師数ともに充実しているが，過疎地域では絶対的に少ない施設，診療科の閉鎖，医師不足などの深刻な医療問題となっている．このため過疎部では，医療サービスの充実ではなく，医療機関そのものを維持することに重点が置かれる状況である．企業に就業している者であれば，健診で早期発見・予防を期待できるが，疾患の診断後の治療を行う医療機関に不便があれば，未受診のままで疾患を悪化させることにつながる．

（2）家庭の経済状況における要因

　経済状態が良好であれば，十分な医療サービスを受けることができ，症状悪化を抑制することが可能である．その反面，飽食となり，車による移動が中心となれば，生活習慣病の罹患率が高まることも想定される．反対に経済状態が不良であれば，受診費用を支出せず，治療を先延ばしにしてしまう可能性がある．つまり各家庭における経済状況は，良好，不良のどちらの場合でも，対応によっては発症要因となりうる．

（3）就労・雇用状況における要因

　就労状況における要因としては，業種による生活活動レベルの差異が関係している．事務職は生活活動レベルが低く，エネルギー代謝は低く抑えられるが，肉体労働を中心とする仕事では，エネルギー代謝を高い状態で維持している時間が確保されている．このような生活活動レベルに合わせた食事摂取をしなければならないが，必要十分に達成できているとはいいがたい．また，生活活動レベルの差異だけでなく，就労時間帯も関係していると思われる．昼間の就労では一定の体内リズムを維持することが可能であるが，夜間から早朝までの勤務であれば体内リズムが乱れることになる．この乱れが交感神経系の緊張，カテコールアミンの分泌亢進などをもたらし，メタボリックシンドロームの発症を促進させる要因となる可能性がある．

　就労の内容によっては，肉体的だけでなく精神的にも過度のストレスを生じることがある．また就労形態によっては，超過勤務による過労なども大きなストレスとなり，さまざまな疾病の引き金になっていると考えられる．労働者は定期健診により健康状態を把握す

ることができるが，健診で異常が認められた後の就労条件や通院による就労への影響などは，雇用条件によって差が生じることとなる．

(4) 教育における要因

　教育における要因は，大別して一般的教育と医学的教育の二つを見る必要がある．一般的教育を受けている者とそうでない者との間には，疾病予防および環境に差を生じる．先進国と新興国とでは教育水準に格差があり，同じく罹患率にも差が認められる．医療水準に原因があるとの見解もあるが，医学水準は教育水準に影響されるはずである．

　医学的教育との関連は，学校における保健教育，自治体における保健教育，マスメディアを通じた医学知識の周知が代表例である．それぞれの医学的教育は性質が異なるが，どれも疾病予防を目的としている．しかしながら，ある研究報告の一端をあたかも正しいかのように誇張した内容が見られるなど，教育内容に大きな偏りがあり，それらの教育内容を受け手側が正しく分別し，理解することが必要になる．食育基本法により食育をはじめとする学校栄養教育の充実が図られるようになったが，これには正しい栄養の知識を周知させるだけでなく，多くの医学・栄養情報から正しい情報を分別できる能力を養うことも重要である．したがって，さまざまな栄養教育を担う栄養士のさらなるレベル向上が求められる．

(5) 社会要因から見た生活環境要因

　生活環境における要因も多様かつ複雑である．住みよい地域をつくるために，それぞれの地域はさまざまな公共サービス，交通網の充実を図ってきた．しかしながら，これらの恩恵を受ける住民の事情をすべて解決できるわけではない．住まいと交通網の観点では，交通手段として車，公共交通機関の利用頻度が異なることが要因となる可能性がある．通勤・通学などが長距離になる場合は，一つのストレスになりうる．都市部と周辺地域の観点，工業地域・都市中心部と郊外の観点では，人口動態により地域サービスに差異を生じるほか，環境衛生の状態によっては健康障害につながることも考えられる．わが国においては，社会環境における要因の格差をなくす取組みが数多く行われるようになってきたが，今なお過疎化の問題，環境問題，交通整備などの格差があるのが現状である．

8.8　栄養経済学の役割

8.8.1　社会構造の変化と食・健康の変化

　わが国の伝統的な食生活は気候風土に合った米や野菜を中心とし，豊かな食文化をつくり上げたが，塩分の大量摂取や脂質の摂取不足などの課題も抱えていた．

　戦後，伝統的な食生活の長所を保ちつつ畜産物や乳製品などをバランスよく取り込み，米と多様な副食からなるいわゆる「日本型食生活」を実現し，海外からも大きく評価された．ところが，社会経済構造の変化や国民の価値観の多様化などを背景に，かつての「日本型食生活」を基本とした食生活スタイルから，個人の好みに合わせた食生活スタイルへ

と食の多様化がさらに進展した．その結果，脂質の過剰摂取や野菜の摂取不足などの栄養の偏り，朝食の欠食に代表されるような食習慣の乱れに起因する肥満や生活習慣病の増加，過度の痩身など，さまざまな問題が引き起こされている．食の多様化は社会経済構造や国民の意識の変化に起因するものであるだけに，短期間に問題をすべて解決することは困難であるが，**食育**として粘り強く取り組むことが重要である．

とくに人格形成期にある子どもの食育は重要であるが，依然として朝食の欠食が見られ，一人で食べる（孤食）ことも少なくない．生活時間の多様化とも相まって，家族や友人などと一緒に楽しく食卓を囲む機会は減少傾向にあるが，食育の場としてもこうした機会を確保することは重要である．高齢者については経済的，物理的要因などにより一部の高齢者の食生活の質が低下しているとの指摘があるが，高齢者が生き生きと生活できるような健全な食生活が確保されることが重要である．

8.8.2 食育基本法と食育推進基本計画

「国民が生涯にわたって健全な心身を培い，豊かな人間性をはぐくむ」（食育基本法第1条）ことを目的として，2005（平成17）年6月に**食育基本法**が制定された．2006（平成18）年3月には，同法に基づく**食育推進基本計画**が策定され〔2006（平成18）年度から2010（平成22年度）まで〕，国は5年にわたり，都道府県，市町村，関係機関・団体など多様な主体とともに食育を推進してきた．

その結果，すべての都道府県における食育推進計画の作成・実施，食育の推進にかかわるボランティアの数の増加，内臓脂肪症候群（メタボリックシンドローム）を認知している国民の割合の増加，また家庭，学校，保育所などにおける食育の進展など，食育は着実に推進されてきている．

しかしながら，前述したように生活習慣の乱れからくる糖尿病などの生活習慣病有病者の増加，子どもの朝食欠食，家族とのコミュニケーションなしに一人で食事をとる孤食が依然として見受けられること，あるいは高齢者の栄養不足など，食をめぐる諸課題への対応の必要性はむしろ増している．

今後の食育の推進にあたっては，単なる周知にとどまらず，国民が「食料の生産から消費等に至るまでの食に関する様々な体験活動を行うとともに，自ら食育の推進のための活動を実践することにより，食に関する理解を深めること」（食育基本法第6条）を旨として，生涯にわたって間断なく食育を推進する「生涯食育社会」の構築を目指すとともに，食をめぐる諸課題の解決に資するように推進していくことが必要である．

8.8.3 今後の国民健康づくり運動に向けて
（1）次期健康づくり運動の方針

厚生労働省は，健康づくりの次期運動方針の検討の視点として，① 日本の特徴を踏ま

え10年後を見据えた計画の策定，② 目指す姿の明確化と目標達成へのインセンティブを与える仕組みづくり，③ 自治体等関係機関が自ら進行管理できる目標の設定，④ 国民運動に値する広報戦略の強化，⑤ 新たな理念と発想の転換，の五つをポイントとしてあげている．

(2) 次期健康づくり運動の方向性

具体的な方向性として以下の三つをあげている．

① 社会経済の変化への対応
- 家族・地域の絆の再構築，助け合いの社会の実現（東日本大震災からの学び等）
- 人生の質（幸せ・生活満足度等）の向上
- すべての世代の健やかな心を支える社会のあり方の再構築　など

② 科学技術の進歩をふまえた効果的なアプローチ
- 進歩する科学技術のエビデンスに基づいた目標設定
- 個々の健康データに基づき地域・職域の集団をセグメント化し，それぞれの対象に応じて確実に効果があがるアプローチを展開できる仕組み
- 最新技術の発展を視野に入れた運動の展開

③ 新規・重点的な課題（例）
- 休養・こころの健康づくり（睡眠習慣の改善，働く世代のうつ病の対策）
- 将来的な生活習慣病発症の予防のための取組みの推進
- 高齢者，女性の健康
- 肺年齢*の改善（COPD，たばこ）　など

8.8.4　豊かな生活のあり方

(1) 経済の成長と豊かさの課題

戦後の日本は，経済の豊かさや便利さを実現した反面，豊かさの実感につながらないさまざまな課題があることも事実である．食の安全・安心の問題，体や心の不健康を訴える人の増加など，経済的不況のなかでのリストラや失業率の上昇，雇用の流動化，少子・高齢化のなかで問題となっている医療・年金問題のあり方なども生活の豊かさにかかわる重大な課題である．

(2) 制度としての福祉の充実

福祉社会とは，病気や貧困，老齢などに備え，社会的に弱い立場の人々が安心して生活できる社会であり，社会全体が福祉水準の向上を目指している社会である．このような社会を実現するためには，社会全体が万一の事態に備える，いわゆるセーフティーネットの

---

*　肺年齢：実年齢との乖離から呼吸機能の異常を早い段階で認識できる概念である．同性・同世代と比較して自分の呼吸機能がどの程度であるかを確認できる．呼吸機能（一秒量）は，20歳前後をピークに加齢とともに低下する．肺年齢を知ることで肺の健康意識を高め，健康維持や禁煙指導，呼吸器疾患の早期発見・早期治療に活用できる．

整備が必要である．

19世紀における市場の競争原理を中心とした経済社会が，失業や貧富の格差などを生み出した反省から，20世紀になると多くの国が福祉政策をとるようになった．貧困や窮乏の解消を目指す制度，病気や老齢，障害などに備える保険制度，所得の格差を縮小する制度などの福祉政策を積極的に展開する国家のあり方が，**福祉国家**とよばれる．日本の場合，憲法第25条の生存権の保証に基づき，国による社会保障制度の整備が図られてきた．

しかし，急激な少子・高齢化の進行は，これまでの社会保障制度のあり方に大きな課題をもたらしている．高齢者医療費や年金支給額の増大により，健康保険や年金保険の財源の確保と給付のあり方が問題となり，制度の改革が課題とされている．

(3) 豊かな生活を求めて

「量」から「質」へ，「もの」から「こころ，精神，人間関係」へという生活全体の動向を反映して，生活の質（QOL）の向上がさまざまな分野でうたわれるようになっている．

1976年，ブータン国王が国際会議で提唱した指標である**国民総幸福量**（Gloss National Happiness: **GNH**）は，国の豊かさを「経済」ではなく「幸福」で計ろうという考え方であり，国民の幸福度をいかに上げるかを国の政策目標の柱に据えるというものである．

経済的豊かさと人間の豊かさが一概にイコールとはいえない傾向にある現代社会では，こうした多角的な視点から数値化しようという指標は歓迎されるべきものであろう．

8.8.5 健康課題と栄養経済学

わが国における近年の健康政策課題は，まさに生活習慣病の予防あるいは重症化対策であることは論を待たない事実である．健康寿命と平均寿命の差は，とりも直さず高齢者における健康問題であり，これには低栄養の問題だけでなく，生活習慣病とくに循環器系の疾患（心疾患や脳血管疾患）からくる後遺症によるQOLの低下など，個人にとっても社会にとっても大きな問題である．

また，40～74歳未満の成壮年期に対してはメタボリックシンドロームの概念を採り入れた特定健診・特定保健指導の実施によって疾病の第一次予防対策が進められているが，受診率や保健指導の参加率などは伸び悩んでいる．一方で小児の2型糖尿病や脂質異常症など生活習慣病の低年齢化も進んでおり，食育の成果が表れるまでには時間が必要であろう．

現代人は自らの健康について非常に関心が高く，多くの健康情報を得ているが，手間暇をかけない簡単・簡便な方法に飛びつくことが多く，「食べているものによって身体がつくられる」ことがなおざりにされているようである．人は食べることによって自らの身体を構築しており，成長・発育あるいは健康の維持・増進などに合わせて食べるものの量や質を考えることが必要である．

栄養経済学とは，対象者の栄養ケア・マネジメントを行うにあたり，生活習慣の改善や

食行動の変容を促すために，行動科学療法や行動経済学の手法に基づいて分析し考察することである．対象者個々の条件によりさまざまな栄養教育が用いられるが，結果的にはどのような方法を用いても対象者の行動変容が達成されればよいと考えられている．対象者にとって栄養ケアプランが適切であり，同時にそのプランが確実に実行されることが必要である．その結果として長期的な栄養マネジメントの評価が行えるのである．日々の健康を意識するとともに望ましい食生活，運動習慣および生活行動を実践することで，疾病にかかる諸費用の負担が軽減でき，保健医療財政の改善につながる．栄養経済学の知見を栄養教育におおいに取り入れていきたいものである．

●参考書●

厚生労働統計協会編,『図説 国民衛生の動向〈2011/2012〉』, 厚生労働統計協会 (2011).
真野俊樹,『入門 医療経済学―「いのち」と効率の両立を求めて』, 中央公論新社 (2006).
二木 立,『医療経済・政策学の視点と研究方法』, 勁草書房 (2006).
鈴木 博, 中村丁次,『臨床栄養学Ⅰ（第2版）』,〈管理栄養士講座〉, 建帛社 (2008).
東口高志,『NST 実践マニュアル』, 医歯薬出版 (2005).
蒲生智哉,「医療の質」と「チーム医療」の関係性の一考察―クリニカルパス活用による一貫性のある医療の実現―, 立命館経営学, 47, 第1号, 163 (2008).
飯田修平, 飯塚悦功, 棟近雅彦監,『医療の質用語事典』, 日本規格協会 (2005).
立川幸治, 阿部俊子編,『クリティカル・パス：わかりやすい導入と活用のヒント』, 医学書院 (1999).
武藤正樹,「栄養パスについて」, Nutrition support journal, No. 12（クリニカルパス編）, メディカルレビュー社 (2004).
日本静脈経腸栄養学会編,『コメディカルのための静脈経腸栄養ハンドブック』, 南江堂 (2008).
健康づくりのための運動指針 (2006), 厚生労働省.
　http://www.mhlw.go.jp/bunya/kenkou/undou01/pdf/data.pdf
日本高血圧学会高血圧治療ガイドライン作成委員会編,『高血圧治療ガイドライン 2009』, ライフサイエンス出版 (2009).
松本千明,『医療・保健スタッフのための健康行動理論の基礎・生活習慣病を中心に』, 医歯薬出版 (2002).
松本千明,『医療・保健スタッフのための健康行動理論 実践編：生活習慣病の予防と治療のために』, 医歯薬出版 (2002).
足立淑子編,『ライフスタイル療法Ⅰ・生活習慣改善のための行動療法(第3版)』, 医歯薬出版 (2006).
小松啓子・大谷貴美子編,『栄養カウンセリング論（第2版）』,〈栄養科学シリーズ NEXT〉, 講談社 (2009).
佐々木敏,『わかりやすい EBN と栄養疫学』, 同文書院 (2005).
牛越博文,『医療経済学入門』, 岩波書店 (2009).
ネスレ栄養科学会議監,『臨床栄養管理法：栄養アセスメントから経済評価まで』, 建帛社 (2011).
中川米造,『医学の不確実性』, 日本評論社 (1997).
中川米造,『医療の原点』,〈21世紀問題群ブックス〉, 岩波書店 (1998).
依田高典, 後藤 励, 西村周三,『行動健康経済学』, 日本評論社 (2009).
依田高典,『行動経済学―感情に揺れる経済心理―』, 中央公論新社 (2010).
古川雅一,『ねじれ脳の行動経済学』, 日本経済新聞出版社 (2009).
石井 均,『糖尿病医療学入門』, 医学書院 (2011).

索　引

アルファベット

AC　44
ADL　52
AMA　44
AMC　44
ASPEN　61
BCAA　85
BIA法　45
BMI　32, 43, 164
CBA　128
CC　44
CCr　39
CEA　128
CHI　45
CKD　85
CUA　129
DPC方式　9
Dx　54
EBM　21, 167
EBN　174
EBNに基づいた栄養教育　184
ESPENガイドライン　153
Ex　54
GFR　39
GNH　221
HbA1c（JDS値）　80, 189
HbA1c（NGSP値）　189
%IBW　43
IC　50
JSPEN　61
LBM　46
%LBW　43
MNA-SF　12
NCM　11, 18
NPC/N　66
NST　16
NST加算　155
ODA　31, 89
PAI-1　108
PEG-J　56
PEJ　56
PNI　34
POMR　54, 75
POS　54, 75
PPM　18
QALY　129
QOL　1, 51, 52
QOL判定スケール（WHO-5）　51
RCT　130, 184
RTP　33
Rx　54
SGA　12, 31, 89, 92
SOAP　55
SSF　44
THP　141
TNF-α　108
TSF　44

あ

アウトカム　128
アウトプット　128
アディポサイトカイン　108
アドヒアランス　173
アルコール　100
α-グルコシダーゼ阻害薬　193
医学の不確実性　167
生きた教材　141
委託　142
委託方式　143
一般治療食　83
イノベーション普及理論　118
医の倫理　49
医療経済　148
医療経済学　6, 200
医療保険・診療報酬制度　102
医療連携　22
胃瘻法　56
インスリン抵抗性改善薬　193
インスリン療法　193
インセンティブ　179
インフォームド・コンセント　21, 50, 77

後ろ向きコホート研究　185
運動療法　191
影響評価　128
栄養　1
栄養アセスメント　12, 30
栄養（営養）　173
栄養カウンセリング　121
栄養管理　1
栄養管理計画　31
栄養管理計画書　19
栄養管理実施加算　11
栄養管理のアウトカム　29
栄養教育　136
　外来患者への――　103
　在宅患者への――　104
　入院患者への――　102
栄養教育のマネジメントサイクル　183
栄養教諭　140
栄養教諭制度　139
栄養ケアプラン（栄養治療計画）　31, 52
栄養ケア・マネジメント　11
栄養経済学　173, 221
栄養経済学的評価　148
栄養サポートチーム　16
栄養サポートチーム加算　16
栄養失調・やせ　86
栄養・食事療法　82, 147
　――の実施度　170
栄養スクリーニング　12
栄養成分別管理　83
栄養素　1
栄養パス　29
栄養マネジメント　1
栄養歴　49
易消化食　88
エネルギー調整食　83
エネルギー量　191
嚥下障害　158
塩分　99
嘔吐　36
悪心　36

索引

オフィス給食　142
オペラント学習　113
オペラント行動　111
オペラント条件付け　113

か

外顕行動　111
介護老人保健施設　137
外食　105
介入研究　185
乖離係数　151
カウンセラー　121
カウンセリング　121
カウンセリングマインド　121
かかわり行動　124
下腿周囲長　44
学校給食　140
学校給食委員会　141
学校給食調理員　141
学校給食法　139
活動係数　64
過程（経過）評価　128
カフェテリア方式　143
カルテ　89
簡易栄養状態評価表　12
肝炎　86
肝機能検査　40
肝硬変　85
肝疾患　88
患者の権利　50
間接費用　10
感度　169
感度分析　10
緩和医療　52
機会費用　179
企画評価　126
喫煙　209
客観的評価　31
急性糸球体腎炎　85
急性腎不全　85
給与栄養目標量　135
教育計画　54
境界型　189
強化因子　78
強化刺激　112
強制指導プログラム参加者群　149
禁煙　213
空腸瘻設術　56
空腹時血糖異常　189

クオリティ・オブ・ライフ　51
クックサーブ方式　136
クックチル・クックフリーズ方式　136
クライエント　121
クリニカルパス　21
クレアチニン・身長係数　45
計画　13
計画的の行動理論　115
経管栄養法　55
経口栄養法　55
経口血糖降下薬　193
経済　6
経済的評価　9
経済評価　128
継続指導　94
傾聴　123
経腸栄養　153
経腸栄養法　55, 133
経鼻胃管法　56
経皮内視鏡的胃瘻造設術　56
経皮内視鏡的空腸瘻造設術　56
経費老人ホーム　137
係留ヒューリスティクス　173
結果評価　128
下痢　36
嫌悪刺激　112
健康回復度　177
肩甲骨皮下脂肪厚　44
健康信念モデル　114
健康づくりののの運動指針2006（エクササイズガイド）　70
現在重視の時間選好　171
検食　140
効果分析　150
高血圧　36, 84, 88, 206
　　運動療法　206
　　栄養・食事療法　206
　　禁煙と降圧薬治療　206
高血圧治療ガイドライン2009　36, 208
工場給食　142
後続刺激　112
公定価格　8
行動意思理論　115
行動科学療法　167
行動経済学　167
行動の変容と習慣化　93

行動変容段階モデル　115, 167
行動療法　119
高トリグリセリド血症（IV型タイプ）　97
高尿酸血症　84
効用　10
交絡バイアス　130
合理的行動　178
合理的行動理論　115
合理的な意思決定　178
呼吸　36
国民医療費　194
国民総幸福量　221
国民皆保険　200
個人指導と集団指導　102
個別評価　185
コホート研究　185
コミュニケーションモデル　118
コミュニティ・オーガニゼーション　119
根拠に基づいた医療　167
混合型インスリン製剤　194
献立作成　135
コントロール群　150
コンプライアンス　173

さ

サービス　6
サンプリングバイアス　130
時間割引率　171
次期健康づくり運動　219
刺激―反応理論　113
資源の希少性　177
資源の選択　177
持効型インスリン製剤　194
自己監視法　171
脂質　66
脂質異常症　84, 87, 92
脂質異常症（IIa型タイプ）　97
脂質調整食　86
自主指導プログラム参加者群　149
実験デザイン　130
実施　15
質調整生存率　10
疾病の社会要因　216
疾病別食事管理　83
指定介護老人福祉施設　137

社会的認知理論　117
ジャンクフード　105
自由価格　8
習慣行動　111
周術期　153
主観的包括的評価（主観的包括的アセスメント）
　　　　　　　12, 31, 89, 92
術前栄養管理　153
腫瘍マーカー　40
循環器疾患　88
準実験デザイン　130
準直営方式　143
傷病別一般診療医療費　196
静脈栄養　153
静脈栄養法　56, 133
将来価値　170
症例対照研究　185
上腕筋囲　44
上腕筋面積　44
上腕三頭筋皮下脂肪厚　44
上腕周囲長　44
食育　139, 219
食育基本法　219
食育推進基本計画　219
食塩制限食　87
食塩摂取目標量　98
食行動　112, 173
食事記録法　48
食事箋　135
食事調査　47, 90
食事のバランス　190
食事バランスガイド　4
食事療法用宅配食品等栄養指針
　　　　　　　　　　203
食生活指針　2
食堂加算　134
食物アレルギー　160
食物繊維　87, 98
　水溶性繊維　98
　不溶性繊維　98
食物頻度調査　49
食料需給値　151
食歴法　48
除脂肪体重　46
事例評価　185
真陰性　169
真陰性／（偽陽性＋真陰性）
　　　　　　　　　　169
腎機能検査　39

真空調理法　136
人工透析　196
腎疾患　88
心臓病　84
身体計測　41, 90
身体構成成分　45
診断群分類包括評価方式　9
診断計画　54
身長　42
真陽性　169
真陽性／（真陽性＋偽陽性）
　　　　　　　　　　169
信頼関係（ラポール）の形成
　　　　　　　　　　122
信頼性　129
随意行動　111
膵炎　86
膵機能検査　40
睡眠時無呼吸症候群　207
ストレス係数　64
スルホニル尿素薬（SU剤）
　　　　　　　　　　193
生化学検査　90
生活習慣病
　　　　4, 106, 147, 164, 214
　遺伝的要因　214
　社会要因　214
　食事形態における要因　215
　食事成分における要因　215
　食事量おける要因　215
　食生活要因　214
　生活環境要因　214
　生活要因　214
生活の質　1, 77
正常型　189
生体インピーダンス測定法
　　　　　　　　　　45
静的栄養アセスメント
　　　　　　　　　31, 32
静的栄養指標　31, 32
正の価値　211
セルフエフィカシー　111
先行刺激　111
前後比較デザイン　131
選択バイアス　130
想起しやすさヒューリスティクス　172
双曲線型　171
総合的栄養指標　31
総合評価　128

測定バイアス　129
ソーシャルサポート　118
ソーシャルネットワーク　118
速効型インスリン製剤　193
速効型インスリン分泌促進薬
　　　　　　　　　　193

た

体温　35
体格指数（体格指標）　43, 164
体重　42
体重減少率　43
態度（意識）の変容　93
耐糖能異常　189
代表性ヒューリスティクス
　　　　　　　　　　172
脱水　37
妥当性　129
たばこ　100
たばこの間接税　211
　国たばこ税　211
　市町村たばこ税　211
　たばこ特別税　211
　地方たばこ税　211
　都道府県たばこ税　211
　消費税　211
ターミナルケア　52
短期目標　94
炭水化物　67
胆嚢炎・胆石症　87
たんぱく質　66
たんぱく質調整食　84
地域医療連携　22
窒素出納　45
窒素バランス　46
窒素平衡　46
チーム医療　16, 51
中央配膳方式　136
中間型インスリン製剤　193
中期目標　94
中心静脈栄養　62
長期目標　95
超速効型インスリン製剤　194
直営　142
直営方式　142
直接医療費　9
直接非医療費　9
直接費用　9
治療食　83
沈黙の尊重　124

痛風　84
低栄養　158
低残渣食　88
定食方式　143
動機づけ　92
動的栄養アセスメント　31, 33
動的栄養指標　31, 33
糖尿病　84, 92, 187
糖尿病型　188
糖尿病透析予防指導管理料　16
動脈血ガス分析　41
特異度　169
特定給食施設　133
特定検診・特定保健指導　104
特別食加算　134
特別治療食　83
特別養護老人ホーム　137
閉ざされた質問　124
トータル・ヘルスプロモーション・プラン　141
トランスセオレティカルモデル　115
トレードオフ　177

な
内潜行動　111
中食　105
24時間思い出し調査法　48
日本人の食事摂取基準（2010年版）　87, 164
日本人の身体計測基準値　41
入院時食事療養制度　134
尿　37
尿検査　39
妊娠高血圧症候群　84
妊娠糖尿病　190
ネフローゼ症候群　86

は
バイアス　129
バイタルサイン　35
％標準体重　43
バリアンス　21

ハリス・ベネディクトの式　64
判定　2
ビグアナイド薬　193
非言語的態度の理解　124
ビタミン　67
非たんぱく質エネルギー・窒素比　66
必要エネルギー量　69, 95
肥満　83, 107
　内蔵脂肪型肥満　107
　皮下脂肪型肥満　107
ヒューリスティクス　172
病院内栄養失調　11
評価　2, 15, 125
費用効果分析　10, 128
費用効用分析　10, 129
病識　71
標準化　74
標準体重　95
標準体重比　43
費用対効果　147, 177, 208
費用対効果分析　147, 150
病棟配膳方式　136
費用便益分析　10, 128
開かれた質問　124
比例対照研究　185
頻回食　88
貧血　86
フィードバック　73
腹囲　41
複数献立　143
浮腫　37
不随意行動　111
負の価値　211
不飽和脂肪酸　97
プリシード・プロシードモデル　118
分岐鎖アミノ酸　85
ベイズの定理　168
ヘルスビリーフモデル　114
弁当方式　143
便秘　36

飽和脂肪酸　97
ホスピス　52

ま・や・ら
前向きコホート研究　185
マクロ経済学　7
マクロ分析　7
末梢血液検査　37
末梢静脈栄養　62
マネジメント　1
慢性肝炎　84
慢性腎臓病　85
ミクロ経済学　8
ミクロ分析　8
水　68
ミネラル　67
脈拍　36
ミールソリューション　142
無作為化比較試験　130, 184
メタボリックシンドローム　107, 164
免疫学的検査　39
免疫グロブリン　39
モニタリング（経過観察）　15, 31
問題志向型診療録　54, 75
問題志向型システム　54, 75
薬物療法　193
有酸素運動　100
養護老人ホーム　137
予後推定栄養指数　34
ラポールの形成　122
リバタリアン・パターナリズム　178
リフィーディング・シンドローム　86
臨床診査　34, 89
レジスタンス運動　101
レスポンデント学習　113
レスポンデント行動　111
レスポンデント条件づけ　113
連携パス　22
老人短期入所施設　137

編著者紹介

福井　富穂（ふくい　とみほ）
名古屋市立栄養専門学院卒業
佛教大学社会学部卒業
前　滋賀医科大学医学部附属病院・栄養管理室長
現　在　前　滋賀県立大学人間文化学部・教授
　　　　人間文化学博士，管理栄養士

栄養ケア・マネジメント論：経済学からみた栄養管理

第1版　第1刷　2012年10月10日	編　著　者　福井　冨穂
第6刷　2022年9月10日	発　行　者　曽根　良介
検印廃止	発　行　所　㈱化学同人

〒600-8074　京都市下京区仏光寺通柳馬場西入ル
編集部　TEL 075-352-3711　FAX 075-352-0371
営業部　TEL 075-352-3373　FAX 075-351-8301
振　替　01010-7-5702
e-mail　webmaster@kagakudojin.co.jp
URL　https://www.kagakudojin.co.jp
印　刷　創栄図書印刷㈱
製　本

JCOPY〈出版者著作権管理機構委託出版物〉
本書の無断複写は著作権法上での例外を除き禁じられています．複写される場合は，そのつど事前に，出版者著作権管理機構（電話 03-5244-5088, FAX 03-5244-5089, e-mail: info@jcopy.or.jp）の許諾を得てください．

本書のコピー，スキャン，デジタル化などの無断複製は著作権法上での例外を除き禁じられています．本書を代行業者などの第三者に依頼してスキャンやデジタル化することは，たとえ個人や家庭内の利用でも著作権法違反です．

Printed in Japan　　©T.Fukui 2012　　無断転載・複製を禁ず　　ISBN978-4-7-598-1495-8
乱丁・落丁本は送料小社負担にてお取りかえいたします．

ガイドライン準拠
エキスパート 管理栄養士養成シリーズ

● シリーズ編集委員 ●

小川　正・下田妙子・上田隆史・大中政治・辻　悦子・坂井堅太郎
(京都大学名誉教授)(東京医療保健大学名誉教授)(元 神戸学院大学名誉教授)(関西福祉科学大学名誉教授)(前 神奈川工科大学)(徳島文理大学)

- 「高度な専門的知識および技術をもった資質の高い管理栄養士の養成と育成」に必須の内容をそろえた教科書シリーズ．
- ガイドラインに記載されている，すべての項目を網羅．国家試験対策としても役立つ．
- 各巻B5，2色刷，本体1900～3200円．

公衆衛生学[第3版]	木村美恵子 徳留信寛・圓藤吟史 編	食品衛生学[第4版]	甲斐達男・小林秀光 編
健康・栄養管理学	辻　悦子 編	基礎栄養学[第5版]	坂井堅太郎 編
生化学[第2版]	村松陽治 編	分子栄養学	金本龍平 編
解剖生理学[第2版]	高野康夫 編	応用栄養学[第3版]	大中政治 編
微生物学[第3版]	小林秀光・白石　淳 編	運動生理学[第4版]	山本順一郎 編
臨床病態学	伊藤節子 編	臨床栄養学[第3版](疾病編)	嶋津　孝・下田妙子 編
食べ物と健康1[第3版](食品学総論的な内容)	池田清和 柴田克己 編	臨床栄養学[第3版](栄養ケアとアセスメント編)	下田妙子 編
食べ物と健康2(食品学各論的な内容)	田主澄三・小川　正 編	公衆栄養学	赤羽正之 編
食べ物と健康3(食品加工学的な内容)	森　友彦・河村幸雄 編	公衆栄養学実習[第4版]	上田伸男 編
調理学[第3版]	青木三惠子 編	栄養教育論[第2版]	川田智恵子・村上　淳 編

詳細情報は，化学同人ホームページをご覧ください．https://www.kagakudojin.co.jp

～ 好評既刊本 ～

栄養士・管理栄養士をめざす人の
基礎トレーニングドリル
小野廣紀・日比野久美子・吉澤みな子 著
B5・2色刷・168頁・本体1800円
専門科目を学ぶ前に必要な化学，生物，数学（計算）の基礎を丁寧に記述．入学前の課題学習や初年次の導入教育に役立つ．

大学で学ぶ
食生活と健康のきほん
吉澤みな子・武智多与理・百木　和 著
B5・2色刷・160頁・本体2200円
さまざまな栄養素と食品，健康の維持・増進のために必要な食生活の基礎知識について，わかりやすく解説した半期用のテキスト．

栄養士・管理栄養士をめざす人の
調理・献立作成の基礎
坂本裕子・森美奈子 編
B5・2色刷・112頁・本体1500円
実習系科目（調理実習，給食経営管理実習，栄養教育論実習，臨床栄養学実習など）を受ける前の基礎づくりと，各専門科目への橋渡しとなる．

図解 栄養士・管理栄養士をめざす人の
文章術ハンドブック
—ノート、レポート、手紙・メールから、
履歴書・エントリーシート、卒論まで
西川真理子 著／A5・2色刷・192頁・本体1800円
見開き1テーマとし，図とイラストをふんだんに使いながらポイントをわかりやすく示す．文章の書き方をひととおり知っておくための必携書．